痹病证治

主 编 张 洋 石鉴泉 李享辉 尹晓磊

U0273823

全国百佳图书出版单位

中国中医药出版社

·北 京·

图书在版编目（CIP）数据

痹病证治/张洋等主编. —北京：中国中医药
出版社，2022.7
ISBN 978－7－5132－7626－9

Ⅰ.①痹… Ⅱ.①张… Ⅲ.①痹证－中医治疗法
Ⅳ.①R255.6

中国版本图书馆 CIP 数据核字（2022）第 089123 号

中国中医药出版社出版
北京经济技术开发区科创十三街 31 号院二区 8 号楼
邮政编码　100176
传真　010－64405721
河北品睿印刷有限公司印刷
各地新华书店经销

开本 880×1230　1/32　印张 17.75　字数 325 千字
2022 年 7 月第 1 版　2022 年 7 月第 1 次印刷
书号　ISBN 978－7－5132－7626－9

定价 89.00 元
网址　www.cptcm.com

服 务 热 线　010－64405510
购 书 热 线　010－89535836
维 权 打 假　010－64405753

微信服务号　zgzyycbs
微商城网址　https://kdt.im/LIdUGr
官 方 微 博　http://e.weibo.com/cptcm
天猫旗舰店网址　https://zgzyycbs.tmall.com

如有印装质量问题请与本社出版部联系（010－64405510）

总　序

裴一中言："学不贯古今，识不通天人，才不近仙，心不近佛者，宁耕田织布取衣食耳，断不可作医以误世。"亦有如孙思邈所言："世有愚者，读方三年，便谓天下无病可治。"不求真理，不探玄奥，自谓知医，一遇危疾，阴阳莫晓，虚实难辨，吉凶不分。医之一道，死生相关，临证中不可执方，亦不可执药，贵在海纳百川，融会贯通，博极医源，精勤不倦。先贤所云："古有三不朽，曰立德、立功、立言。"集古今之说，汇众家之智著书亦属不朽立言之道。人之诸疾，以痹为急、为先、为重、为要。自秦汉以来，痹病之书，浩如烟海，纷纭错杂，良莠不齐。故有思著述痹病之集要，引古今痹病精华，集临证、方药、医案于一册。如吴瑭言："因有志采辑历代名贤著述，去其驳杂，取其精微，间附己意，以及考验，合成一书，名曰《温病条辨》，然未敢轻易落笔。"今著痹病之集要即有吴瑭之感！经沉思力索，上下求证，左右寻源，遵前人"上自坟典，下及传奇，凡有相关，靡不备采"之意，遂成《痹病证治》。

石志超全国名老中医药专家传承工作室

2022 年 5 月

自　序

　　读书而不能医者有之，未有不读书而能医者。不读医书从何处寻人之死生？奈何古今医书方药何止千万！人之所病，病疾多；医之所病，病道少。不经名师指点，谁识向往之门，渡海迷津，只能望洋兴叹！登山失径，欲造极而无其从，只得徘徊于歧路之间。余初步杏林之时，闭门造车，心如雾露，思无所考，虚度年日。三载前幸遇石师指点迷津，方窥门径，始入医门。温读经典，拜遇名师，验以临证，方觉医术得以精进。今有幸得石老信持，执笔于《痹病证治》，博采众言，造诣精微，思学相长，印以临证，心路历程收获颇多。著医书贵在引精，难在去粕。而唯有"勤求古训，博采众方"方为上策正道。博采众方是吸取他人经验，平脉辨证方能知行合一。中医治痹源远流长，其中名家更是人才辈出，治验无数。今经收集整理，归纳发掘，筛得精粹，汇以成书，以飨同道、启迪后学。望能为中医药之发展略尽绵薄，心即足矣！

岁在辛丑仲夏　张洋于滨城大连

目　录

第一章　痹病概述

第一节　痹病概念

痹病，亦有称痹证、痹症，是人体营卫气血失调，感受风寒湿热之邪，合而为病；或日久正虚，内生痰浊、瘀血、毒热，正邪相搏，使经络、肌肤、血脉、筋骨，甚至脏腑气血痹阻，失于濡养，而出现的以机体、关节、肌肉疼痛、肿胀、酸楚、麻木、重着、僵硬、变形及活动受限等症状为特征，甚至累及脏腑的一类病变的总称。

一、痹病的含义

《黄帝内经》（下简称"《内经》"）中对痹的含义并不统一，这可能与当时非一人、一时成书的背景环境有关，但总体上来说，痹在《内经》中的含义主要有三种。第一，指某一种疾病，如行痹、脉痹等，均是经络阻滞或脏腑气血运行不畅所致，不同的病证又各有特点。第二，指某一症状，或肢体、关节疼痛，或肢体麻木不仁、感觉减退。第三，指病机，有痹阻不通之义，指经络、脏腑气血凝滞阻塞不通及邪气闭塞肌表的病理表现。除此之外，痹字还有沉重、痿弱不用、感觉异常等含义，可谓是一痹多义，一痹多用。

痹，为形声字，从"疒"、从"卑"。《说文解字》中解释：痹，湿病也。《荀子·解蔽》中亦说伤于湿而痹，这可能是痹字从"卑"的缘故，卑有地势低下、地位低微、轻视、低俯等义，而地势较低的地方多雨水，多潮湿。经过后世的发展和演变，逐渐将痹引申为"闭"字，作壅滞、阻塞、闭塞不通等解释，由此可见，中国古代对于痹字，主要有潮湿和阻塞两个基本词义。纵观历朝历代史书，痹字在医书里出现最多，是中医学特有的病理概念。但即便在这一种学科中，不同的语言环境中，其含义也不尽相同，既可示为某一病名、某一症状，也可示为病机、体质等。痹作为中医病证术语，其称述可上溯至秦汉时期。传世医学文献《内经》有较多的痹病论述，尤其是《素问·痹论》论述各类痹病病因病机。传世的文史书籍散见痹病称述，《汉书·艺文志》"经方"中记载了《五脏六腑痹十二病方》三十卷。20 世纪 70 年代以来，出土了大量简帛资料，长沙马王堆汉墓医书、江陵张家山汉简，尤其是成都老官山医简，载录丰富的痹病病名，大大弥补了传世文献中痹病病名资料的匮乏与不足。上述传世文献与出土文献痹病病名，多为后世沿用传承。古代文献中带有痹字的病名或证名多达 22 种，如行痹、着痹、痛痹、热痹、血痹、气痹、胸痹、周痹、肌痹、脉痹、肾痹、心痹等，这些名称中存在着病、证不分的现象。在中医理论标准化的今天，病、证、症须严格区分。病是在病因作用和正虚邪凑条件下，人体出现的具有一定发展规律的正邪交争、阴阳失调的全部演变过程。证是病在演变发展过程中的本质反映，是病在一定阶段中病因、病位、病性、病机、病势的发展趋势和规律，是辨证论治的依据。症则是疾病表现出来的症状。

　　痹作为病名，最早出现于《素问·痹论》："风寒湿三气杂至，合而为痹也。其风气胜者为行痹，寒气胜者为痛痹，湿气胜者为著痹也。""所谓痹者，各以其时重感于风寒湿之气也。"《中藏经》："痹者，闭也。五脏六腑感于邪气，乱于真气，闭而不仁，故曰痹。"其认为痹病是人体感受邪气导致气机不通的病证。从广义上说，凡一切闭阻不通之病皆可视之为痹。如《素问·至真要大论》中将食已而痛，吐出乃止，称为食痹。《金匮要略》中把胸中阳气闭塞，不能疏达引起的胸痛称为胸痹；把素体虚弱，风邪入侵，阻碍气血循行导致肌肤失荣的称为血痹。但随着医学的发展，痹之一词已渐渐转为特指其狭义的意义，即指因荣卫失调，复感风寒湿之邪或由于素体虚弱，营卫失调，津液输布异常，酿生痰浊、瘀血等，阻于经络、肌肤、血脉、筋脉等，闭塞气血运行，使肌体失于濡养而致的肢体关节肌肉疼痛、酸楚、麻木、重着、变形、僵直及活动受限等症状为主要特征，甚至累及脏腑的一类疾病。临床上具有渐进性或反复发作的特点。

二、痹病的分类

痹病一般有狭义、广义之分。前者特指肢体痹，是指因为人体正气不足，风寒湿热等外邪侵袭，内因痰、瘀、热毒引起的皮肤、关节、肌肉、筋骨等处酸麻重着、疼痛、麻木、肿胀，甚至关节红肿热痛、屈伸不利为主症的一种病证的总称。后者则包括肢体痹、官窍痹、脏腑痹等，痹久不愈而又复感外邪，邪气会深入脏腑，造成脏腑气血阻滞，从而形成脏腑痹。目前中医临床上的痹病多是指狭义的痹病，即肢体痹。按照《中医大辞典》，广义的痹病泛指病邪痹阻肢体、经络、脏腑所致的各种疾病。但脏腑痹一义归入脏腑病论治，因此中医学中的痹病多取狭义，即痹为中医病名之一，指风寒湿邪侵袭经络、痹阻气血，引起关节、筋骨、肌肉酸痛、麻木、重着、灼热，或是关节肿大、僵直、变形为主要表现的一类疾病；它和现代的类风湿关节炎、骨关节炎、强直性脊柱炎、纤维肌痛综合征、痛风、成人斯蒂尔（Still）病、颈椎病、雷诺综合征等病证有着较密切的联系。1994 年国家颁布的《中医病证诊断疗效标准》中，内科病中有风湿痹、痹病、骨痹、肌痹、痛风五种病名，病名的规范多参考同类疾病的西医病名来定。如风寒湿邪侵袭人体，全身关节肿痛，类似风湿性关节炎的疾病统称风湿痹；风寒湿邪痹阻，小关节肿痛，有晨僵特点，类似类风湿关节炎的疾病统称尪痹；按病变部位分类的痹病只有骨痹和肌痹两种；按疼痛特点分出痛风病名。这种分类方式仅仅提及最常见的痹病，可以中西对比参照，然而忽视了中医经典文献中常规的痹病分类体系。1996 年开始颁行全国的《中医病证分类与代码》中，内科病中有痛风病、风湿痹病、痹病、骨痹病、肌痹病五种病名。这一分类方法从体系来说逻辑关系不太完善，风湿痹和骨痹、肌痹都属于痹病大类之下，三者不能并列。因此痹作为一种有复杂发展、转归规律的疾病，不应该延续古代文献的混乱，应统一为痹病这一名称，在痹病名称下，再按病因、典型症状分出痹病的子系统，进一步明确众多痹病之间的内涵关系非常重要，这将对临床病证结合治疗痹病大有裨益。

第二节　痹病病因病机

有关痹病的病因病机，《素问·痹论》说，"风寒湿三气杂至，合而为痹也"明确指出其形成是由风、寒、湿三气共同作用的结果，而不是由单一的病因所致。另外《内经》也认为痹病发生有一定的季节性和地域性。如《素问·金匮真言论》云："冬善病痹厥。"《素问·异法方宜论》云："南方者……其地下，水土弱，雾露之所聚也，其民嗜酸而食胕，故其民皆致理而赤色，其病挛痹。"自此，诸家对痹病的病因病机探讨颇为深刻。如《金匮要略》以"虚"立论，指出痹病多因"汗出当风"或"久伤取冷"所致。其曰："夫尊荣人，骨弱肌肤盛，重困疲劳汗出，卧不时动摇，加被微风，遂得之。"又曰："少阴脉浮而弱，弱则血不足，浮则为风，风血相搏，即疼痛如掣。"《类证治裁》指出："诸痹……良由营卫先虚，腠理不密，风寒湿乘虚而袭，正气为邪气所阻，不能宣行，因而留滞，气血凝滞，久而成痹。"其表明痹病是在内外因同时起作用的情况下发生的。风、寒、湿邪是痹病发生的外部因素，是痹之标；正气不足则是痹病发生的内因，是痹之本。明代的秦景明在《症因脉治》中提出热痹后，"热"才作为痹病的另一外在病因出现。《诸病源候论》偏重论述湿热痹。《医林改错》提出"痹久有瘀血"等观念。

现代医家亦对痹病的病因病机不断进行深入研究。如娄多峰经数十年临床探索，在前人认识的基础上，将痹病的病因概括为"虚""邪""瘀"三个方面。虚、邪、瘀作为痹病三大致病因素，可直接或间接导致发病。虚（阳虚、阴虚、气血亏虚）、邪（风胜、寒胜、湿胜、热胜）、瘀（痰）、"虚"是致病的内在因素，"邪"是致病的外在条件，"瘀"是发病的病理关键。随着痹病病情的发展、变化，则虚邪瘀（痰）相互搏结，不通、不荣并见等。焦树德在反复研习《内经》，以及杨上善、张景岳等名家对《素问·痹论》的评注后，认为风寒湿三气杂至为痹的含义有四层：①痹病是由风寒湿三种邪气杂至所引起的。②风寒湿三气要与皮肉筋骨、血脉脏腑之形气相合，才能形成各种不同的痹，如不能与之相合者，则不能为痹。③风寒湿三气在不同的季节里与相应的脏腑相合而发为不同的痹病，如以冬遇此者为骨痹，骨痹不已，复感于邪，内舍于肾。④风寒湿三气与人体内阴阳相合而表现为不同的痹病，如体内阳热旺，则邪气易从阳化热而表现为热痹，如体内阴寒偏盛，则邪气易从阴化寒而表现为寒痹、湿痹。王承德认为，痹病由外邪引起者虽不少，然风、寒、湿、热、痰浊、瘀血亦可由内而生，如阳虚生寒、阴虚生热、血虚生风、脾虚生湿、久为痰湿、气虚生痰，风、寒、湿、热、痰浊、瘀血从内而生，阻闭经络，留滞关节，痹病乃作。朱良春总结痹病发病原因："三气杂至仅是外因，正气亏虚，肾阳不振，才是内在的主因。痹病患者往往有阳气先虚，外邪遂乘虚而入，气血经络为邪所阻，壅滞经脉，留滞于内，痹痛乃作。病之初起以邪实（风、寒、湿、热）为主，病位在肌表、皮肉、经络。如失治、误治、病延日久，正虚邪恋，五脏气血衰少，气血周流不畅，湿停为痰，血停为瘀，痰瘀交阻，凝湿不通，邪正混淆，如油入面，胶着难解，呈现虚中夹实。"汪悦认为，痹病的形成原因可分为内因与外因两个方面。

内因多为素体虚弱，或病后产后气血不足，腠理空疏，卫外不固，或劳倦过度，耗伤正气，或劳后汗出当风，或汗后冷水淋浴，外邪乘虚入侵。外因主要是外感风寒湿之邪。《素问·痹论》指出："风寒湿三气杂至，合而为痹也。""合"字的含义除风寒湿三种邪气混杂而至，合而致病外，还有痹病不仅是风寒湿三气杂合侵犯为痹，而且还要与皮肉筋骨血脉脏腑相"合"才能为痹之意。风寒湿邪的形成多因居住、工作环境寒冷潮湿，久卧湿地，涉水淋雨，或长期水下作业，或出入于冷库，或阴雨潮湿，风寒湿邪侵袭人体。若气候炎热，或素体阳盛，则易感风湿热邪，或风寒湿邪从热而化，而致风湿热痹。痹病日久，外入之邪还可引动内生之邪，内外合邪致病。外邪羁留不去，每因内外相引，同气相召，进而导致风、寒、湿、热内生。若复感外邪，又可促使病情愈益发展加重，即外风可引触身中阳气变生内风，外寒郁伤阳气可生内寒，外湿困遏则内湿难化。若经络先有郁热，复加外受客热，又可内外合邪致病。因此可知，风、寒、湿、热既是致病原因，更是重要的病理因素，不应简单局限于外来之邪为病说。综上所述，导致痹病发生发展的病因是非常复杂的。但其发生还是离不开内、外因素。因此，笔者认为分析痹病的病因应从内、外因两方面着手。现分述如下。

一、外邪入侵

外邪入侵而致痹之说，始见于《内经》。自《内经》"风寒湿三气杂至，合而为痹也"之后，历代医家都在此基础上加以发展和创新。如《中藏经》中就补充了《内经》有关痹病的病因学说及与六淫七情等致瘀因素的证候机理。《中藏经》："痹者，闭也。五脏六腑感于邪气，乱于真气，闭而不仁，故曰痹。"其不仅指出风寒湿三气可以致痹病，并首次提出暑邪亦为致痹因素，是对痹病外因三气说的突破。其曰："痹者，风寒暑湿之气中于人脏腑之为也。"关于热痹，《素问·痹论》提出其病因："其热者，阳气多，阴气少，病气胜，阳遭阴，故为痹热。"明代秦景明在《症因脉治》中对其临床表现进行了如下描述："热痹之证，肌肉热极，唇口燥，体上如走鼠样。"清代顾松园则在《顾氏医镜》中提出除了感受湿热之邪可致热痹外，风寒湿痹"邪郁病久，风变为热，湿变为痛"，亦可形成热痹。除了风寒湿外，湿热同样可以阻滞经脉，导致气血不通而成湿热痹。清代吴鞠通在《温病条辨》中提出湿热痹的临床表现及治法："湿聚热蒸，蕴于经络，寒战热炽，骨骱烦疼，舌色灰滞，面目萎黄，病名湿痹，宣痹汤主之。"现代名老中医周仲瑛在对痹病的辨寒热病性中指出风、湿二邪若与寒、热病邪相合，为痹结，更难速化，从而导致病势的持续反复。据此可知，风湿二邪尤其是湿邪，实为致病的基础，每因与寒或热合而异性，而临证辨病性的寒热所属，有其特定意义。区别风寒湿痹、风湿热痹两大类别。一般虽可认为热证多见于急性阶段活动期，寒证多见于慢性阶段缓解期，然而活动期亦可表现为寒证，缓解期亦有表现邪热逗留不化者，故又不可执一而论。鉴于寒、热相兼，邪之间互有关联，还会表现不同特点。如风湿热属风热偏盛者，多见历节走注而好犯上肢；湿热偏盛者，骨节多烦疼，肿痛每常固定，而多犯下肢；若风与热两阳相合，热从火化，或湿与热合，蕴酿成毒，还可出现火热毒盛，关节红肿热痛更甚，壮热汗多烦渴，或因热入营络，而皮下红斑、结节；若邪热伤阴，虚热内郁，则低热持续，骨节疼痛时有消长，口干，舌红。风寒湿证，风寒偏盛者，多肢节疼痛而肩背凝重；寒湿偏盛者，搏而身寒如从水中出；若寒湿伤阳，则久延不已，自觉寒从骨髓中来，骨节拘挛，舌淡。进而言之，寒热既须明辨，又不可截然分开，其间尚有兼夹、消长、转化的关系。如寒郁每可化热，而素体阳盛者易从热化；若热去湿留，而素体阴盛者，又可转从寒化。经络蓄热而客寒外加，寒湿久痹而外受客热，均可呈现寒热错杂之证。如关节灼热肿痛而又遇寒加重，恶风怕冷，苔白罩黄，或关节冷痛喜温，而又内热、口干口苦、口渴尿黄等。此即何梦瑶所言："有寒热并用者，因其有寒热之邪夹杂于内，不得不用寒热夹杂之剂。"同时在病邪转化过程中，寒热二邪还会表现消长主次的动态变化，审时度势辨证用药至关重要。

《内经》虽有提及燥邪致痹："痹或痛，或不痛，或不仁，或寒，或热，或燥，或湿，其故何也？"但未展开论述。名老中医路志正对燥邪为病有更多论述及观点："在病因上，过去一般强调风、寒、湿、热四邪为多，而对燥邪、气血津液不足、风寒湿之毒、痰阻、瘀血致痹等因素强调得不够，而在临床上，由于气血不足，津枯液涸，不能濡润筋，或久病入络，血痹阻瘀，或痰瘀互结，湿热充斥者，并不少见。"可见随着医家们对痹病认识的不断深化，并结合大量的临床观察，对痹病的外因认识已不再局限于风寒湿三气的范围，凡外感六淫皆可致痹，且具有相互复合侵袭之特点。六淫之邪的生成与季节气候、居住或工作环境、体质因素、起居调摄不慎等有密切关系。①季节气候：季节气候异常变化，如"六气"发生太过或不及，或气候变化过于急骤，超出人体所能适应的程度，或非其时而有其气，这时正常的"六气"可转为"六淫"邪气作用于人体而致痹病。②居住或工作环境：居处潮湿且热，或长期处于较高湿度、温度的工作环境下，风湿热之邪乘虚而入可致风湿热痹。③体质因素：外邪入侵后亦可因阳热之体、阴虚之躯，素有内热，复感风寒湿邪，邪从热化，或因风寒湿郁久化热，而为风湿热之邪。④起居调摄不慎：因日常生活中不注意防护而导致外邪入侵致痹。如涉水冒雨，或睡卧当风，或汗出入水中，或冒雾露，或季节变化、保暖不当等皆可能让外邪有机可乘而致痹病。

此外，六淫外邪在痹病的病理变化过程中也扮演着重要作用。六淫邪气侵犯人体后，影响气血的正常运行，可引发瘀血致痹。如风为阳邪，其性升散而善行，若入血中，致瘀成痹。清代尤在泾云："风气虽微，得以直入血中而为痹。"寒邪因其性凝滞，侵入人体后可导致血液凝滞，或引起经脉收缩牵引，致使血流缓慢而形成瘀痹血；热为阳邪，入血后可煎耗血中津液，凝聚致痹，或是迫血妄行，致离经之血不散而成痹；湿邪侵犯人体后易阻遏气机，引起气行不畅，进而可影响血行而致瘀痹。如朱丹溪言："血受湿热，久必凝浊，所下未尽，留滞隧道，所以作痛。"清代林珮琴《类证治裁》曰："痹病必有湿痰败血瘀滞经络。"暑多夹湿，易耗津伤气。暑邪侵袭人体，热伤津液，气耗无力推动血行，湿阻血行不畅，可致瘀血痹痛。燥邪其性干湿，侵犯人体，最易伤耗人体的津液；津液亏耗可致气血瘀滞，而发痹病。情志失调：当情志活动异常，超过了人体本身正常生理的活动范围，便会影响脏腑的正常功能活动，以及气血的正常运行，使气血运行不畅而致痹病。《医学入门》言："瘀血痛有常处，或逆思逆郁而得。"思虑用脑太过不仅耗伤心血与心神，又可致脾气虚和肝气郁结，形成痰湿内结，影响气机升降，导致气滞血瘀而为痹病。

二、正气亏虚

痹病的发病除了风寒湿热等外因之外，正气亏虚是其内在致病因素和病变的基础。所谓正气，是指人体的抗病防病能力，也是人体调节和康复的能力，包括了营、卫、津、液、气、血、精、神等物质和腑脏经络等功能活动。当人体正气不足时，六淫邪气乘虚而入，人就会容易生病；当人体正气旺盛时，就会与致病邪气相抗拒，因此就不会生病。正如《素问·刺法论》所言："正气存内，邪不可干。"《素问·评热病论》云："邪之所凑，其气必虚。"这是对正气重要性的高度肯定。《灵枢·百病始生》又云："风雨寒热不得虚，邪不能独伤人。卒然逢疾风暴雨而不病者，盖无虚，故邪不能独伤人。此必因虚邪之风，与其身形，两虚相得，乃客相形。"这说明正气的亏虚是痹病发生之内在因素，也是痹病发生的先决条件，风寒湿热等邪气是痹病发生的外在因素，当人体之正气虚，体虚腠理空疏，营卫不固，为感邪创造了有利的条件，而正气的不足，导致机体无力驱邪外出，以致病邪稽留而病势缠绵。痹病也不例外，故《诸病源候论》言："血气虚，则受风湿。"《济生方》亦载："皆因体虚，腠理空疏，受风寒湿气而成痹也。"张介宾言："痹证大抵因虚者多，因寒者多，唯气不足，故风寒得以入之；唯阴邪留滞，故筋脉为之不利，此痹之大端也。"这说明了风寒湿热等邪气是痹病发生的外在因素，是其标。只有当正气虚时，外来风寒湿热之邪才可乘虚侵袭肢体关节肌肉，使经脉闭阻不通而发病。正气亏虚是指人体营卫、气血、津液、精神等物质不足，以及脏腑功能低下、失调的概括。

三、营卫失调

《灵枢·营卫生会》云："人受气于谷，谷入于胃，以传与肺，五脏六腑，皆以受气，其清者为营，浊者为卫，营在脉中，卫在脉外，营周不休，五十而复大会。阴阳相贯，如环无端。"其指出营气与卫气之间，既有相同之处，又有不同之处。二者都是以水谷精气为主要物质来源，但在性质、分布和功能方面，又有一定区别。营气性质精专，富有营养，卫气性质慓疾滑利，易于流行；营气行于脉中，卫气行于脉外；营气有化生血液和营养全身的功能。《灵枢·邪客》载："营气者，泌其津液，注之于脉，化以为血。"《素问·痹论》云："荣者，水谷之精气也，和调于五脏，洒陈于六腑，乃能入于脉也。"卫气具有防卫、温养和调控腠理功能。如《灵枢·本脏》载："卫气者，所以温分肉，充皮肤，肥腠理，司开阖者也。"营主内分属阴，卫主卫外属阳。卫行脉外，营行脉中，阴阳相关，气调血畅，沟通脏腑，运行不息，不但能濡养四肢百骸、脏腑经络，而且还具有调节气血及卫外防御功能。因此，营卫和调，则卫外御邪能力强，邪气不易侵入人体；反之，若营卫不和，则外邪易侵入人体而发病。如机体禀赋不足或素体不健，长期劳损，或因起居不慎，寒温不适，或因劳倦内伤，则营卫亏虚，腠理不密，卫外不固，风寒湿热之邪乘虚而入，致使气血凝湿，筋脉痹阻不通则发为痹痛。故营卫失调是痹病发病的重要原因之一。

《金匮要略·中风历节病脉证并治》也明确指出"荣气不通，卫不独行，营卫俱微，三焦无所御"，说明了营卫失调是痹病起病的内因，因卫近气，卫气有保卫肌表之功，营近血，担负营血气运流循环营养全身作用，内外配合，负温暖分肉，润泽肌表，司汗孔闭合，灌溉腠理作用。因此外邪入侵，卫先奋起，卫强则驱邪外出，弱则被邪入侵，如果卫弱营虚，则气血亦受阻，气血为邪所闭，运行失常，而成瘀阻致痹。《类证治裁》也指出营卫先虚是痹病发病的起因："诸痹……良由营卫先虚，腠理不密，风寒乘虚内袭，正气为邪所阻，不能宣行，因而留置，气血凝滞，久而成痹。"营卫之久虚，还可出现某些严重的疾病。如《素问·逆调论》指出："荣气虚则不仁，卫气虚则不用，荣卫俱虚则不仁且不用，肉如故也。"《素问·痹论》曰："荣者，水谷之精气也，和调于五脏，洒陈于六腑，乃能入于脉也，故循脉上下，贯五脏，络六腑也。卫者，水谷之悍气也，其气慓疾滑利，不能入于脉也，故循皮肤之中，分肉之间，熏于膏肓，散于胸膜，逆其气则病，从其气则愈。不与风寒湿气合，故不为痹。"这强调了营卫之气的逆调与否与痹病的发生有密切关系。

四、气血失调

气血功能失调亦是痹病发生的重要因素。如《素问·调经论》云："血气不和，百病乃变化而生。"清代王清任在《医林改错》中明确指出瘀血致痹之说。其所创立之"身痛逐瘀汤"更是治痹名方。唐容川《血证论》、张锡纯《医学衷中参西录》等又继之有所发挥，对痹病亦有颇多阐发创新。叶天士在《临证指南医案》中言："痹者，闭而不通之谓也，正气为邪所阻，脏腑经络，不能畅达，皆由气血亏损，腠理疏豁，风寒湿三气，得以乘虚外袭，留滞于内，致湿痰浊血流注凝涩而得之。"现代著名医家娄多峰在《娄多峰痹证治验》中首先将气血功能失调作为独立的致痹病因素，目前已得到医学界广泛认同。从病因上来看，气血不足，或素体虚弱，或后天失养气血两虚，或大病之后气血虚弱，或劳倦思虑过度等，均可导致外邪乘虚而入，流注筋骨血脉，痹于关节而发生痹病。所以，风寒湿热等外邪只是本病发生的外在条件或因素，而气血不足、营卫失调才是本病的重要内部原因或根本因素。从病程上看，本病迁延久，耗伤正气，气血衰少，正虚邪恋，肌肤失养，筋骨失充，后期可致关节筋骨疼痛无力、重着、麻木、屈伸不利或关节肿大、畸形、僵直、形体消瘦、肌肉萎缩为特征的一类疾病。气血不足在临床上可表现为少气乏力、易感冒、心悸自汗、面黄少华、头晕目眩、舌淡苔薄白、脉细等。所以气血不足而致的症状也是痹病的重要临床表现。

营卫与气血在生理功能上相互依赖。营卫之气具有濡养、调节、卫外固表、抵御外邪功能，但其正常的功能只有在气血充沛、正常循行的前提之下才能充分发挥出来。所以气血失调也是痹病发病的内在原因之一，而且是病情发展变化的主要机制。《素问·调经论》曰："血气不和，百病乃变化而生。"《金匮要略·中风历节病脉证并治》曰："少阴脉浮而弱，弱则血不足，浮则为风，风血相搏，即疼痛如掣。"《医学入门》曰："痹属风寒湿三气入侵而成，然外邪非气血虚而不入。"《圣济总录·历节风》曰："历节风者，由血气衰弱，为风寒所侵。"这些皆说明气血虚弱是痹病发生的一个重要因素，对痹病的发病与否起到重要作用。中医历来把营卫与气血并称，二者在生理上相互依赖，在病理上常互为因果。《医宗金鉴》认为，卫即气中慓悍者，营即血中精粹也。以其定位之体而言，发挥濡养、调节、抑郁的功能，气血虚弱必然营卫不足，卫外不固，腠理疏松，抗病能力低下。此时饮食起居不慎，则风寒湿热等邪乘虚侵袭，留着肌肤，或阻滞经络，流注关节，闭阻血脉而导致风湿病发生。

五、脏腑内伤

痹病虽以风寒湿三气杂至为致病的外在条件，然脏腑功能低下，正气虚衰则是本病的内在因素。《灵枢·百病始生》言："风雨寒热不得虚，邪不能独伤人。卒然逢疾风暴雨而不病者，盖无虚，故邪不能独伤人。此必因虚邪之风，与其身形，两虚相得，乃客其形。"五脏各有所主，肝主筋，肝血虚则爪不荣，筋骨不利；心主血脉，心虚则血行不畅；脾主肌肉，脾虚则肌肉不丰，四肢关节失养；肺主皮毛，肺虚则皮腠失密，外不固；肾主骨，肾虚则骨髓失充，骨质不坚。五脏内伤，血脉失畅，营卫行湿，则风寒湿之邪乘虚入侵，发为痹病。

五脏为阴，以静为本。五脏所藏之精气，宁静平和则精神内藏，躁动不宁则气血耗散，而导致五脏内伤。六腑为阳，以传化饮食为主，通则为用。又如饮食不节、起居无常，则势必造成脏腑功能损伤，正气内虚，抗病能力低下，使风寒湿热之邪有机可乘，由外而入，加之内伤饮食，内外相合，搏邪就循着输穴而侵入，留滞于各自的脏腑而成痹病。《素问·痹论》曰："阴气者，静则神藏，躁则消亡。饮食自倍，肠胃乃伤。淫气喘息，痹聚在肺；淫气忧思，痹聚在心；淫气遗溺，痹聚在肾；淫气乏竭，痹聚在肝；淫气肌绝，痹聚在脾。诸痹不已，亦益内也……其客于六腑者何也？岐伯曰：此亦其食饮居处，为其病本也。六腑亦各有俞，风寒湿气中其俞，而食饮应之，循俞而入，各舍其府也。"

在脏腑内伤中，主要责之于肝、脾、肾三脏功能衰弱。因肝为罢极之本，藏血而主筋，统司筋骨关节；肾为先天之本，主藏精生髓，在体为骨，是作强之官；脾乃为后天之本，气血生化之源，主四肢肌肉。导致肝、脾、肾损伤的因素有先天禀赋不足，或后天失调，或大病、久病之后，元气未复，或起居不节，房劳过度，或负重劳损，或妇人、产妇出血过多等。肝、脾、肾三脏一旦虚损，则肌肉筋骨失荣，气血营卫功能虚弱，防御能力低下，风寒湿热之邪等乘虚入侵，正邪相争，闭阻经络气血，气血不荣，变生本病。若以肝肾之虚为主，则见关节疼痛，筋脉拘急，腰痛足软；若以脾虚为主，则见肌肉关节酸楚疼痛，肌肤麻木不仁。张仲景在《金匮要略·中风历节病脉证并治》中曰："寸口脉沉而弱，沉即主骨，弱即主筋，沉即为肾，弱即为肝。"其以脉象来说明肝肾不足是发生痹病的内因；沉脉揭示了肾亏，弱脉反映了肝虚。当肝肾亏虚时，若处于潮湿的环境中，则风寒湿必然乘虚入侵而发病，揭示了历节病发生的先决条件是"肝肾先虚"。又如《诸病源候论·风湿腰痛候》曰："劳伤肾气，经络即虚，或因卧湿当风，而风湿乘虚痹于肾经，与血气相击而腰痛，故云风湿腰痛。"其关于痹病内因的论述中，尤其注重肝脾肾。《中藏经》曰："肉痹者，饮食不节，膏粱肥美之所为也。脾者肉之本，脾气已失则肉不荣，肉不荣则肌肤不滑泽，肌肉不滑泽则腠理疏，则风寒暑湿之邪易为入，故久不治，则为肉痹也。肉痹之状，其先能食而不能充悦四肢，缓而不收持者是也。其右关脉举按皆无力，而往来涩者是也。宜节饮食，以调其脏；常起居，以安其脾；然后依经补泻，以求其愈尔。"其认为痹病的病因为脾胃受损，气血不足，使筋脉关节失养而致虚，风寒湿邪乘虚而入，为本病的主要病机。此外，饮食失节也是导致脏腑内伤的因素。如嗜食肥甘厚味，易聚湿生痰，体内脂肪积蓄过多形成肥胖、痛风、胸痹等病证。嗜酒无度可内生湿热，伤及肝、肾、心、脾等脏腑。如《中藏经·五痹》中言："血痹者，饮酒过多""肉痹者，饮食不节，膏粱肥美之所为也"。若饮食五味偏嗜亦可使五脏功能偏盛或偏衰，久之也可损伤内脏，发生多种病变。《素问·五脏生成》载："多食咸，则脉凝泣而变色；多食苦，则皮槁而毛拔；多食辛，则筋急而爪枯；多食酸，则肉胝䐢而唇揭；多食甘，则骨痛而发落。"嗜食生冷食物可损伤脾胃阳气，导致寒湿内生，嗜食辛辣油煎食物也可伤及脾胃之阴液，使胃肠积热，无论寒湿内生或体内积热，均可阻滞于脏腑经脉之中，发为痹病。

六、阴阳失调

阴阳学说贯穿在整个中医学理论体系的各个方面，它被广泛地用来说明人体的组织结构、生理功能、病理变化，并指导养生保健及疾病的诊断和治疗。阴阳双方相互制约、相互促进、维持其相对的平衡、协调有序，是生命活动得以正常进行的基本条件。阴阳失调是指在疾病的发生发展过程中，由于各种致病因素的影响，导致机体阴阳双方失去相对的协调平衡，而出现偏盛、偏衰、格拒、互损、亡失等一系列病理变化。《内经》提出"阴平阳秘，精神乃治"，即阴平阳秘是人体健康的象征，阴阳失调是脏腑、气血、营卫等相互失调的概括。《圣济总录·诸痹门》曰："饮天和，食地德，皆阴阳也。然阳为气，阴为血；气为卫，血为营，气卫血营，通贯一身，周而复会，如环无端。岂郁闭而不流哉！夫唯动静居处，失其常，邪气乘间，曾不知觉。此风寒湿三气，所以杂至合而为痹。"其也指出人体的阴阳平衡协调遭到破坏，必然会引起脏腑、营卫气血的失调，使正气虚衰，防御和抗邪能力下降，外邪乘虚入侵，变本生病。由于人体禀赋不同，阴阳各有偏盛偏衰，风寒湿热侵袭人体后，因所感受的邪气也有所偏，所以痹病就有不同的转归。《素问·痹论》曰："痹或痛，或不痛，或不仁，或寒……或湿，其故何也？岐伯曰：痛者，寒气多也，有寒故痛也。其不痛不仁者，病久入深，荣卫之行涩，经络时疏，故不痛，皮肤不营，故为不仁。其寒者，阳气少，阴气多，与病相益，故寒也。其热者，阳气多，阴气少，病气胜，阳遭阴，故为痹热。"由此可见机体禀赋阴阳的偏盛偏衰及感受邪气的寒热性质，与痹病的密切关系。

七、饮食与外伤

饮食劳倦致痹：由于饮食失节，劳倦过度，使脾胃受损，运化失职，以致痰湿内生。此外，饮食若有所偏嗜，也会影响到脏腑功能，引起气机的紊乱，造成血行异常，而引起瘀血致痹。明代王肯堂《证治准绳·瘀血》篇曰："夫人饮食起居，一失其宜，皆能使血瘀滞不行，故百病由瘀血者多。"如过度劳累伤气，气虚无力推动血行，或过度安逸，则气血流行不畅引起瘀血发生痹病。

外伤致痹：外伤，包括了枪弹伤、金刃伤、烧烫伤、跌打损伤、冻伤、持重努伤和虫兽伤等。如《灵枢·贼风》曰："若有所堕坠，恶血在内而不去……则血气凝结。"在外伤致痹过程中，轻则引起局部肌肉瘀血肿痛，不通而致痹；重则损伤内脏，或出血过多，不荣而致痹。在痹病的病理过程中均有瘀血的存在，所以外伤是引起瘀血为痹的常见病因。痹病大多有慢性进行的过程。痹病日久不愈，气血津液运行不畅之病变日甚，血脉痹阻，津液凝聚，痰瘀互结，闭阻经络，深入骨髓，出现皮肤瘀斑、关节肿胀畸形等症，甚至病邪由表入里，由轻到重，导致脏腑功能失调，而脏腑功能失调的结果之一就是产生痰湿与瘀血，这些都是痹病的病因。如风寒袭肺，肺气郁闭，则肺津凝聚成痰；寒湿困脾，脾失运化，湿聚成痰；肝气郁滞，气郁化火，炼津为痰；久病伤及肾阳，水道不通，水湿上泛，聚而为痰。若伤肾阴，虚火灼津变成痰池。加之风湿痹阻心气，血脉瘀滞，气滞血凝，痹病日久，五脏气机紊乱，升降无序，则气血痰湿交阻，痰瘀乃成。痰瘀既成，则胶着于筋骨，闭阻经络，遂致关节肿大、变形、疼痛加剧，皮下结节，肢体僵硬，麻木不仁，其症多顽固难愈。综上所述，痹病的发生是内因与外因互相作用的结果，外感六淫邪气是外在的致病因素，其主要内在因素有正气亏虚与痰湿瘀血，而气亏虚又包括了营卫、气血、阴阳失调及脏腑内伤。六淫杂至，或风寒相合，或风湿，或寒湿相兼、湿热并见，或热邪、燥邪、火毒外侵，由于人体禀赋不同，阴阳各有偏盛偏衰，故感邪之后有寒化、热化之别。痹病日久不愈，复感外邪，内舍于脏腑，则脏腑内伤而出现各种脏腑证候，兼之痰瘀内生，留著关节，致痹病缠绵难愈。

第三节 痹病辨证论治

一、痹病辨证

（一）《内经》有关痹病辨证

《内经》对于痹病的辨证运用了多种辨证方法，有五体辨证、脏腑辨证、脉象辨证、病因辨证等。《内经》涉及五体痹的证候特征在《痹论》《刺节真邪》《长刺节论》《四时刺逆从论》《逆调论》《寒热病》等篇。根据其论述可知，五体痹除具有痹病共有的或痛，或麻木不仁，或重著，或寒，或热等之外，皮痹以恶寒较为突出，可伴痒疹或皮肤虫行感；肌痹以不仁和肌肤痛较为突出；脉痹则因血凝不流引起，可见局部供血不足（肤色白或青）和血管曲张；筋痹以筋挛（即俗称抽筋）和关节能屈不能伸为特点；骨痹则以骨节重痛，或骨髓酸痛，或觉寒冷彻骨为特征。筋痹和骨痹都可有挛节（关节活动不利），筋痹是能屈不能伸，而骨痹则是能伸不能屈。由于五体痹病久，病邪从外向里发展，内舍所合之脏而成五脏痹，或正气内虚，风寒湿气中六腑之俞穴，食饮应之，痹邪乘虚而入，内舍五脏六腑，产生脏腑痹。

《内经》描述了五脏痹和肠痹、胞痹等证候特征。肺痹：肺痹者，烦满喘而呕；淫气喘息，痹聚在肺；（面色）白，脉之至也，喘而浮、上虚下实，惊，有积气在胸中，喘而虚，名曰肺痹，发咳上气。脾痹：脾痹者，四肢解惰，发咳呕汁，上为大塞；淫气肌绝，痹聚在脾。心痹：心痹者，脉不通，烦则心下鼓，暴上气而喘，厥气上则恐，淫气忧思，痹聚在心；（面色）赤，脉之至也，喘而坚，诊曰有积气在中，时害于食，名曰心痹。肝痹：肝痹者，夜卧则惊，多饮数小便，上为引如怀。淫气乏竭，痹聚在肝；（面色）青，脉之至也，长而左右弹，有积气在心下支，名曰肝痹；肝痹，一名曰厥，胁痛出食。肾痹：肾痹者，善胀，尻以代踵，脊以代头；淫气遗溺，痹聚在肾；（面色）黑，脉之至也，上坚而大，有积气在小腹与阴，名曰肾痹。肠痹：肠痹者，数饮而出不得，中气喘争，时发飧泄。胞痹：胞痹者，少腹膀胱按之内痛，若沃以汤，涩于小便，上为清涕。按前人普遍的看法，上述肠痹当已包括小肠痹和大肠痹，胞痹则指膀胱痹。对于某些痹病，根据《内经》原文的描述就是直接从脉象进行辨证的。食痹，《素问·脉要精微论》"胃脉……其奭而散者，当病食痹"和《素问·至真要大论》"食痹而吐"，多为胃脘气滞所致，主要症状为饮食入胃后上腹部觉闷痛，吐出则觉舒服。痕痹、肝痹、筋痹，《灵枢·九针十二原》曰："肝脉急甚者为恶言……微缓为水瘕痹也。大甚为内痈，善呕衄；微大为肝痹……微涩为瘛挛筋痹。"此即指由于肝气壅塞，不能运化水液，而致水饮为痹的病证。《素问·五脏生成》曰："赤脉之至也喘而坚，诊曰有积气在中，时害于食，名曰心痹。"《素问·痹论》根据邪气的偏胜分着痹、行痹、痛痹，如"风寒湿三气杂至，合而为痹也。其风气胜者为行痹，寒气胜者为痛痹，湿气胜者为著痹也"。《内经》将脏腑痹明确归于痹病之下，但在证与治方面有待于进一步阐发。

（二）《金匮要略》有关痹病辨证

风湿表实证：麻黄杏仁薏苡甘草汤。功效：轻清宣化，解表祛湿。主治：风湿一身尽痛，发热，日晡所剧者。湿热证：白虎加桂枝汤。功效：清热通络，解肌调表。主治：其脉如平，身无寒但热，骨节疼烦，时呕，风湿热痹，壮热汗出，气粗烦躁，关节肿痛。寒湿证：麻黄加术汤。功效：解表散寒，除湿止痛。主治：外感寒湿，恶寒发热，身体烦疼，无汗不渴，饮食无味。正虚内寒证：桂枝附子汤。功效：温经散寒，祛风除湿。主治：风湿相搏，身体疼烦，不能自转侧，不呕不渴。去桂加白术汤。功效：温经散寒，除湿止痛。主治：风湿相搏，身体疼烦，不能自转侧，不呕不渴，大便硬，小便自利。表虚不固证：防己黄芪汤。功效：益气通阳，健脾除湿。主治：表虚不固之风水或风湿证；汗出恶风，身重微肿，或肢节疼痛，小便不利。表里阳虚证：甘草附子汤。功效：扶阳温经，散寒除湿。主治：风湿相搏，骨节疼烦，掣痛不得屈伸，近之则痛剧，汗出短气，小便不利，恶风不欲去衣，或身微肿者。仲景对痹病因症状表现不同而进一步细化辨证，为同病异治的辨证方法。风湿痹病，其一为风湿在表属实，其二为风湿在表属虚，其三为风湿在表兼表阳虚和风湿在表兼里阳虚。如关于痹病的辨证是根据痹病的不同表现来分辨湿痹、风湿痹、血痹和胸痹。

现行中医五版教材《内科学》痹病（痹证）辨证分型：风寒湿痹（行痹、痛痹、着痹），风湿热痹。现行中医六版教材《内科学》痹病（痹证）辨证分型：行痹（风痹）、痛痹（寒痹）、着痹（湿痹）、湿热痹、热痹、痰瘀痹阻证、肝肾不足证。现行中医七版教材《内科学》痹病（痹证）辨证分型：风寒湿痹（行痹、痛痹、着痹），风湿热痹，痰瘀痹阻，肝肾两虚证。

二、痹病论治

（一）从脏腑论治

从肺论治的理论基础：《素问·五脏生成》篇曰："肺之合皮也，其荣毛也。"《灵枢·五变》曰："粗理而肉不坚者，善病痹。"《济生方·诸痹门》曰："皆因体虚、腠理空疏、受风寒气湿气而成痹也。"肺主气而外合皮毛，宣发卫气以固肌表，抵御外邪，肺气虚，腠理疏松，卫外失固，外邪乘虚入侵。肺脏不耐寒热，寒邪袭肺易损伤肺阳，肺易为风邪所伤，致肺气失宣，卫气郁不能温分肉、充皮肤、肥腠理、司开合，卫外不固，风寒湿邪乘虚而入，客居筋骨、关节、脏腑等导致痹病的发生。《伤寒论》载："太阳病，头痛发热，身疼腰痛，骨节疼痛，恶风，无汗而喘者，属麻黄汤证。""后身疼痛，清便自调者，急当救表……救表宜桂枝汤。"依据麻黄汤

（麻黄、桂枝、杏仁、甘草）、桂枝汤（桂枝、白芍、生姜、大枣、甘草）组成具有宣肺解表，调和营卫作用，以方测证，提示痹病可从肺治。从肺论治的常用治疗及方药以宣肺利湿为主，以叶天士为代表的清代名医应用"实则泻其子""提壶揭盖"和"开肺行水"法，施以杏仁、陈皮、桑叶、苏梗宣通肺气，使肺气疏利，"子不实则母不壅"及"气行则湿化"而治痹。温病宗师吴鞠通在《温病条辨》中曰："病者一身尽疼，发热，日晡所剧者，此名风湿。此病伤于汗出当风，或久伤取冷所致也，可与麻黄杏仁薏苡甘草汤（原引《金匮要略》）。风湿在表，营卫郁滞，郁久化热，故见一身尽疼，发热，日晡所剧，可予麻黄杏仁苡仁甘草汤。"方中药合用可轻清宣化，解表祛湿，为宣肺通络法治疗痹病。宣肺利湿药常用：麻黄、桂枝、杏仁、肉桂、细辛、防风、木瓜等。

从肝论治的理论基础：早在《内经》中就已经认识到了痹病的发生与风、肝、筋有着密切关系。如《素问·阴阳应象大论》中曰："风气通于肝"及"在天为风……在脏为肝"。《素问·五脏生成》载："肝之合筋也，其荣爪也。"《素问·痿论》言："肝主身之筋膜""宗筋主束骨而利机关也"。《灵枢·阴阳二十五人》："血气皆少则无须，感于寒湿则善痹，骨痛爪枯也。"《中藏经》指出，气痹者……忧愁思喜怒过多，则气结于上……宜节忧思以养气，慎喜怒以全真，最为良矣。《诸病源候论·风痹候》云："由人体虚，腠理开，风邪在于筋故也。"《医学入门》说："周身掣痛麻者，谓之周痹，乃肝气不行也。"罗美《内经博议》中言："凡七情过用，则亦能伤脏气而为痹，不必三气入合于其合也""肝痹者，肝气郁而血不荣筋之症也"。《傅青主女科》中载："两臂肩膊痛，此乎经之病，肝气之郁也……手、足，肝之分野，而人乃为脾经之热，不知散肝之郁结，而手足之痛自去……盖肝木作祟，脾不敢当其锋，气散于四肢，结而不伸，所以作楚，今平肝气，则脾气自舒矣。"其论述了肝气郁结不行、气机不畅可导致发生痹病。《医学传灯》谓："遍身疼痛，昼减夜甚，痛彻筋骨，有若虎咬之状……有痛而不肿者，有肿而且痛者，皆由肝经血少火盛，热极生风，非是外来风邪。"叶天士在《叶案存真》中说："阴虚生内热，热胜则风生，况风性善行，火热得之，愈增其势，伤于脉筋，则纵缓不收，逆于肉理，则攻肿为楚也。"《医学衷中参西录》曰："肝虚可令人腿疼，方书罕言，即深于医学者，亦恒不知……所谓伤肝者，乃伤肝经之气血，非必郁肝经之气血也，气血伤，则虚弱随之。因肝主疏泄中藏相火，肝虚不能疏，相火即不能逍遥流行于周身，以致郁于经络之间，与气血凝滞而作热作痛。"《幼科全书》曰："痹者，内因肝血不足，外被寒湿所中，盖肝主筋，通一身之血脉也""双膝酸痛筋不支，步行平地若高低，湿痹良由肝受病"论述肝阴虚内热生风、肝血虚对痹病的发生有着重要作用。以上著作都论述了肝和痹病的密切相关，痹病发生与情志因素、肝气郁结、肝血不足有关。从肝论治的常用治疗及方药以疏肝理气、滋养肝阴为主。《症因脉治·痹证论》论述，"或见沉滞，肝家郁结……左关沉滞者，柴胡疏肝散"，也有"或见虚弦，肝家少血……左关虚弦，逍遥散或补肝散"之说。《傅青主女科》中言："手足心腹，一身皆痛……治肝为主。盖肝气一舒，诸痛自愈，不可头痛救头，足痛救足也，并提出具体方药（柴胡、甘草、陈皮、栀子、白芍、薏苡仁、茯苓、当归、苍术）……一此逍遥散之变化也。舒肝而又祛湿祛火，治一经而诸经无不愈也。"薛立斋在《女科撮要》中以加味逍遥散加钩藤治愈因怒动肝火，肝血虚而生内风之痹病。叶天士在《临证指南医案》中选用石斛、天门冬、枸杞子、羚羊角、白蒺藜、牡丹皮、桑叶治疗"阴液亏虚，肝胆火旺，风火相煽，窜犯经络"而致"经络痹痛，气热，当午上冒"之证。

从脾论治的理论基础：营气之道，内谷为宝。营行脉中，内注于脏腑，外濡四肢百骸，卫主脉外，而先行四末分肉皮肤之间。从其气则愈，不与风寒湿气合，故不为痹。若"逆其气"则"脉道不利，筋骨肌肉皆无气以生"，论述脾主运化功能失调，营卫气血生化乏源与痹病的发生发展密切相关。《素问·痹论》曰："其客于六腑者何也……此亦其食饮居处，为其病本也，六腑亦各有俞，风寒湿气中其俞，而食饮应之"，提示痹病的发生与饮食脾胃有关。李东垣言"内伤脾胃，百病乃生"，认为脾胃虚弱，阳气不能上行充实皮毛，散布百脉，风寒湿乘虚而袭，经气郁而不行，不通则痛，症见痹病初起在上在表之候。《景岳全书》曰："痹证之湿胜者，其体必重，或多寒，或多痰，或多汗，皆脾弱阴寒证也。"《证治汇补》中云："若劳役而痛者元气虚也，恼怒而痛者肝火胜也，阴寒而痛着湿郁也，饮食失宜而痛者脾郁也。"《医宗必读》即云："盖土能胜湿，而气足自无须麻也。"叶天士在《临证指南医案》中指出："从来痹证，每以风寒湿三气杂感主治，召恙之不同，由于暑外加之湿热，水谷内蕴之湿热，外来之邪，著于经络，热痛不减。"其论述了脾气虚弱、脾郁、湿热蕴结脾胃也是痹病发生的重要机制，说明脾虚胃弱，加风寒湿等邪气侵袭，内外交困，易发痹病。从脾论治的常用治疗方药以健脾利湿升阳为主，宜节饮食以调其脏，常起居以安其脾。痹病初起在表之候，治疗从脾胃入手，常用以羌活、独活、蔓荆子、升麻、柴胡等升阳风燥药以辛香开泄，而风药又能除湿，湿除则经气流通。程钟龄在《医学心悟》中言："治着痹者，燥湿为主，而以祛风散寒佐之。大抵参以补脾之剂，盖土旺则能胜湿，而气足自无顽麻也。"《罗氏会约医镜》曰："补土燥湿汤治湿邪外中，身痛沉重，脉沉细涩者。"《医门法律》曰："痹在手足、湿流关节，则用薏苡汤。"

从肾论治的理论基础：《中藏经》中言："骨痹者，乃嗜欲不节，伤于肾也"，指出房劳伤肾，肾虚主骨功能失常，引起骨痹。《备急千金要方·诸风》云："夫腰背痛者，皆由肾气虚弱，卧冷湿地当风所得也，不时速治，喜流入脚膝，为偏枯冷痹缓弱疼重，或腰痛挛、脚重痹。"《太平圣惠方》曰："夫白虎风病者，是风寒暑湿之毒，因虚所起。夫腰脚冷痹者，由风寒湿三毒之气共伤于人，合而成痹也。此皆肾弱髓虚，为风冷所搏故。肾居下焦而主腰脚，其气荣润骨髓。今肾虚受于风寒，湿气留滞于经络，故令腰脚冷痹疼痛也。"《圣济总录》论曰："夫骨者肾之余，髓者精之充也，肾水流行，则满而骨强。适夫天癸亏而凝涩，则肾脂不长。肾脂不长则髓涸而气不行，骨乃痹而其证内寒也。虽寒不为冻栗，则以肝、心二气为阳火，一水不能胜之，特为骨寒而已。外证为挛节，则以髓少而筋燥，故挛缩而急也。""风湿痹者，以风湿之气，伤人经络而为痹也……盖由真气虚弱，为风湿所袭，久不差，入于经络，痹于阳经，致机关纵缓，不能维持，故全身体手足不随。"《不居集·诸痛》中曰："虚劳之人，精不化气，气不化精，先天之真元不足则周身之道路不通，阻碍气血不能营养经络而为痛也。是故水不养木而胁痛，精血衰少而腰痛，真阴竭绝而骨痛，机关不利而颈痛，骨髓空虚而脊背痛，三阴亏损而腿膝痛，此皆非外邪有余，实由肝肾不足所致也。"《古今医鉴》曰："痛痹，少阴脉浮而弱，弱者血不足，浮者为风，风血相搏，则疼痛如掣。夫痹者，手足痛而不仁。盖由元精内虚，而为风寒湿三气所袭，不能随时祛散，流注经络，入而为痹。"其认为元精内虚外邪入侵为痹病之由。《景岳全书》曰："然则诸痹者皆在阴分，亦总由真阳衰弱，精血亏损，故三气所以乘之，而为此诸证"，认为痹由真阳衰弱，精血亏损所致。从肾论治的常用治疗方药以补肾填精、温补肾阳为主。如《中藏经》中言："筋痹，宜活血补肝，温气以养肾。"《太平圣惠方》补肾丸：熟地黄、石斛、牛膝、菟丝子、肉苁蓉、附子、麦门冬、柏子仁、巴戟、黄芪、人参、茯苓、桂心、山茱萸、防风、羌活、丹参、五味子、磁石、甘草、远志。主治虚劳痿痹，百节沉重，四肢不举，食饮渐少，羸瘦乏力方。《圣济总录》防风丸：防风、白茯苓、细辛、白术、附子、桂、泽泻、甘草、紫菀、芍药、牛膝、瓜蒌根、山茱萸、熟地黄、半夏、独活、山药、黄芪。主治肾虚劳，邪气乘虚，身体冷痹不仁，手足牵强，举动艰难；或肌肉瞤动，引腰脊及左右偏急，不能饮食方。《辨证录》曰："故治痹之法，不必祛邪，唯在补正，补正者，补肾中之火也。"真火汤：白术、巴戟天、附子、防风、牛膝、石斛、萆薢、茯苓。人有脚膝疼痛，行步艰难，自按其皮肉，直凉至骨，人以为是冷痹也。夫痹而曰冷，正合风寒湿三者之旨也。此等之病，虽三邪相合而寒为甚。

（二）从痰瘀湿论治

从痰论治的理论基础：《丹溪心法·痛风》指出："四肢百节走痛是也，他方谓之白虎历节风证……因于痰者，二陈汤加酒炒黄芪、羌活、苍术。"又曰："肥人肢节痛，是风湿与痰饮流注经络而痛，宜南星、半夏"，治以散风祛痰。《医学正传》曰："肥人得痹证，多是湿与痰饮流注经络，脉多滑。"《证治准绳·痿痹门》云："痛痹，有风、有湿、有痰、有火、有血虚、有瘀血。诊其脉浮者，风也，缓细者，湿也，滑者，痰也，洪大者，火也"，从痰治常用方药分寒、热、湿、风痰辨证施治。《证治准绳》豁痰汤：治一切痰疾。余制此剂为滚痰丸相副，盖以小柴胡为主，合前胡半夏汤，以南星、紫苏、陈皮、厚朴之类出入加减。素抱痰及肺气壅塞者，以柴胡为主，余者并去柴胡，用前胡为主。寒凝痰郁方选阳和汤、当归四逆汤、乌头汤等加减化裁。风痰阻络常用大秦艽汤、五痹汤、半夏白术天麻汤。湿聚成痰、痰热交阻方选宣痹汤合温胆汤、四妙散等化裁。痰瘀互结方选双合散，或桃红饮合温胆汤，或导痰汤，或身痛逐瘀汤等化裁。气滞痰阻方选柴胡疏肝散合涤痰汤、逍遥散或越鞠丸等加减化裁。痰湿阻滞方选二陈汤、平胃散、薏苡仁汤加减化裁。气虚痰阻方用黄芪桂枝五物汤、补气运脾汤、三痹汤、六君子汤等。

从瘀论治的理论基础：在痹病之初，风寒湿热之邪痹阻经脉而致气血运行不畅，是瘀血形成的开始。到了中晚期，则因经脉气血长期阻滞而产生了瘀血。《素问·五脏生成》曰："卧出而风吹之，血凝于肤者为痹，凝于脉者为泣。"《扁鹊心书》论述："痹者，气血凝闭而不行，留滞于五脏之外，合而成病，又邪入于阴则为痹。"《景岳全书·风痹》指出："痹者，闭也，以气血为邪所闭，不得通行而病也。"《医林改错》把瘀血在痹病中的意义置于举足轻重的位置。痹病的主要病理变化是邪阻经脉，气血阻滞。在痹病初发期，外邪侵袭痹阻经脉是主要矛盾，气血停滞居于次要地位。到痹病中晚期，由于病情反复发作，邪气留连，经脉阻滞日久形成瘀血。如属痰瘀胶凝于关节骨骼则形成顽痹。至于久病正虚邪恋，使气血亏损，肝肾不足比较明显，但因正虚不能抗邪，风寒湿热之邪往往稽留关节经络，影响气血运行形成瘀血痹阻。从瘀治常用治疗方药分为活血祛瘀、活血行血、破瘀攻坚，临证时应根据病的新久、瘀血的轻重、正气的盛衰等情况来合理选择应用。活血祛瘀药：具有开瘀通阻、活血通络、祛瘀生新之功。祛瘀作用较强，用于治疗痹病反复发作，气滞血瘀，经脉痹阻之证；药物常用当归尾、生蒲黄、五灵脂、乳香、没药、刘寄奴、延胡索、川牛膝、桃仁、红花等。活血行血药：具有疏通血脉、推动血行、活血补血之功，活血而不伤正，适用于治疗痹病邪阻经络、气血不畅之血瘀轻证及正虚兼有血瘀者；常用药物有当归身、川芎、赤芍、丹参、鸡血藤、首乌藤等。破瘀攻坚药：具有破血祛瘀、攻坚散结之功，作用较为峻猛，用于治疗痹病关节肿胀变形，疼痛剧烈之血瘀重证；药物常用有三棱、莪术、虻虫、水蛭、土鳖虫、血竭、苏木等。

（三）从湿论治

从湿论治理论基础：《素问·痹论》曰："风寒湿三气杂至，合而为痹也……其湿气胜者为著痹。"《中藏经·论痹》说："痹者，风寒暑湿之气中于人脏腑之为也""血痹者，饮酒过多，怀热太盛，或寒折于经络，或湿犯于营卫，因而血搏，遂成其咎"。《济生方》曰："痹之为病……湿多则著。"《医学正传》中提及："大率因血虚受热，其血已自沸腾，或加之以涉水受湿，热血得寒……所以作痛""肥人得痹证，多是湿与痰饮流注经络，脉多滑"。《儒门事亲》曰："痹者，必风寒湿相合。湿气胜者为着痹，湿胜则筋脉皮肉受之，故其痹着而不去，肌肉削而著骨……或濒水之地，劳力之人，辛苦失度，触冒风雨，寝出津湿，痹从外入。"《医学入门》曰："大概风湿多侵乎上，肩背麻木，手腕硬痛。寒湿多侵于下，脚腿水肿。若上下俱得，身如板夹，脚如石坠，俱分风寒湿多少治之……湿多浮肿，重着一处不移。"《证治准绳·痰痹门》云："痛痹，有风、有湿、有痰、有火、有血虚、有瘀血。诊其脉浮者，风也，缓细者，湿也，滑者，痰也，洪大者，火也。"《景岳全书》曰："痹证之湿胜者，其体必重，或多寒，或多痰，或多汗，皆脾弱阴寒证也。"《证治汇补》中云："若劳役而痛者元气虚也，恼怒而痛者肝火胜也，阴寒而痛者湿郁也。饮食失宜而痛者脾郁也。"从湿治常用方药分祛风利湿、温阳化湿、清热利湿、活血利湿。《圣济总录》说："湿气胜者为着痹，治宜除寒湿，通行经络则瘥"，指出湿气胜者为着痹，拟方有石斛散方、侧子汤方、附子丸方、天雄浸酒方、白花蛇丸方、茯苓汤方、干蝎散方、龙虎膏方。祛风利湿，羌活胜湿汤加减。温阳化湿，真武汤加减。清热利湿，四妙散加减。活血利湿，宗叶氏之"初病湿热在经，久则瘀热入络"之说，调营饮加减。方中川芎、大黄、莪术、延胡、当归活血化瘀理气，瞿麦、槟榔、葶苈子、陈皮、大腹皮等行气利水，苏木、红花、桃仁等以活血利水，消肿止痛。

痰湿瘀多为相互结合致病。如《寿世保元》言："论瘀血湿痰，蓄于肢节之间，筋骨之会，空窍之所而作痛也。肢节沉重者是湿痰，晚间病重者是瘀血也。"《类证治裁·痹证》载："痹久必有痰湿败血瘀滞经络。"《医门法律·痹证诸方》中指出："风寒湿三痹之邪，每借人胸中之痰相援。"《杂证总诀》曰："痹与风病相似，但风则阳受之，痹则阴受之，故多重着沉痛。邪阻正气经络塞，皆由虚损腠理开，三气乘虚自外袭，留滞于内为病，多湿痰浊血都凝涩。"《医级》云："痹（即痛风也）……更有湿热火痰，郁气死血，留滞经络形层内外，以致麻木痛痒，不可不知。"叶天士在《临证指南医案》中指出："痹者……风寒湿三气得以乘虚外袭，留滞于内以致湿痰、浊血流注凝涩而得之。"其治疗多以化痰利湿祛瘀同治，如《医钞类编》记载："治痹大法宜顺气清痰，搜风散湿，养血祛瘀为要。"

（四）从络论治

从络论治痹病理论基础：络脉是病邪侵入的通道又是人体卫外的屏障。病邪侵袭久而入络。痹病从络论治探讨很多。《诸病源候论·风痹候》曰："痹者，风寒湿三气杂至，合而成痹，其状肌肉顽厚，或疼痛，由人体虚，腠理开，故受风邪也。"张景岳认为："治痹之法，只宜峻补真阴，宜通脉络，使气血得以流行，不得过用风燥等药，以再伤阳气。"叶天士认为"久病入络""络以辛为泄"，始创辛味通络大法，利用辛味药物的宣通行散作用以疏通血络。从络治常用方药以通络止痛为主，具体分为辛味通络、藤类通络、填补通络、活血通络、搜风剔络、引经通络、祛邪通络、扶正通络等。辛味通络，药用旋覆花、新绛、青葱、当归、桃仁、柏子仁等；辛温通络，药用前并加肉桂、茴香、桂枝等；辛香通络，药用木香、降香、香附、小茴香、薤白、葱白等，常配伍乳香、没药、片姜黄、丹参、当归、桃仁等活血化瘀；辛咸通络，用药蛂螂虫、露蜂房、地鳖虫、山甲片（现用代用品，后同）、全蝎、地龙、蛴螬、僵蚕、蜈蚣、水蛭等。用虫蚁药搜剔络邪以深透病根，攻逐邪积。藤类通络以理气活血，散结通络为主。《本草便读》云："凡藤类之属，皆可通经入络。"《药性切用》言忍冬藤为"清经活络良药，痹证兼热者宜之"。《本草汇言》言：络石藤"凡服此，能使血脉流畅，经络调达，筋骨强利"。《本草正义》也指出，络石藤"功能通经络……善走经脉，通达肢节"，又言鸡血藤能"统治百病，能生血，和血，补血，破血，又能通七孔，走五脏，宣筋络"。补益通络，叶天士云："余以柔济阳药，通奇经不滞，且血肉有情，栽培身内之精血，但王道无近功，多用自有益"，多用血肉有情之品如鹿茸、龟甲、紫河车、猪脊髓、羊肾之类。大概以髓填髓、以脏补脏，阳气生发之物以壮阳气，至阴聚秀之物以补阴精，如鹿茸壮督脉之阳，龟甲可通任脉，紫河车善补元海。常用于痹病的藤类药有：鸡血藤、大血藤、络石藤、海风藤、忍冬藤、青风藤、雷公藤、夜交藤等。活血通络类药：桃仁、红花、三七、川芎。搜风剔络药：水蛭、地龙、蛂螂、全蝎。吴鞠通言："以食血之虫，飞者走络中气血，走者走络中血分，多用虫类药，体阴而用阳，深入隧络，水蛭、穿山甲、蜈蚣、僵蚕。虫类药无微不入，无坚不破。"引经通络辛香药不但可以走窜通络，还具有引经作用，可引诸药达于络病之所。常用药有细辛、木香、香附、藁本、桔梗、桂枝、柴胡等。临床可根据疼痛部位，辨经用药，使药力抵达病处，起到引经报使通络作用。祛风通络类药：麻黄、桂枝、细辛、白芷等。辛温通络类药：制川草乌、附子、干姜、丁香、川椒、吴茱萸等。除湿通络类药：防风、防己、白芷、独活、木瓜、秦艽、伸筋草等。清热通络类药：知母、黄柏、地龙、生石膏、栀子、丹皮、金银花、水牛角等。补肾通络类药：骨碎补、鹿角胶、杜仲、牛膝、桑寄生、鹿角片、补骨脂、肉苁蓉、生地黄、熟地黄等。补气行血通络药：黄芪、枳实、太子参、厚朴、当归、白术、山药等。养血通络药：生地黄、熟地黄、全当归、白芍、川芎、何首乌、阿胶等。温阳祛寒通络药：肉桂、干姜、桂枝、吴茱萸、附子、杜仲、续断等。

第四节　痹病源流与发展

一、古代著作及医家论痹

《内经》为痹病类疾病奠定了理论基础，并列了两篇有关痹病的专论——《痹论》《周痹》，首先提出了风寒湿邪与内在机体"外内相合"致痹的观点，如"风寒湿三气杂至，合而为痹也""所谓痹者，各以其时重感于风寒湿之气也"。《内经》对痹病的认识从病名、病因、病机、证候、治疗、预后等方面进行论述，对后世医家起着指导作用。在痹病的具体治法方面，《黄帝内经》无内服之方剂，侧重于外治法，除对针刺法的使用多有论述外，还有药物熏浴及药熨、外敷等诸多治疗方法。

《中藏经》补充了《内经》对内因发病阐发之不足，提出了本病与七情致病有关，并首创了暑邪致痹和热痹、气痹之说。其继承了《内经》刺夹脊治疗腰背痛的经验，改为灸治，并创立了"华佗夹脊穴"，被后代医家广泛使用。东汉张仲景在《内经》《难经》等对痹病认识的基础上，提出了新的见解。仲景在《金匮要略》中探讨外感六气作用于六经病理演变过程中，很重视"风湿"的辨证与治疗，指出"伤寒八九日，风湿相抟，身体疼烦，不能自转侧，不呕，不渴，脉浮虚而涩者，桂枝附子汤主之。若其人大便鞭，小便自利者，去桂加白术汤主之""风湿相抟，骨节疼烦，掣痛不得屈伸，近之则痛剧，汗出短气，小便不利，恶风不欲去衣，或身微肿者，甘草附子汤主之"。此行文虽简洁，却能示人以辨证论治之法。其用于治疗风湿病的桂枝附子汤、去桂加白术汤、甘草附子汤合称风湿三方，至今仍是治疗风寒湿痹的有效方剂。《金匮要略·痉湿暍病脉证治》指出"太阳病，关节疼痛而烦，脉沉而细者，此名湿痹""湿痹之候，小便不利，大便反快，但当利其小便""病者一身尽疼，发热，日晡所剧者，此名风湿。此病伤于汗出当风，或久伤取冷所致也，可与麻黄杏仁薏苡甘草汤""风水，脉浮身重，汗出恶风者，防己黄芪汤主之"。其提出了祛风除湿、健脾化湿、温经散寒、固表祛湿诸法。在《金匮要略》中，仲景还将"风湿"与"历节"分篇论述，首先提出"风湿"与"历节"的病名，并立专篇论"血痹"一病。仲景将"历节"列在《金匮要略·中风历节病脉证并治》中，指出"寸口脉沉而弱，沉即主骨，弱即主筋，沉即为肾，弱即为肝。汗出入水中，如水伤心，历节黄汗出，故曰历节""盛人脉涩小，短气自汗出，历节疼不可屈伸""荣气不通，卫不独行，荣卫俱微，三焦无所御，四属断绝，身体羸瘦，独足肿大。黄汗出，胫冷。假令发热，便为历节也"。其精辟地论述了历节病的成因是由于肝肾气血不足，汗出腠理开泄，更因汗出入水中，寒湿之邪乘虚内侵，伤及血脉，浸淫筋骨，流注于关节而病。仲景在《金匮要略·血痹虚劳病脉证并治》中说："血痹病从何得之？师曰：夫尊荣人，骨弱肌肤盛，重困疲劳汗出，卧不时动摇，加被微风，遂得之""血痹，阴阳俱微，寸口关上微，尺中小紧，外证身体不仁，如风痹状，黄芪桂枝五物汤主之"，指出血痹是由于先天不足，体弱不劳动，少劳则汗出，遇风，则血滞于表不得畅行，出现麻痹不仁的症状。治以益气温经，和荣通痹则病愈。张仲景确立了许多治疗风湿病的大法，诸如祛风除湿、微发其汗、益气固表、发汗祛湿、温经解表、祛风胜湿、扶阳补土、温经散寒、除湿止痛、祛风散寒、清热除湿等，其中许多处方，如甘草附子汤、乌头汤、桂枝芍药知母汤、桂枝白虎汤、黄芪桂枝五物汤等，至今仍为临床常用的有效方剂。

两晋、隋代是以外治法为主的时期，如隋代巢元方在《诸病源候论》中着重论述了痹病的病因病机及分类，还特别论述了诸多治痹的导引按摩法。唐宋时期是我国历史上的鼎盛时期。唐代我国为世界强国，宋代为中国医学史医籍整理研究成就最突出的时代，具有世界意义的三大发明的出现，为这一时期的文化繁荣和古医籍整理与大量刊行创造了有利条件。唐宋时期科学技术的蓬勃发展、政治上的文官统治、国家对医学的重视及医疗队伍中"儒医"的出现，无论对医药理论的发展还是临床经验的总结提高都起到了重要作用。这一时期还出现了世界上最早的国家药局和校正医书局。同时，唐宋元时期中外医药交流的频繁进行也大大丰富了中医学的内容。例如，唐代印度医学传入我国，被中医学所吸收，宋代阿拉伯医学传入我国，也被吸收为中医学的一部分。因此，唐宋医家除理论上有创新之外，在治疗方法和方药方面都显得日臻完善。孙思邈结合自己的医疗实践，将痹病一分为二，分别列于"诸风""虚劳"门下，体现了按虚实分类的方法，并拟订了"活血祛风"的治疗宗旨，成为后世"治风先治血，血行风自灭"的先声。他还首次提出"风毒"之概念，用毒邪的病理概念去认识历节病之发病规律，开拓了新的思路并创多种药酒，如独活酒、松节酒、天门冬酒、茵芋酒等。痹病治疗方面，在辨证分型上也有补充，尤其是创立凉血清热解毒法，对热毒流入四肢历节肿痛之证型，治以犀角汤，发展了仲景治历节的方法。蔺道人在此基础上，着重观察了瘀血的致病作用，并提出外伤导致瘀血留滞，后更易再遭风湿之邪，导致筋骨痹痛的发生。对损伤后因风寒湿侵袭形成的痹病，他主张用汤药熏洗，发展了温浴按摩的方法。宋代政府曾几次组织编写大型方书，以《太平圣惠方》《太平惠民和剂局方》及《圣济总录》为代表，特别是《圣济总录》载方两万多首，其中包括诸多治痹方剂，是现存最早、最多而又最系统的痹病文献。在用药方面，唐宋时期的用药突出了外来药、香类药、虫类药、中药制剂及酒剂的使用。唐代是外来药物输入的活跃年代，阿拉伯和南洋各国的药物源源不断地输入我国，如延胡索、白附子、槟榔、胡麻、丁香、沉香、木香等，并很快被当时医家运用到处方中。其中，龙脑、沉香、丁香、槟榔、檀香、苏合香、乳香、木香等香药得到广泛应用。虫类药物得到了更广泛的应用，如蜈蚣、全蝎、乌梢蛇、地龙、白花蛇等，以治疗经络内的风痰死血，这比起以往使用植物药进行治疗是一大进展。从方剂剂型上看，丸、散、膏、丹、酒剂均提到，汤剂则相对较少，这对推动我国成品药的生产和发展亦有较大影响，充分反映了此时期医学的特点，为中医药治疗痹病打下了坚实、良好的基础。

金元时期，中国医学由于受到当时理学家们改革思想的影响，出现了金元四大家学术争鸣的局面，使得医学发展到了一个新的阶段。对于痹病，刘完素提倡"火热论"，批评了《太平惠民和剂局方》滥用温燥药，并提倡寒凉用药，这在当时温补成风的情况下，实为理论上的大胆突破。观其所用药物，寒热温凉攻补，各选其宜，并不是片面机械地寒凉用药。张从正倡导"攻邪论"，亦反对囿于"局方"，滥用温燥，理论上力倡攻邪，临证善于攻下，被后世称为"攻下派"；对于痹病的论述，提出了对风、痹、痿、厥四种类证的鉴别诊断。在治疗上，张从正主张首先攻邪，并创造性地发展了《伤寒论》的汗、吐、下三法，认为"夫大人小儿，风寒湿三气，合而为痹，及手足麻木不仁者，可用郁金散吐之。吐讫，以导水丸通经散泄之。泄讫，以辛温之剂，发散汗出，则可服当归、芍药、乳香、没药等化瘀通络之品"。补土派代表医家李东垣倡导"脾胃内伤论"，提出"内伤脾胃，百病由生"的论点。在痹病方面，李东垣认为脾胃虚弱是痹病发生之关键，突出了从脾胃论治的学术思想，并常用羌、独、蔓、升、柴等升阳风燥药，以辛香开泄，体现了升阳蠲痹的治疗特点。此外，其阐述的使用引经药行本经气血治疗痹痛的经验，在临床治疗上很有参考价值。滋阴派代表医家朱丹溪认为痹与痿的主要区别在于痛与不痛，遂以"痛风"名痹，突出了"痛"这一鉴别指征。在治疗上，分别列举了"兼虚""夹痰"和"湿热"等痛风的治疗。朱丹溪首先提出"痰"为病因的问题，治法用加减地仙丹、青龙丸、乳香丸等。朱丹溪"热血得寒、汗浊凝涩"的见解对后世活血化瘀、祛痰化浊的治法以很大启示。总之，以金元四大家为代表的学术争鸣，促进了痹病基础理论的创新与临床经验的发展，开创了痹病发展的新局面。

明代医家鉴于前贤所论，病证复杂，其说不一，所以多主张统一痹证、历节病、白虎病、痛风等病名。如孙一奎《医旨绪余》对东垣、丹溪舍"痹"而言"痛风"提出异议，认为这是"因名迷实为害已久"。张璐也说"痛风一证，《灵枢》谓之贼风，《素问》谓之痹，《金匮要略》名曰历节，后世更名曰白虎历节"，而其病因病机基本相同，"多由风寒湿气乘虚袭于经络，气血凝滞所致"。张介宾云："风痹一证，即今人所谓痛风也，盖痹者闭也，以血气为邪所闭，不得通行而病也，如痹论曰风气胜者为行痹……历节风痛，以其痛无定所，即行痹之属也。"他还认为，痹病虽以风寒湿合痹为大则，但须分阴证、阳证。"有寒者宜从温热，有火者宜从清凉。血虚血燥者，则非养血养气不可"。

李士材在《医宗必读》治疗风寒湿痹中提出："治行痹者散风为主，御寒利湿，仍不可废，大抵参以补血之剂，概治风先治血，血行风自灭也。治痛痹者，散寒为主，疏风燥湿，乃不可缺，大抵参以补火之剂，非大辛大温，不能释其凝寒之害也。治着痹者，利湿为主，祛风解寒，亦不可缺，大抵参以补脾补气之剂，盖土强可能胜湿，而气足自无顽麻也。"其用药章法，一直为后世所推崇。

虞抟的《医学正传》继承和发展了朱丹溪的学术思想，认为所谓痛痹者，即今之痛风也。诸方书又谓白虎历节风，以其走痛于四肢骨节如虎咬之状，而以其名之耳。在病机方面宗朱氏之"因湿痰浊血流注为病"说，治疗上则更加明确"治以辛温，监以辛凉，流散寒湿，开通郁结，使血行气和"，并且提出了"慎口节欲""须将鱼腥、面、酱、醋皆断去之"，这样可以避免或减轻病情的加重和复发。

《医林绳墨》所记载的"顽痹……如湿痰者，或走注有核，肿起有形，但色白而已。治宜清湿降痰，用二陈汤加苍术、枳实、黄连、厚朴之类"中的"走注有核，肿起有形"是在所能览及的中医文献中第一次详细出现类似类风湿关节炎皮下结节的描述。

明代王肯堂在《证治准绳》中将历节走注归于行痹，痛风白虎归痛痹之类。因历节病初起走注疼痛不定，久甚则痛剧"如虎咬",乃为一种疾病的两个基本病理阶段，以疼痛证候的不同病状而分别归属于行痹、痛痹两类。这样分类，对于临床辨证治疗、选方用药有很大裨益，亦证明古代医家对历节临床研究达到很惊喜的程度。同时，《证治准绳》中记载了当时对现代类风湿关节炎小关节病变症状的描写，"两手十指，一指疼了一指疼，疼后又肿……昼轻夜重，痛时觉热，行则痛轻肿却重"，与明代以前医家认识到的一脉相承，相互补充。其对历节的病机既肯定了以往"风毒走注"的认识，还提出了用控涎丹治疗，在历节的理论与实践认识上又有了进一步发展。

清代由于得益于宋金元及明代时期的良好基础，中医药学空前繁荣。清代临证各科也有各自发展的特点，医学理论研究与医学著作编撰获得进一步提高和发展。明、清两代的大规模文献整理，即《永乐大典》《古今图书集成》《四库全书》的整理中，清代即占了两次。这对中医药文献的发展起了推动作用。许多清代医家通过对前人医学成就的总结，并结合个人临证经验，编撰了大量医籍，出现了门类繁多的古医籍注释本、医学全书、医学类书、医学丛书、方书及入门书籍，所以明清时期的中医药文献无论在品种、刊刻形式与传播范围上，都大大超过历代，从而构成了现存中医药古籍的主体。这期间由于中外医药交流空前频繁，国外的一些医学知识传入我国，促进了中医药学的发展。如著《医林改错》的王清任致力于人体解剖，纠正前人认识的错误，反映了清代医家的开拓进取精神。因此，清代是中国医学史上的重要时期之一，具有非常突出的地位。现将清代主要论痹思想介绍如下。

叶天士不仅在温病一门上独具慧眼，首次阐明温病的病因、感受途径和传变规律，明确提出"温邪"是导致温病的主因，突破了"伏寒化温"的传统认识，从根本上划清了温病与伤寒的界限；而且叶氏在内科杂病方面，继承前贤，且多有创新发挥；他全面运用经络理论，将脏腑、十二经络与奇经八脉结合起来，用于杂病辨治，补前人之未备，为中医内科疾病的治疗开拓了新的路径。叶天士生前伤病盈门、诊务繁忙，并无亲笔著作，其毕生经验大部分记载于由门人和后代整理记录而成的《临证指南医案》一书中，书中共设疾病八十九门，卷七中有痹病专篇医案，共载案五十余个，其论痹不离经旨，又参入己见，创新颇多，对后世启发良多。

叶氏论痹，最大的贡献莫过于对热痹的发展，并且最先认识了外感湿热痹病发病规律。对于热痹，叶天士首将仲景治疗饮热咳喘的木防己汤用于治疗热痹。木防己汤本出自《金匮要略·痰饮咳嗽病脉证并治》，方中以木防己散留饮结气，桂枝通血脉，并结气，宣导诸气，石膏清肺热，人参补心肺不足，用于治疗"膈间支饮，其人喘满，心下痞坚，面色黧黑，其脉沉紧，得之数十日，医吐下之不愈，属虚者"。叶氏却深谙木防己汤集祛风、利湿、散寒、清热于一方，且温而不伤阴，寒而不攻伐，喜用于热痹的治疗。书中有汪案"冬月温暖，真气未得潜藏，邪乘内虚而伏，因惊蛰节春阳内动，伏气乃发。初受风寒，已从热化。兼以夜坐不眠，身中阳气亦为泄越。医者但执风寒湿三邪合成为痹，不晓病随时变之理。羌、防、葛根，再泄其阳，必致增剧矣，焉望痛缓？议用仲景木防己汤法"。此告诫医者要知常达变，注意病情变化，不得拘于一法一方。对于湿热痹病，则认为其病因病机多为暑伤气、湿热入络，并明确指出湿热痹与风寒湿痹病因各异，治疗方法亦当不同。其用药轻灵，多采用兼有辛温宣通与清湿热两种功效的方剂治疗，除湿多用茯苓、白术、木防己、萆薢、薏苡仁、晚蚕砂，清热则善用石膏、羚羊角、寒水石、滑石、花粉、犀角（可用代用品，下同）、黄柏等，之后吴鞠通所创立的宣痹汤就是总结叶氏治痹经验的产物。

叶氏将经络理论运用在痹病的阐述中，无论是病机还是在治法中，常常能体会到这种思路。他推崇《金匮要略》中"经热则痹、络热则痿"的观点；又创"新病湿热在经，久病瘀热入络"之论，认为外邪初犯人体，多留于经分气分，病位较浅。如失治延治，或痹邪久治不愈，则滞于血络，则形成"败瘀凝痰"。在他的医案中，有因为卫阳疏、风邪入络而成痹者，有因为气血伤、外邪留著，终至瘀血凝痰壅塞经络而成痹者，有暑伤气湿热入络而为痹者,有肝阴虚疟邪入络而为痹者,有寒湿入络而成痹者,有血虚络涩而成痹者……尽管体质、感邪性质各不相同,但最终因经络受伤却是如一。故治疗痹病时,叶氏就主张治痹通络,具体方法又大致分为祛风通络、化湿通络、活血通络、宣肺通络、温阳通络等法。

"善从阳明,奇经治痹"是经络理论用于痹病的具体体现。《叶案存真》言:"阳明者,五脏六腑之海,主束骨而利机关,阳明不治则气血不荣,十二经络无所享受而不用矣,卫中空虚,营行不利,相搏而痛,有由然也。法当大补阳明气血,不与风寒湿所致成痹者同治",治从中焦阳明入手,用辛甘化风法以宣阳通络,所以常用玉屏风散合桂枝汤加当归为主方,酌加祛风、散寒、利湿之品,效果良好。又有治从奇经,奇经皆丽于肝肾,得肝肾之精血灌输,赖脾胃水谷精微涵养,尤其痹病后期,病久体虚,出现肝肾气血亏虚,奇经不充,营络瘀滞,而致痹邪难除,故要温养奇督,润脉通络,常用鹿角霜、龟甲等血肉有情之品,配以当归、桂枝、川芎、茯苓等。因"久病在络,气血皆滞,当辛香缓通""邪留经络,须以搜剔动药",也倡用辛香走窜、活血化瘀及虫类药物,如桃仁、红花、没药、乳香、全蝎、地龙、穿山甲、蜣螂、蜂房、蚕砂等。痹阻凝滞不去迁延日久者,关节肿胀僵硬畸形、屈伸不利者,坚持长期缓攻,往往有效,发展了虫药搜剔法治疗顽痹、久痹的方法。叶氏重视内风致痹,将虚痹的理论进一步发展。既往医家虽有提出阴虚或血虚致痹，但很少论及内风，在他的医案中多次提及内风致痹，如"劳动太过，中年液衰风旋，周身痹痛，此非客邪""血虚风痹，骨骸肿痛"均可说明这一点。内风多由阴虚动风、血虚生风、热极生风所致，故常以熟地黄、龟甲胶、二冬滋阴，阿胶、当归、首乌养血，羚羊角、生地黄、丹皮清热，蒺藜祛风，多药相须为用，可滋阴血、清肝阳、息内风、疏经络而治疗痹病。

吴鞠通，是继叶天士、薛雪之后的温病学派重要代表人物，著有《温病条辨》以理论指导实践，《吴鞠通医案》以实践验证理论，互证其学，《医医病书》述其未完。他提出的三焦辨证，结合"卫、气、营、血"理论，创造性地提出温病辨证论治的纲领和方法。吴氏不但精通外感温热性疾病，对杂病的治疗亦有一己之长，辨治痹病的观点独特，尤其对湿热痹的认识更是自成一体，主要学术思想集中于《温病条辨·湿温》和《吴鞠通医案·痹》中。吴氏论痹，尤其重视湿热痹，是在总结了前人，特别是继承了叶天士对热痹及湿热痹的认识基础上，细验于临证，形成比较完备的学术观点，阐述了湿热痹的一系列证治。其在《温病条辨·湿温》中说，痹病"大抵不越寒热两条，虚实异治"，更在自注中提出"痹之因于寒者固多，痹之兼乎热者亦复不少"，提醒时人不能只见寒痹而不顾热痹，不能一味辛温祛风散寒或温补助阳。他继而详细描述了湿痹和暑湿痹，其言"湿聚热蒸，蕴于经络，寒战热炽，骨骱烦疼，舌色灰滞，面目萎黄，病名湿痹"，简短 28 个字，即道明了湿痹的病名、症状、病机及舌象，舌灰是湿邪中阻，面黄目黄为湿热熏蒸，知其湿中生热，客于经络，郁遏营卫，正邪相争，则寒战热炽，骨节烦疼，湿热二邪相合，是导致湿热痹形成的最主要原因。从《吴鞠通医案·痹》记载的 17 则医案来看，其中属湿热痹者 1 例，尽管有初起即湿邪热邪搏结，或寒湿痹日久转为湿热痹者，或素有痰饮湿邪日久化热致成湿热痹，或误用温热药、妄以补益、误汗误下所致等不同，但吴氏对于湿热痹的研究和重视可见一斑。

治疗痹病，吴氏认识到湿热痹的治疗难度，提出"寒痹势重而治反易，热痹势缓而治反难"，一方面指出寒痹、热痹两种治法各异，另一方面，在对于病情的发展和预后方面做出了合理评析。《吴鞠通医案·痹》载痰饮兼痹，误治后成湿热痹，历经 3 年，先后易方 36 次，方收全功，吴氏不惜近 3000 字笔墨，目的在于警示世人治痹当先分清寒热，若以湿热为痹，则需分清虚实，治疗的过程中可能病情多变，困难重重，需要充分的信心和耐心。《温病条辨》中吴氏所创立的宣痹汤和加减木防己汤已成为治疗湿热痹的经典方剂，后世应用甚多。宣痹汤以苦辛通法主治湿热痹，方中"防己急走经络之湿，杏仁开肺气之先，连翘清气分之湿热，赤豆清血分之湿热，滑石利窍而清热中之湿，山栀肃肺而泻湿中之热，薏苡仁淡渗而主挛痹，半夏辛平而主寒热，蚕砂化浊道中清气"。

清代医家对于痹病的卓越贡献，除了叶天士、吴鞠通等人所提出的湿热痹及其治疗，当属王清任和唐容川提出的从血分论治痹病，观点鲜明，独树一帜，在完善痹病的辨治体系中起到了积极的推动作用。王清任著《医林改错》，敢于质疑，敢于创新，富有批判精神，他对人体气血有着特殊的认识，认为气与血不但是人体生命的源泉和保证，同时也会成为致病因素。不论外感内伤，对于人体的损伤，皆伤于气血而非脏腑。气有虚实，血有亏瘀，瘀血是由于正气虚，推动无力造成的，故血瘀证皆属虚中夹实。故而他倡导"补气活血"和"逐瘀活血"两大法则，形成了著名的"瘀血说"。其所论痹，不详论风、寒、湿、热，却直指瘀血，提倡"痹病有瘀血说"，对于温热发散、利湿降火、滋阴久治不效者，均从瘀血论治，他说"总逐风寒、祛湿热，已凝之血，不能活。如水遇风寒，凝结成冰，冰成风寒已散，明此义，治痹证何难"，使得瘀血的病机和活血化瘀的治法成为痹病辨治理论中非常重要的一部分。治疗瘀血痹用身痛逐瘀汤，方中除秦艽、羌活是单纯祛风湿药物，甘草顾护脾胃，调和诸药，其余均是调和气血之良药，赤芍为"血中之气药"，活血行气、祛风止痛，香附为"气药之总司"，专治气结为病，行气亦可活血，二者相伍而用，治于气血之中；桃仁、红花活血通经；当归养血活血；牛膝补肝肾强筋骨，活血通络，主治"寒湿痿痹，四肢拘挛，膝痛不可屈伸"；地龙性善走窜，长于通行经络；没药、灵脂活血破瘀止痛力强，尤其对于久痹、顽痹效果尤佳。

唐容川的《血证论》为中国第一部有关血证治疗的专著，全书综合了各种血证的证治，包括血证总论和一百七十余种血论，用药颇有独到之处，提倡止血、消瘀、宁血、补血四大治血证原则，很是实用。《卷一·阴阳水火气血论》曰："瘀血在经络脏腑之间，则周身作痛。以其堵塞气之往来，故滞碍而痛，所谓痛则不通也。佛手散加桃仁、红花、血竭、续断、秦艽、柴胡、竹茹、甘草、酒引；或用小柴胡加归、芍、丹皮、桃仁、荆芥。"其明确指出痹病之痛乃瘀血留在经络脏腑，堵塞气机所致。佛手散本治妇人胎前产后诸疾，施之于气郁血凝，使瘀血得去，新血得生，血各有所归。唐氏异病同治，更是以桃仁、红花、血竭、丹皮等加重活血化瘀之效，可见其对瘀血痹认识之深刻。《卷六·痹痛》中曰："身体不仁，四肢疼痛，今名痛风，古曰痹证。虚人感受外风，客于脉分，则为血痹。仲景用黄芪五物汤，以桂枝入血分，行风最效。失血家血脉既虚，往往感受外风，发为痹痛，或游走不定，或滞着一处，宜黄芪五物汤，重加当归、丹皮、红花。如血虚火旺之人，风中兼火，外见痹证，内见便短、脉数、口渴等证，则不宜桂枝之辛温，宜四物汤加防风、柴胡、黄芩、丹皮、血通、秦艽、续断、羚羊角、桑寄生、玉竹、麦冬治之。血虚生风，往往而然，当归、红花、荆芥，酒水煎服。瘀血窜走四肢，亦发疼痛，证似血痹。唯瘀血之痛，多如锥刺，脉不浮，不拘急，此略不同。"其中从血虚或兼火旺，或生内风，或因虚致瘀发为痹病，但总不离血分，以黄芪五物或四物汤加减，既补血养血，又活血止痛，治疗痹病，效如桴鼓。

清代医家人才辈出，各有发挥所创，使得痹病的学术体系日臻完善。除上述医家的经典论述外，其他医家亦有独到见解。如喻嘉言，按发病部位将痹病分上部痹、下部痹、痹在臂、痹在手足等，囊括了上、中、下、三焦各个部位的痹病，把周痹、众痹、历节、痛风等各种名称的痹病都包含在内，便于临床辨别证候，利于指导临证加减用药，使后学对痹病分类辨治有规可循。王孟英亦主张从痰论痹，他认为在疾病的发展过程中，某一阶段的病例产物往往可以成为另一阶段病情加重的病因。患痹之时，气血瘀阻，生理之津液可转化成病理之痰浊，脏腑失调，痰从内生，流注经络，又可加重气血瘀阻，不清除则气血难通，诸药难效，同时更着眼于生痰之脏，标本同治。尤在泾对痹病的认识更加注重内因，即脏腑气血的运行状态，强调体虚是痹病发生的首要原因。董西园在《医级·痹论》中对痹病的病机认识亦有新的见解，认为"痹非三气，患在痰瘀"。

以下几家清代医家灼见，尚未引起今人重视，但颇值得思考研究。

汪蕴谷在《杂症会心录·痛痹论》中的热痹之论，自出机杼，淋漓痛快，诚为大手笔。医家认作风寒湿三气杂至之说，概以外邪为治，病热渐增，阴液渐耗，虚虚之祸，有不可胜言者矣。风自内动，湿热内生者，属阴虚有火，表之清之，证变虚损者居多；寒自内发，寒湿内生者，属阳虚而无火，表之清之，中风者居多。内生之风，寒湿之气，鼓舞于经络之中者，恐用攻表耗元之药而脏气空虚，真阴欲竭，外入之风寒湿三气，鼓舞于经络之中者，恐用攻表耗元之药而脏气受敌，真阳欲脱。痹者闭也，乃脉络涩而少宣通之机，气血凝而少流动之热，治法非投壮水益阴，则宜补气生阳，非急于救肝肾，则唯倦于培补脾土，斯病退而根本不摇也。倘泥于三气至，为必不可留之邪，而从事于攻伐，是体实者安、体虚者危矣，可不慎欤！

沈明圭在《痹证析微论》中对痹病的命名、分类，提纲挈领，概念清晰。对痹病之病理发展转归，自有见地。其云："然痹因三气者，治之宜然。若邪郁病久，风变为火，寒变为热，湿变为痰，即当易辙寻之，以降火清热豁痰为主，参以通经活血、流散滞邪之剂，安可全作三气治哉。"

陈歧在《医学传灯》中认为历节风乃"皆由肝经血

少风盛，热极生风，非是外来风邪"，他力排众议，申明古今诸书皆以风湿而言，疑误所谬，"痛风由于风热血燥，可制逍遥散方，每使病者连服百剂"。陈氏之说是值得深入研究的。

二、近现代名医论痹

张锡纯，近代中国中医学界的泰斗，中西医汇通学派的代表人物之一。近代随着西学思想及西医传入中国，受时代思潮的影响，张氏萌发了衷中参西的学术思想，历经十多年的学习、应诊，著成了《医学衷中参西录》一书。针对当时中西医互不合作的现象，张氏主张："西医用药在局部，是重在病之标也；中医用药求原因，是重在病之本也。究之标本原宜兼顾。"他成为中西医结合医学的先驱者。仔细探讨书中的痹病理论、方药及验案，颇有启发，现将其经验归纳如下：首先，张氏补前人之未备，提出气虚也是痹病的重要病机。《医方·治气血郁滞肢体疼痛方》中言："从来治腿疼、臂疼者，多责之风寒湿痹，或血瘀、气滞、痰涎凝滞，不知人身之气化壮旺流行，而周身痹者、瘀者、滞者，不治自愈。即偶有不愈，治之亦易为功也。愚临证体验以来，知元气素盛之人，得此病者极少。故凡遇腿疼、臂疼，历久调治不愈者，补其元气以流通之，数载沉疴，亦可随手奏效也。"《医方·治内外中风方》言："《金匮》桂枝芍药知母汤，治历节风之善方也。而气体虚者用之，仍有不效之时，以其不胜麻黄、防风之发也。"张锡纯认为，元气素盛的人不容易罹患骨节、肌肉疼痛之痹病，而痹病经治疗长久不愈者也是由于素体元气亏虚所致，故把气虚提升到了导致痹病发生的主要原因，故而，他所创立的健运汤和加味黄芪五物汤中均重用黄芪，或伍以野台参，或伍以白术，共举补气之效，气足则能生血、能行血，充养营卫，使瘀者、滞者不治而消。其实，张氏是抓住了营卫即气血的关系，是对《内经》中营卫不和的深刻理解。第二，在治疗痹病，包括腰痛的用药中，尤喜重用山茱萸。《医学衷中参西录·山萸肉解》曰："山萸肉……因得木气最厚，收涩之中兼具条畅之性，故又通利九窍，流通血脉……是以《本经》谓其逐寒湿痹也。"对于肝经气血不足，疏泄失司，所藏之相火不能流通于全身，反瘀阻经络，凝滞作痛，多用山茱萸直入肝经，其所立治疗肝虚腰痛的曲直汤、既济汤中恒重用山茱萸至一两，以达到肝经气血充足，疏泄正常，经络通畅，痹病自消的目的。

张氏崇尚经典，却不死读经典，师古不泥古，创新不离宗，善于变通与辨通，重视参考西医，却又植本于中医，取长补短，西为中用。他的很多方剂都是脱胎于经方，如加味黄芪五味汤即是仿照仲景治疗血痹的黄芪桂枝五物汤所创，保留原方中黄芪、桂枝、白芍、生姜，去大枣、甘草，加白术、当归、秦艽、陈皮而成，用于弥补桂枝芍药知母汤治疗"历节风证，周身关节皆疼，或但四肢作疼，足不能行步，手不能持物"，因气体虚者不效之不足，以白术健脾补气可逐痹，当归生血活血可散风，陈皮为黄芪之佐使，可引肌肉经络之风外出，整个方剂以补气生血为主，但毕竟历节病与血痹病因病机有所差别，又以秦艽兼顾其风湿之外邪，足见其古而不泥的精神。同时，他大胆引进西药，第一个在治痹中使用阿司匹林，即现代医学中的非甾体抗炎药。在治疗一奉天伶姐时，以中药汤剂每日煎服一剂，又每日用阿司匹林一片分三次服下后数日而愈。这样中西药物共用的例子在张锡纯的医案中不胜枚举，他自己也总结道："西人治关节急性痛痹斯习用阿司匹林，而愚对于此证亦喜用之，更以中药驾驭之则其效愈显。"在当时那个固步自封的封建社会中，能认真学习和研究新说，沟通融会中西医精华，验之于临床，实属不易之举，对现代痹病中西医结合治疗指导意义重大。

施今墨，与萧龙友、孔伯华、汪逢春齐名于当年的京城，为四大名医之一。其毕生致力于中医事业的发展，长期从事中医临床，献出众多验方，培养了许多中医人才。他学术造诣颇深，提出了十纲辨证，"以阴阳为总纲，表、里、虚、实、寒、热、气、血为八纲"的理论，是对八纲辨证法的一大发展。施氏遣方用药自成一格，善用大方和对药，繁而不乱，法度严谨，配伍精当。这些特点在他治疗痹病的经验中也可一览无遗。他首将痹病分为4

型以明辨：风湿热证、风湿寒证、气血实证、气血虚证。外因着重辨寒热，内因着重辨虚实。治疗上，立法有八种，分别是逐寒、祛风、祛湿、清热、通络、活血、行气、补虚，并借以李中梓的思想，对于风邪为重者，散风御寒为主，参以补血剂，以行血灭风；寒邪为重者，散寒为主，参以温阳剂，以将凝寒之害连根拔起；湿邪为重者，利湿为主，参以补脾剂，补土防水之害；火热之邪为主者，以清除营血之热为主，常用黑芥穗和紫草这一对药，认为芥穗虽为辛温解表之药，却可引血中之热透邪达表，从皮肤而去，紫草凉血解毒，二药一表一里，从表可祛邪，在里可消邪，使火热之邪顿无藏身之处，血液不因此而煎熬凝涩，周流全身，痹痛得消。病情严重者，施老又喜合用紫雪丹，不仅方中犀角、羚羊角清血分热，石膏、寒水石清气分热，更有麝香走窜各处，止痛神效。

王为兰教授作为一代风湿病学大家，创造性地将温病学说引入风湿病的辨证论治之中，为现代风湿病学的发展做出了极大贡献。王老对于急性期类风湿关节炎的治疗颇有体会，认为这一阶段患者表现出的关节红肿疼痛，或伴有局部灼热感，晨僵明显，行走活动受限，夜卧加重，应该辨为"热痹"范畴，主要的病机是湿热痹阻，但进一步指出类风湿关节炎活动期部分患者其实是属于实中夹虚，即湿热毒之邪痹阻关节经络，同时又灼伤阴液，临床辨证当为热毒内蕴，气营两燔，此时的治疗不能够单从

"热"论治，尚需考虑已有耗气伤阴之弊，用药不能单纯苦寒清热，否则直中伤脾胃，运化无力，水湿更聚留着关节，加重肿胀，当采用清热祛湿，养阴通络，温经和营的方法治疗，则能做到清热不寒凉，养阴不碍阳，祛湿不辛燥。临床上常使用自拟的清热养阴除湿汤，药物组成：桑枝、土茯苓、银花藤、白花蛇舌草各30g，白鲜皮、半枝莲、草河车、防己、白芍、生地黄各15g，桂枝、川乌各6g，生甘草10g。方中用药温和，药物的主要力量集中于清热祛湿，酌加白芍、生地养顾阴液，桂枝、川乌辛温开通。这一认识不仅拓宽了温病学在内伤杂病中的应用，也对活动期风湿病的发病机理提出了新的见解。

汪履秋教授，全国名老中医，善治内科杂病，特别是对类风湿关节炎的治疗经验丰富，自创有加减痛风方、顽痹合剂等验方。汪老认为，类风湿关节炎是由于正气不足，风寒湿热侵袭，寒湿热痰瘀之邪伏留骨节所致，大体可分为风寒湿和风湿热两型，两者均可兼有痰、瘀。辨证方面，重点提出了"无热则寒"的观点，以《素问·举痛论》疼痛的成因作为理论原点，"寒气入经而稽迟，泣而不行，客于脉外则血少，客于脉中则气不足，故卒然而痛"。痹病也是以疼痛为主要症状的疾病，患者也常诉在天气寒冷时疼痛加重，自觉恶寒，故汪老认为除了明显的热象外均可辨为寒证，目的在于抓住矛盾的主要方面，集中药力解决主要问题，在此观点的指导下，用药主张温通，即便是风湿热痹也要配以温散之品，以免湿遏不化，尤其是寒邪深伏的非大辛大热之重剂不能驱散。其思路和指导思想重在祛邪，治疗大法中常常用到祛风湿、散阴寒、温经脉、化痰、行气血，尤其在急性发作期，祛邪往往能取得捷效。

焦树德教授，国医大师，确立了"尪痹"病名和辨证论治指南，在中医风湿病方面的最大成就是打破传统的痹病命名模式，创"大偻"病名，并形成了一套理法方药完备的、系统的辨病体系，使中医对风湿病认知的道路更加明朗。20世纪80年代，焦老对具有关节变形、骨质受损、肢体僵曲的痹病，包括西医学所指的类风湿关节炎、大骨节病、强直性脊柱炎在内等几种疾病，创立了"尪痹"这一新的病名（后来强直性脊柱炎被重新命名为"大偻"），目前临床上"尪痹"基本上指类风湿关节炎。尪痹主要是风、寒、湿之邪，尤其是寒湿深侵入肾累及肝，而致骨损筋挛，"寒湿之邪深侵入肾累及肝"是尪痹发病的关键，也是其与一般痹病的不同之处，从而确立了补肾祛寒的治疗法则。本病以肾虚寒盛证、肾虚标热轻证、肾虚标热重证、湿热伤肾证为常见证型，在治疗时抓住补肾祛寒，结合化湿、散风、活血、壮筋骨、利关节等随症加减，如补肾祛寒治尪汤、补肾清热治尪汤等都是焦老在此基础上创制的，用之临床，常获捷效。21世纪之初，随着风湿免疫病疾病谱的不断扩大，对强直性脊柱炎的研究逐渐深入，焦老感觉到仅把强直性脊柱炎归纳在尪痹的肾虚督寒一证中尚不够准确，于是从中医病机出发，对该病进行了专门系统全面的观察与研究，最后借《素问·生气通天论》中"阳气者……开阖不得，寒气从之，乃生大偻"提出了"大偻"之名，指病情深重、脊柱弯曲、背俯的疾病，以强直性脊柱炎为最典型的代表，明确该病的根本原因在于肾督阳虚，寒邪入侵，阳气不得开阖，寒气伏于内，影响筋骨的营养，并从经络循行的路线，深层次发掘大偻病变累及颈、腰、脊、髋、膝等病机，发现与肝、肾两脏，冲、任、督三脉有着不可分割的密切联系。治疗大偻，焦老主要辨为肾虚督寒证、邪郁化热证、痹阻肢节证、邪及肝肺证四种常见证型，其中肾虚督寒证最多，这样的证型分布也符合强直性脊柱炎在临床上累及中轴关节或累及外周关节或累及眼部的病变，总体以补肾强督为主，佐活血脉、壮筋骨、化湿热。如有邪郁化热者，可佐用苦以坚阴、化湿清热之品。痹阻肢节者，可适加疏风、散寒、通利关节之品。邪及肝肺者，出现眼部病变，可适加枸杞子、女贞子养肝明目，或桑叶、菊花、青葙子等清肝明目。

任继学教授，国医大师。任老认为痹病之形成，多由正虚于内，阳虚于外，营卫虚于经络，风借寒之肃杀之力，寒借风之疏泄之能，湿得风寒之助，掺揉其中，得以侵犯机体。初犯经络，继入筋骨，波及血脉，流注关节。

经气不畅，络血不行，阳气不达，则邪气肆虐，而生疼痛。初罹者易治，久羁则难医。外邪原不能寄居机体，之所以留而不去，实因邪入之则从气血而变，从营卫而化。故久痹不愈，绝不能用羌防、独活之类祛风药治之。因其大燥，燥则耗气动血，必使邪不除而正气反伤。所以任老主张以养血调气为主，兼用通经达络之法治之，每收捷效。基本方药中，君以酒洗当归20g，肉桂炒熟地黄10g，姜汁炒白芍30g，调血和血养血，以开经络之滞；臣以蜈蚣1条，全虫3g，土鳖虫10g，蜂房15g，追风止痉镇痛，搜剔经络之瘀；佐以乌蛇15g，甲珠10g，苍耳10g，强营卫，调气血，除机体内外之痹；使以淫羊藿10g，仙茅10g，益肾阳，补命火，温机体内外之气。全方使正气得复，邪气得除，其病自愈。身重浮肿者，为痰瘀之证，必加白芥子10g，豨莶草50g，除皮里膜外之痰，舒展筋骨以除痛。

朱良春教授，国医大师，桃李天下，其痹病（风湿免疫病）诊疗水平一直处于全国领先地位。朱老的许多治学思想和创制的方药，不仅为各类风湿病患者带来了福音，也为现代中医风湿免疫病领域注入了新的活力。由于痹病的症状复杂且多变，病因病机繁杂，往往在同一个患者身上会梳理出多个病机，造成治疗选择上的困难，甚至治法之间存在着矛盾，如寒与热、阴虚与脾虚。对此朱老指出，要善于抓主症，解决主要病机是能否快速取效、能否处理好矛盾的关键。常见的风湿病，多以关节处的疼痛、肿胀、僵直、拘挛为最多表现，牢牢抓住这四大主症，集中药力治疗，其他伴发症亦可随之缓解。例如，以关节疼痛为主，朱老力主从风、寒、湿、热、瘀入手去辨治，风之走窜不定之疼痛，寒之固定剧烈疼痛并觉寒冷，热之疼痛局部发红发热，区别明显，容易鉴别，但以一痛为主，兼顾他痛。若关节肿胀为主，又必须考虑湿邪的存在，并极有见地地提出分期治肿，以早中晚三期辨证。早期单纯湿邪停滞，中期湿聚化痰，后期痰瘀交阻，故每期治疗当有所偏向，湿与痰尽管性质类似，但祛湿药和化痰剂仍有区别，作用部位、药力及机制均不同，常常效与不效也就体现在这细微之处。朱老治疗风湿病，喜用并善用虫类药，在国内也有着"五毒医生"的雅号。尤其对于风湿病，病变多在骨与关节，风寒湿、痰瘀等邪气内伏至深，加上患者发现疾病或寻求中医治疗时已至中后期，一般情况也已经有骨质的破坏，要祛除此邪，非普通祛风湿药物所能胜任。朱老认为，虫类药为血肉有情之品，生物活性强，钻透搜剔之功峻，能直入骨髓，祛风活血化痰。在辨明虫类药特性及辨证的基础上，与其他药物配合使用，对于久痹、顽痹常有奇效。如寒湿甚者以蚕砂、乌梢蛇配川乌、桂枝；湿热重者以地龙配知母、寒水石；夹瘀者以土鳖虫配桃仁、红花；夹痰者以僵蚕配半夏；关节肿胀明显者，多以露蜂房配泽兰、泽泻、白芥子等。

石志超教授，全国名老中医，出身中医世家。石老认为，痹病的正治之法当以补气血、养肝肾、强养筋骨肌肉为主。正如《景岳全书·历节风痛》所云："若筋脉拘挛，伸缩不利者，此血虚、血燥证也，非养血养气不可。"石志超教授临证强调养气即是养脾，养脾即是养肌肉；养血即是养肝，养肝即是养筋络；养精即是养肾，养肾即是养骨骼。筋强、骨壮、肉丰则顽疾自愈。

石老最反对单纯蛮用祛风、散寒、除湿之类药品治疗本病，这类药物每有耗气、伤血、损精之弊。因为此类药必具辛燥之性，不辛不足以散风寒，不燥不足以除湿浊，而辛散又能耗气，辛燥又必损精伤血，久用必致气血精津亏虚，筋骨肌肉失养而致顽疾恶化。如《景岳全书·风痹》所述："是以治痹之法，最宜峻补真阴，使血气流行，则寒邪随去。若过用风湿痰滞等药，而再伤阴气，必反增其病矣。"石老认为，虽然痹病的治疗当以养正为主，但祛邪之法亦是治疗本病的重要环节。只是本病病邪深在，需入络剔毒，非寻常草本之品所能奏效，唯虫类之大力者始能建功。一者，自古便有虫类搜风之说，虫类药善于入络搜风剔毒，逐邪外出；二者，中医学认为虫类药多有小毒，而又专善以毒攻毒；三者，虫类药乃属血肉有情之品（含有大量蛋白质等营养物质），有一定补益之性；四者，大多搜风剔络之虫类药皆有免疫调节作用，用中西两法诠释皆有满意疗效及科学解释。然而应用本类通络化瘀、搜风剔毒药物终属消法的范畴，临证只能作为必不可少的治标攻邪之品，在不同的病程阶段适当选用，还需时刻以顾护正气为念。由于痹病经久难愈，疼痛、致残而使患者丧失治疗信心，精神抑郁、萎靡，应动员家属及社会各界关心、体贴、帮助患者，做好患者的思想、心理工作，使其认识本病的危害性和有关防治常识，与医生密切配合。首先要注意精神心理护理，树立战胜疾病的信心，坚持合理、有效、科学的治疗。其次，注意防范风寒、潮湿。因痹病的成因与风、寒、湿密不可分，居住高寒潮湿之地之人，更易感风寒湿邪。同时根据患者年龄、病情及体质等特点，循序渐进地加强锻炼，增强体质，合理起居、饮食，以利尽早康复。

第二章　痹病各论

第一节　类风湿关节炎

类风湿关节炎（Rheumatoid Arthritis，RA）是一种以侵蚀性多关节炎为主要临床表现的自身免疫性疾病，主要特征为对称性、多关节滑膜慢性炎症，关节的进行性破坏，可引起关节内软骨和骨的破坏，关节功能障碍。本疾病发病广泛，病程长，且致残率高，严重影响患者的生活质量。临床表现是关节肿痛、晨僵，可发展成关节畸形，好发于双手、腕、膝、踝和足关节，可发展成关节畸形，全身系统性并发症包括肺、心、肾、眼和皮肤疾病等多脏器、多系统损害。

RA 是一个比较常见的疾病，在全球广泛分布，我国初步的流行病学调查显示患病率为 0.32% ~ 0.36%，西方国家为 0.2% ~ 5.3%，全国约有 500 万患者，未及时诊治患者的 2 年致残率高达 50%，寿命缩短 10 ~ 15 年，是造成我国人群致残的主要原因之一。RA 可发生于任何年龄，随着年龄的增长，发病率也随之上升，其高发年龄为 45~55 岁，性别与 RA 的发病关系密切，女性高于男性，男女之比约为 1：3.5。本病病因及发病机制不清，可能与遗传、环境、性激素等因素有关。

类风湿关节炎的诊断标准，目前依然沿用 1987 年美国风湿病学会诊断标准，即 7 条标准如符合 4 条即可诊断。①晨僵或（和）关节疼痛：持续时间一个关节≥3 个月，两个以上关节≥6 周。②关节肿胀：持续时间一个关节≥3 个月，两个以上关节至少≥6 周。③四肢：至少有一个关节肿胀加颈椎、胸锁或肩锁、胸肋、胸骨、颞颌任意一个关节过去或目前有肿胀和（或）疼痛。④血沉：持续增快≥3 个月；或经抗风湿治疗≥2 周仍增快者。⑤类风湿因子：阳性。⑥滑液：类风湿因子阳性或有疏松易碎的蛋白凝块。⑦X 线：至少有明显骨质疏松，或局限性骨质侵蚀破坏。

一、中医对 RA 的认识

（一）古代中医对 RA 的认识

中医学认为类风湿关节炎属于"痹病"范畴，与中医历代古籍中的"历节病""风湿""鹤膝风"等病的描述相似。中医对类风湿关节炎病因病机的认识最早见于《素问·痹论》，"风寒湿三气杂至，合而为痹，其风气胜者为行痹，寒气胜者为痛痹，湿气胜者为着痹也""所谓痹者，各以其时重感于风寒湿之气也""其饮食居处，为其病本也"，认为痹病的产生与外邪、饮食和生活环境有关。《内经》中又曰："风雨寒热不得虚，邪不能独伤人""不与风寒湿气合，故不为痹"。可见风、寒、湿、热诸邪是类风湿关节炎发生发展的外部条件，而诸虚内存，正气不足才是其发病的内因，正如巢元方所云："风湿痹病之状，或皮肤顽厚，或肌肉酸痛。风寒湿三气杂至，合而成痹，其风湿气多，而寒气少者，为风湿痹也，由血气虚则受风湿，而成此病。久不瘥，入于经络，搏于阳经，亦变令身体手足不随。"由此可见，类风湿关节炎的发病既有外因，又有内因，外因为标，内因为本，相互联系、作用，使类风湿关节炎临证表现纷繁错乱，复杂多变。

仲景在《金匮要略》中首次提出"历节病"，与现代描述 RA 很相似，指出"历节病"为一种特殊的顽固性痹病，并详细描述 RA 的临床症状，并提供了相应的治法及方药，其中名方桂枝芍药知母汤、乌头汤至今仍具有临床指导意义。隋代巢元方在《诸病源候论》中论述了有关"历节风候"，指出历节风的主要症状为短气、自汗出、历节疼痛不可忍、屈伸不得。唐代孙思邈在《备急千金要方》中论述历节时提出"骨节蹉跌"并描述其临床表现，"夫历节风著人久不治者，令人骨节蹉跌"。王焘在《外台秘要》中除记载痹病、历节病外，还首次提出白虎历节病。宋代严用和在《济世方》中将痹证称为"白虎历节",并描述其病因病机与临床特点。陈言在《三因极一病证方论》中详细论述了白虎历节证候,提出其预后。《太平惠民和剂局方》首次提出"顽痹"之名。明代方隅也提及了"顽痹"之名,其在《医林绳墨》中记载的"顽痹者也……如湿痰者,或走注有核,肿起有形",除说明"顽痹"病情缠绵外,还详细指出相似 RA 皮下结节的描写。王肯堂在《证治准绳》中将历节归于行痹、白虎历节、痛风之类。他认为因历节病初起通无定处,日久痛剧"如虎咬",是一种病证的两个病程。同时,《证治准绳》中也记载了与现在 RA 小关节病变症状相似的文字:"两手十指,一指疼了一指疼,疼后又肿,骨头里痛,膝痛,左膝痛了右膝痛……痛时觉热,行则痛轻肿却重。"其以手指关节肿大者称为"骨槌风",以膝关节肿大者称为"鹤膝风"。

中医关于 RA 病因病机的认识建立在《内经》对痹病的论述基础上。《内经》中论述痹病的病因主要有外感、内伤和针刺所伤。外邪为病以风、寒、湿、热、火致病最广。《素问·痹论》曰:"风寒湿三气杂至,合而为痹也""其热者,阳气多……故为痹热"。《素问·气交变大论》曰:"岁火不及,寒乃大行……暴挛痿痹,足不任身。"内伤主要以体质、居处、饮食等因素。《素问·逆调论》云:"人多痹气也,阳气少,阴气多,故身寒如从水中出",描述人体气血多少对痹病的影响。《素问·痹论》

曰："逆其气则病，从其气则愈，不与风寒湿气合，故不为痹"，指出内在脏腑经络之气失调至痹。《素问·异法方宜论》曰："南方者，天地所长养……雾露之所聚也，其民嗜酸而食胕……其病挛痹，其治宜微针"，说明生活环境、饮食偏嗜皆致痹病。总之，《内经》强调痹病为内外因相合作用导致。张仲景在《金匮要略》中已详细论述历节病的病因病机，主要为风寒湿邪侵袭的外因，肝肾亏损、气血亏虚的内因，与体质、饮食等相关的因素。其《中风历节病脉证并治》有记载（第4条原文）："汗出入水中，如水伤心，黄汗出，故曰历节"，指汗出入水，风寒湿相夹侵袭机体，留滞于关节而导致历节病。又言："寸口脉沉而弱，沉即主骨，弱即主筋，沉即为肾，弱即为肝"，说明肝肾不足，气血亏虚，引起筋骨失养，遭受外邪而发生历节病的内因。第7条原文："盛人脉涩小……历节疼不可屈伸"，指出肥胖人多为气虚湿盛的体质，易发生历节。第9条原文指出饮食因素致历节病："味酸则伤筋……咸则伤骨……身体羸瘦，独足肿大……假令发热，便为历节也。"从《金匮要略》论述历节病来看，历节病与RA发病的认识相符，风寒湿之邪的外侵、饮食因素与现代研究的感染、环境因素密切相关；而气血亏虚、肝肾不足、体质因素与现代认识的遗传因素、免疫因素等密不可分。

（二）现代医家对 RA 的认识

周学平认为，肝肾不足是 RA 的基本病机，痰瘀是其重要的病理因素，其病理性质属本虚标实，临床治疗应当重视补益肝肾，化痰祛瘀，用药宜温通辛散，并善于运用藤类引经药，使药物直达病所，提高疗效。路志正认为 RA 发病，正气虚弱是引发 RA 的内因，邪淫杂感、痰浊瘀毒是外因。内因主要表现为肝脾肾亏虚、气血不足、营卫不和。他多从补气血、滋肝肾、健脾胃、利关节入手。方用补血汤、独活寄生汤、黄芪桂枝五物汤、桂枝芍药知母汤等，临证可化裁斟酌，如搜风剔络加白花蛇、乌梢蛇、蜂房、甲珠、地龙、蜈蚣等虫类药，活血化瘀药用乳香、没药、鸡血藤等。焦树德教授认为 RA 的诱因是先天禀赋不足、后天失养，妇女经病、产后失血、房事过度等而导致肾虚，筋骨失养，骨松筋挛，机体功能低下，免疫功能不足或免疫失调；指出补肾祛寒是治疗本病的主要法则，再结合化湿、散风、活血、壮筋骨、利关节等法，使虚实标本兼顾。治疗肾虚寒胜证，自拟补肾祛寒治尪汤主之；肾虚标热轻证，加减补肾治尪汤主之；肾虚标热重证，自拟补肾清热治尪汤主之。朱良春提出了围绕 RA 三大主症（疼痛、肿胀、僵直拘挛）集中针对三个关键问题（治证与治病、扶正与逐邪、通闭与散结）进行诊疗的学术观点。在临床上辨证与辨病相结合，以辨证论治为基础，选择有针对性的中药，以提高疗效。如 RA 属自身免疫性疾病，在处方中常加穿山龙、青风藤等祛风通络，调节免疫；若脾肾虚弱，免疫功能低下者，加用黄芪、淫羊藿、露蜂房等辅助正气，增强体质；若热毒内炽，或瘀热阻络，或湿热蕴遏，免疫反应亢盛者，酌加生地黄、忍冬藤、青蒿、秦艽、知母、黄柏等祛邪解痹，抑免制亢；RA 激素治疗后对机体的伤阴、损阳的表现明显，往往掩盖病情的发展，扰乱机体的平衡，大量服用激素时患者多表现阴虚内热（或湿热蕴遏），宜重用生地黄配淫羊藿，以阳中求阴；撤减激素时患者表现肾阳不振，可用大量淫羊藿配生地黄阴中求阳，补偏救弊，平衡阴阳，适用于激素治疗后出现不良反应的一种治疗方法。滋阴降火药可防治激素戒断依赖综合征，可使垂体－肾上腺皮质功能轴的调节处于相对正常的动态平衡。温补肾阳药可作用于下丘脑－垂体－肾上腺皮质轴系统，提高兴奋性，减少外源性激素的负反馈作用。石志超认为 RA 的正治之法当以养气血、养肝肾、养筋、养骨、养肌肉为主。强调养气即是养脾，养脾即是养肌肉；养血即是养肝，养肝即是养筋；养精即是养肾，养肾即是养骨。筋强、骨坚、肉壮则顽疾自愈。他认为虽然 RA 治疗当以养正为主，但驱邪之法亦是治疗本病的重要环节。只是本病病邪深在，需入络剔毒，非寻常草本之品所能奏效，唯虫类之大力者始能建功。一者，自古便有虫类搜风之说，虫类药善于入络搜风剔毒，逐邪外出；二者，中医认为虫类药多有小毒，而又专善以毒攻毒；三者虫类药乃属血肉有情之品（含有大量蛋白质等营养物质），有一定补益之性。然而应用本类药物毕竟属于消法的范畴，临证只能作为必不可少的治标之品，在不同的病程阶段适当选用，还需时刻以顾护正气为念。临床在辨证基础上选用乌蛇、蜂房、蜈蚣、僵蚕、甲珠、土鳖虫等虫类药。

二、经典医案

石志超医案

赵某，男，52 岁。患类风湿关节炎 5 年，手足关节初则窜痛，久则定痛，漫肿变形，疼痛夜甚，腰脊疼痛不能俯仰，肢端强直难以屈伸，历服祛风湿、通经络、止痹痛之方药罔效，久用肾上腺皮质激素类药，亦渐转失灵，并见倦怠乏力，畏寒肢冷，大便干燥，舌质红，苔薄黄，脉弦细。

西医诊断：类风湿关节炎。中医诊断：尪痹。辨证：气血两亏，肝肾不足，脉络痹阻。治法：益气养血，填精益髓，通痹止痛。

方药：当归 15g，生白芍 15g，生地黄 15g，生白术 15g，炒杜仲 15g，桑寄生 30g，知母 15g，肉苁蓉 5g，续断 15g，乌梢蛇 15g，灵芝 30g，露蜂房 5g，僵蚕 15g，鸡血藤 30g，炙甘草 15g。每日 1 剂，常规水煎服，并嘱逐渐减少激素用量。

二诊：1个月后，患者自觉痹痛减轻，大便通畅，关节红肿，畏寒肢冷，舌红少津，脉弦细。前方去知母、肉苁蓉，加淫羊藿10g，炙黄芪20g。

三诊：1个月后，患者体力大增，痹痛基本缓解，关节轻度肿胀，舌红，苔薄白，脉细涩。加水蛭粉2g（冲服）加强通脉之力。

按语：本病为本虚标实之证，风寒湿邪侵袭为本病发生和发展的诱因，风寒湿三邪久滞而成毒，深入筋隧、骨骱，而致本病缠绵难愈，因此驱邪之法亦是治疗本病的重要一环。只是本病病邪深在，需入络剔毒，非寻常草木之品所能奏效，唯虫类之大力者始能建功。虫类药善于入络搜风剔毒，逐邪外出；再者，取虫类药血肉有情补益之性，驱邪而又不甚伤正，标本兼顾。

本例患者在前期治疗过程中使用了激素缓解症状，但却不能改善病程。激素类药按中医理论分析可以归属为补肾壮阳药的范畴，此类药久用已呈助火升阳、耗劫阴津之弊。故在补阳的同时我们又应注意到阳损及阴的一面，适当参以滋阴之品，刻刻以顾护阴精为念，这样才能充分体现中医辨证论治、燮理阴阳之妙。如是治疗即可防止激素反跳和不良反应，又能更好地治疗类风湿关节炎本身，促进顽疾早日痊愈。本例尪痹患者之所以取效就，乃因辨证准确，抓住了因虚致痛、因虚致瘀、因虚致痹的病理本质，以补益气血、温养脾肾为主，祛风湿、止痹痛为辅而贯穿治疗始终。

朱良春医案

邱某，女，1978 年 7 月出生。初诊：2010 年 5 月 3 日。患者半年前始有双侧指、腕关节疼痛，曾于外院就诊，查类风湿因子（RF）（＋），拟诊为"类风湿关节炎"，予双氯芬酸钠、来氟米特等治疗乏效，继起双肩、肘、膝、踝关节游走性疼痛，时有肿胀，逢气交之变尤甚，未正规治疗。今来诊：双腕、踝关节肿痛，局部发热，得凉稍舒，晨僵 30 分钟左右，平素稍有畏寒，纳眠可，二便调。腕、踝关节肿胀（＋），压痛（＋）。今查 X 线：类风湿关节炎待排，血常规示 WBC 6.64×10^9/L，N 74.65%，ESR 49mm/h。苔薄白，脉弦细。

西医诊为类风湿关节炎；中医乃厄痹之候，证属寒湿入络，郁久化热。治宜清化郁热，温经通络，益肾蠲痹。处方：①蠲痹汤：金刚骨 50g，青风藤 30g，淫羊藿 15g，生地黄 20g，熟地黄 20g，炒知母 10g，川桂枝 12g，骨碎补 30g，补骨脂 30g，炒元胡 30g，凤凰衣 8g，莪术 8g。②浓缩益肾蠲痹丸：每次 4g，每日 3 次。③蝎蛤胶囊：每次 1.5g，每日 3 次。④新癀片（备用，疼痛剧烈时加用）：每次 0.96g，每日 3 次。

二诊（2010 年 5 月 17 日）：查 CRP 32.1mg/L，RF 60.6U/mL，免疫球蛋白 G（IgG）17.52g/L。服药 2 周关

节疼痛肿胀减轻 30%，已能行走，可穿鞋，苔薄白腻，质淡红，脉细小弦。药既获效，率由旧章。续上方继服60 剂；同时内服浓缩益肾蠲痹丸、蝎蛤胶囊；朱氏温经蠲痛膏 60 张，外用。

三诊（2010 年 7 月 13 日）：药后症情减轻 50% 以上，正常行走，双下肢亦无明显肿胀，唯右肘关节屈伸不利，双腕关节时有疼痛，纳可，便调，寐安。血常规示 WBC $6.64 \times 10^9/L$，N 74.65%，PLT $312 \times 10^9/L$，ESR 43mm/h。白芍 20g，60 剂；同时内服浓缩益肾蠲痹丸、蝎蛤胶囊。

四诊（2010 年 9 月 12 日）：复查血常规正常，ESR 21mm/h。药后症情平稳，右肘关节屈伸欠利，压痛（+），纳可寐安，二便自调，苔薄白，脉小弦。续当原法出入，汤剂原方加羌活 15g，60 剂；继服浓缩益肾蠲痹丸、蝎蛤胶囊。

五诊（2010 年 11 月 12 日）：药后症情较首诊时好转70% 左右，无明显关节疼痛，纳寐均可，二便自调，苔薄白微腻，脉细小弦。复查血常规示 WBC $6.4 \times 10^9/L$，N 72.6%，ESR 9mm/h，RF 12.1U/mL，CRP 3.9mg/L，宗原法继治。处方同上。

六诊（2011 年 1 月 16 日）：药后症情平稳，自我感觉无明显不适。要求停服汤药。纳可，寐安，两便自调，苔薄白，脉小弦。续当原法出入。中药守方 15 剂，中药汤药减量服用，1 剂煎服 2 天。继服浓缩益肾蠲痹丸、蝎蛤胶囊。

七诊（2011 年 8 月 8 日）：患者 2010 年 5 月开始服中药及中成药，目前已停服中药汤剂近 7 个月，停服中成药近 3 个月，患者症情稳定，已无明显关节疼痛，关节活动正常。RF 从 60.6U/mL 下降至 12.1U/mL，ESR 从 49mm/h 下降至 9mm/h。2010 年 11 月 12 日遇风寒后偶有右肘关节隐痛，得温则舒，关节伸不直，纳寐可，两便如常。查 ESR 14mm/h，苔薄白，微腻，质紫，脉细小弦，药既合拍，率由旧章。处方：①蠲痹汤：青风藤 30g，金刚骨 50g，拳参 30g，骨碎补 30g，补骨脂 30g，鹿角片 15g，生黄芪 30g，泽兰 30g，泽泻 30g，苏木 30g，落得打 30g，凤凰衣 8g，莪术 8g，羌活 12g。14 剂，1 剂煎服 3 天。②浓缩益肾蠲痹丸：每次 4g，每日 3 次。③蝎蛤胶囊：每次 1.5g，每日 3 次。

八诊（2011 年 9 月 1 日）：患者药后症情平稳，全身关节无明显疼痛，续服中成药浓缩益肾蠲痹丸巩固治疗。

九诊（2013 年 5 月 13 日）：症状基本缓解，唯右手拇指及左足踝后部发有小结节，无疼痛，纳可寐安，二便自调。苔薄白、微腻，质淡紫，脉细小弦，续当原法出入。随访无异常。

按语：该案例治疗效佳，患者病程较短，四肢多关节痛半年余，晨僵约半小时，逢气交之变尤甚，双腕、踝关节肿痛，局部发热，得凉稍舒，但全身怯冷，辨证为

"寒湿入络，郁久化热"，此类临床表现为该证型的突出特点。治疗以蠲痹汤加金刚骨、青风藤、补骨脂、骨碎补、熟地黄、淫羊藿以益肾填精、温肾蠲痹。

"益肾壮督"有三层含义：一是补益肝肾精血；二是温壮肾督阳气，阴充阳旺，可以驱邪外出，也可御敌不致再侵，病情不会反复发作；三是"奇经八脉隶属于肝肾"，督脉通则筋强骨健，必然关节滑利，客邪不会留着不去，痰浊瘀血无由生，顽疾亦不会缠绵难愈。"益肾壮督"不仅适用于顽痹稳定期及恢复期治疗，在起病初期、发展期也可采用，只不过应以治标为主，所以益肾壮督乃扶正固本以利祛邪的重要治法，但顽痹病情复杂，还是要根据临床实际需要，辨证施治，始可丝丝入扣。处方中生地黄、知母滋阴清热，桂枝、炒元胡温经通络止痛。此案辨治得当，以温肾蠲痹为主，辅以滋阴清热。在药物上尤其重视淫羊藿，此药味辛甘，性温，入肝、肾两经，功善补肾壮阳、祛风除湿，朱良春先生谓之"淫羊藿温而不燥，为燮理阴阳之妙品"，与熟地黄、补骨脂、骨碎补等药相合疗效显著。

汪悦医案

汪某，女，27岁。初诊：2014年7月8日。主诉：多关节疼痛3年余。现病史：患者2011年2月出现双手指、腕关节僵硬不适，至某医院检查，ESR 120mm/h，抗CCP 116RU/mL，诊断为类风湿关节炎。服甲氨蝶呤、爱诺华、英太清等药物控制，2012 年怀孕停服西药 1 年，妊娠期至产后自觉症状加重，疼痛累及肩、足背、足后跟，继服西药关节疼痛缓解。刻下：双手腕关节活动受限，右手食指、左手中指指间关节肿痛，偶劳累、天气不佳足背、足后跟疼痛，怕风怕冷，晨起眼干，双眼视物稍模糊，头晕头痛时作，汗多，易疲劳乏力，纳寐可，二便调，月经量少色淡，面色无华，舌淡苔薄，脉细。

西医诊断：类风湿关节炎。中医诊断：痹病（气血亏虚证）。处方：黄芪桂枝五物汤加减。黄芪 30g，桂枝 10g，白芍 10g，秦艽 10g，片姜黄 10g，青风藤 15g，全蝎 3g，麻黄 10g，苍术 10g，防风 10g，熟地黄 15g，生地黄 30g，炙甘草 5g，土茯苓 30g，白术 10g，仙灵脾 15g。14 剂。

二诊：药后症减，患者双手腕关节活动改善，四肢多关节仍时有疼痛，怕风怕冷，汗出，疲乏，大便不成形，双眼视物稍模糊，头晕头痛时作，纳寐可，舌淡苔薄，脉细。处方：黄芪 30g，防风 10g，麻黄 10g，白术 10g，桂枝 10g，秦艽 10g，熟地黄 15g，土茯苓 30g，白芍 10g，片姜黄 10g，生地黄 30g，煅牡蛎 30g，苍术 10g，浮小麦 10g，炙甘草 5g。28 剂。

三诊：药后关节麻痹疼痛诸症大减，现双腕关节、左手第 3 近指端关节疼痛，晨僵 20 分钟，双足第 5 跖趾关节时疼痛，汗多易疲劳，纳寐可，二便调，月经正常，舌淡苔厚腻，脉细。处方：桂枝 10g，白芍 10g，炙甘草 5g，防风 10g，秦艽 10g，青风藤 15g，麻黄 8g，熟地黄 15g，生地黄 30g，片姜黄 10g，苍术 10g，白术 10g，土茯苓 30g，蜂房 10g。14 剂，病情稳定。

按语：患者多关节疼痛多年，产后症状加重，此为产后痹。产后痹是妇女产后的常见疾病之一。妇女产后或因产时用力过度，出汗过多或产时创伤，或因失血过多，引起气血不足，加上产时容易出现经脉受损，瘀血阻碍经脉，故常有虚瘀并见的情况。若于产后未有调摄得当，外邪容易乘虚而入引发为痹病。汪悦教授认为，血虚受风是本病发病的根本，产妇百节空虚，病因主要为血虚、风寒、血瘀和肾虚，又以血虚与风邪最为多见。临床上可见本虚标实，虚实夹杂的复杂病机。该患者或因产后生活不慎，或因感受风寒之邪而出现全身关节疼痛。患者出现气血两虚的表现，怕风怕冷，汗多，易疲劳乏力；双眼视物稍模糊，头晕头痛，月经量少，舌淡，脉细。血虚受风，百节空虚，外邪乘虚而入，停留于经脉之中，气血痹阻，血行不畅而导致患者双上肢、双肩、双腕、双膝、双踝及足跟疼痛。本案选用黄芪桂枝五物汤加减，治方以养血祛风为主，再配合祛寒、化湿、活血、补肾。重用黄芪 30g 用以补虚益气行表；桂枝、芍药通补营卫；秦艽祛风通脉、清热除湿；片姜黄温经散寒，配合青风藤有活血通络的作用；土茯苓祛风通络；并以虫类、蛇类药以加强搜剔通络之力，本方用全蝎祛风通络；由于寒湿偏盛于表，加入麻黄、白术以祛寒除湿，有麻黄加术汤之本意；苍术以苦温燥湿为主，白术以健脾益气为主，两药相配共奏健脾燥湿之功。本方用防风、白术祛风散寒、除湿止痛，使外邪从表而散，配合黄芪，有玉屏风散之益气固表止汗之功；仙灵脾能补肾祛湿。患者血虚证候明显，故加用熟地黄以养血活血，利用生地黄清热滋阴之性，以制桂枝之温燥。二诊时加浮小麦、煅牡蛎以收涩止汗。三诊时见血虚麻痹疼痛诸症大减，故去黄芪，减少麻黄用量，加蜂房祛风毒，加强止痛之力。诸药相伍，虚实兼顾，养血祛风，除湿止痛，活血通络。

第二节 痛风

痛风，是尿酸盐沉积引起的急、慢性炎症和组织损伤，与嘌呤代谢紊乱、尿酸排泄减少所致的高尿酸血症直接相关。痛风的临床特点包括高尿酸血症、反复发作的急性关节炎、痛风石沉积、痛风石性慢性关节炎及关节畸形，后期会引起慢性间质性肾炎。痛风包括原发性和继发性，原发性痛风可由遗传因素和环境因素引起，可同时伴发肥胖、高血压、糖脂代谢紊乱、动脉硬化和冠状动脉粥样硬化性心脏病等疾病，由于尿酸排泄障碍所导致者占大多数。继发性痛风主要是由于骨髓增生性疾病或放疗等原因致尿酸生成增多，而肾脏相关疾病致尿酸排泄减少，或服用某些抑制尿酸排泄的药物等多种原因所致。痛风的主要发病机制目前尚未被完全确立下来，但医家普遍认为嘌呤及尿酸盐沉积代谢异常是其发生的主要原因。高尿酸血症患者出现尿酸盐结晶沉积，出现关节红、肿、热、痛等急性炎症症状，导致关节炎，尿酸排泄障碍，出现肾病，形成痛风。所以，高尿酸血症可以理解为是痛风发作的基础。

国际上高尿酸血症定义：正常嘌呤饮食状态下，非同日2次空腹血尿酸水平：男性血尿酸 $> 420\mu mol/L$，女性血尿酸 $> 360\mu mol/L$。当血尿酸水平超过关节单钠尿酸盐饱和度而析出沉积于外周关节及周围组织时，称为痛风。痛风根据其病情的自然发展，分为四阶段：无症状的高尿酸血症期、急性发作期、间歇期和慢性期。无症状的高尿酸血症期：无论是原发性痛风还是继发性痛风，临床患者的血尿酸水平检测均会超过正常值，表现为高尿酸血症的这一分期，不包括尿酸升高的临床痛风性关节炎、痛风石及痛风肾脏病等。大量临床研究证据表明，无论患者是否出现痛风的临床症状表现，均会出现高尿酸血症，其治疗的主要方法为降尿酸。急性发作期：痛风的急性发作是尿酸晶体在关节周围组织形成的急性炎症。该阶段痛风的临床症状表现为快速突然出现的受累关节红、肿、热、痛，第一跖趾关节为最常见的受累关节，可累及踝、膝、肘、腕等关节，疼痛严重剧烈，并通常于半夜或凌晨发作，多于 6～12 小时内达到高峰。临床治疗以抗炎止痛为主，症状经数天后可得到缓解。间歇期的痛风病症状：间歇期是指 2 次痛风急性发作期之间的一段时间，一般为 6 个月至 1 年，大多数患者一生会反复发作多次痛风。痛风该阶段的主要临床表现是血尿酸浓度偏高，临床治疗主要是通过降尿酸药物治疗及对症治疗，降低患者体内尿酸水平，并使其维持在相对稳定的状态，从而改善病情，提高患者生活质量。慢性期的痛风病症状：所谓慢性期多由急性痛风反复发作、病程迁延多年转变而成，主要临床表现是受累关节周围存在特征性尿酸结石，出现痛风石，受累关节肿胀疼痛，出现慢性关节炎，并常伴有高血压、肾功能异常及其他疾病并发症。目前对于痛风还没有完全根治的方法，《2020 中国痛风诊疗指南》指出在痛风急性发作期，及早使用非甾体抗炎药、秋水仙碱和糖皮质激素可有效抗炎镇痛，提高患者生活质量。

一、中医对痛风的认识

（一）古代中医对痛风的认识

痛风属痹病范畴，又可分属于"白虎""历节""脚气"等病。《金匮要略》提出"历节病"，并首先提出该病的临床表现有"肢节疼痛""脚肿如脱""头眩短气"

"温温欲吐"。张仲景认为"历节病"的发病机制为先天禀赋不足，肝肾亏虚，气血不足，再因平素饮食不节、起居不慎而诱发。巢元方在《诸病源候论》中记载："历节风之状，短气自汗出，历节疼痛不可忍，屈伸不得是也。""白虎病"这一称谓最早见于唐代《外台秘要》，曰："其病昼静夜剧，发则彻骨，酸疼乍歇，其病如虎之啮，所谓白虎病。"《大观本草》载："白虎病后世谓历节风。"书中记载的"白虎病"的症状表现与现代痛风的临床表现十分相似，并认为其产生的病机为湿热痰浊痹阻经络。白虎历节，首见于《外台秘要》，书中写："大多风寒暑湿之毒，因虚所致……发时彻骨绞痛"，后称之为"白虎历节"。宋代《普济本事方》中提出："诸风疼痛，游走无定"，对白虎历节的症状进行了较为形象的描述。《严氏济生方·白虎历节》曰："夫白虎历节病者，其病昼静夜剧，其痛彻骨如虎之啮，名曰白虎之病也。"《明医指掌》中记载："遍身走痛如刺，当今白虎历节风。"痛风一名首次见于《名医别录》，其所载："独活，微温，无毒。主治诸贼风，百节痛风无久新者。"朱丹溪在《丹溪心法》言："四肢百节走痛是也，后世更名白虎历节风证。"《丹溪心法·痛风》中首列"痛风"专篇，并阐释其临床表现："昼减夜甚，痛彻筋骨，痛有常处，其痛处赤肿灼热。"在《格致余论》中，更对痛风做出了较好的归纳，提出病名"痛风"。明代《万病回春·痛风》提出："痛风者，遍身骨节走注疼痛也。"《景岳全书》中记载："风痹一证，即今人所谓痛风。"《医学正传·痛风》中云："夫古之所谓痛痹者，即今之痛风也。"《张氏医通》曰："痛风而痛、肿、热，形成风毒。"关于古籍中对痛风石的描述，《诸病源候论》云："脚下有结物，牢硬如石，痛如锥刀所刺。"

　　古籍中历代医家对痛风病因病机的认识多囿于先天禀赋，或饮食因素，或外邪等，并将其病因病机归纳为正虚为本，外邪为标。如张仲景认识到外感之邪对痛风的影响，在《金匮要略》中记载：名历节，多由风寒湿气乘虚袭于经络，气血凝滞所致。《外台秘要》认为痛风的发生主要是因为感受"风寒暑湿之毒"，经脉郁结，导致关节疼痛。《备急千金要方》提出了"诸痹由风、寒、湿三气并客于分肉之间"的观点，不仅如此，还提出了"风毒"的概念。《普济本事方》云："形成历节，攻于手足，热、赤、肿。"《临证指南医案》中阐述："暑暍外加之湿热，水谷内蕴之湿热，外来之邪，著于经络，内受之邪，著于腑络。"在《格致余论·痛风》中记载"历节风之状……汗出当风之所致也"，这一论述也明确提出了风邪致病的观点，以及外有风寒暑湿之毒、内有所虚的痛风病机。《景岳全书》曰："盖痹者闭也，以血气为邪所闭，不得通行而病也。"《类证治裁》曰："久痹不愈，必有湿痰败血瘀滞经络。"国医大师朱良春认为，湿浊瘀滞内阻是痛风发生的主要原因。《黄帝内经》有"邪之所凑，其气必虚"，痛风的发展受正虚的影响，如云"年四十，而阴气自半也，起居衰矣"。随着年龄的增长，藏于肾中精气逐渐衰减，脏腑功能虚弱，肝肾亏虚，以致气血不足，正气虚弱，以致外邪入侵，化生内湿毒浊，后病邪流注于经络关节，以致浊邪停滞处肢节肿痛，或病邪附于筋骨，痰瘀阻滞，日久则发为痛风。《黄帝内经》云："膏粱之变，足生大丁""饮食居处，为其病本"指出了饮食因素在痛风发病中的重要作用。《诸病源候论》云："由饮酒腠理开，汗出当风所致也。"《万病回春》中提出痛风的发生与饮食不节、过食肥甘、饮酒等相关。饮食物影响脾胃等脏腑功能，故痛风的发作与饮食密切相关。综上所述，不论本虚标实，痛风的总病机都是因实或虚导致的脾肾亏虚、湿热内盛所致。

（二）现代医家对痛风的认识

现代诸多医家对痛风也有其独特的理论观点。现代名老中医朱良春将痛风谓之"浊瘀痹"。在《中医病证诊断》中痛风被明确定义为"血尿酸升高导致的四肢关节红肿疼痛"。路志正认为痛风："源之中焦，流阻下焦，病于下肢""起于脾胃，终于肝肾"。其病性属本虚标实，病位主要涉及脾肾肝三脏，内在本为肝肾亏虚，脾运失调，后累及其他脏器，外在标为湿热痰瘀浊毒瘀阻经脉，合而发为痛风。治以清热利湿、消瘀止痛、祛风通络为主，同时佐以补益肝肾。结合针灸治疗，取穴以补中利湿、清热活血、化痰通络为原则，从而达到消肿止痛的作用。朱良春提出"痛风非风"观点，认为痛风是湿浊毒气留滞血中，不得疏泄所致。起初未甚可不发作，然日积月累，浊毒积滞愈甚，若逢外邪侵袭，最终必然导致瘀结为害，或闭阻于经络导致骨节剧痛，或夹痰凝形成痛风结节，日久痰浊瘀腐破溃，可见脂浊流出，或痰瘀互结，阻滞关节，致使其僵硬肿胀变生畸形。同时郁闭之邪气易化生内热，证候多兼热象，若湿浊合而生热，煎灼尿液，则可发为石淋，导致尿血；浊毒积郁体内日久，伤及脾肾，寒热夹杂，阻滞三焦，可发为关格险恶之证。朱氏进一步提到，此浊毒之邪主生于内，由于脾肾二脏不能正常运化水谷，清浊代谢紊乱，浊毒积滞留于血中最终瘀结为患。朱婉华提出痛风的发生是由本先天不足，又水谷不节，致脾运失调，气血不通。范冠杰认为痛风源于先天禀赋不足，又后天失养，平素又过食肥甘厚腻，致痰湿痹阻关节，阻滞经脉，湿积热蕴成毒，发生红肿热痛引起痛风。林昌松提出痛风的病因病机主要是先天禀赋不足，后天失养。肾气不足导致膀胱气化不利，加之平素过食膏粱厚味，损伤脾胃。脾为后天之本，脾失健运，水液代谢功能失常，体内水湿停滞。又起居不慎，感受风寒湿热之邪，侵袭入里，内外合邪，湿热毒邪痹阻经脉，留滞关节而成本病。李志铭认为，痛风发病的主要因素为水谷不节，喜好肥甘厚腻，脾健运失调，湿热内生，蕴结中焦，致闭阻气血，留滞经脉，而形成痛风。张露认为毒邪理论是痛风的主要病因病机，身体阳气偏盛或后天失养，导致脏腑蕴毒内生。机体感受外毒、外邪亦趁机侵袭人体，致毒内生。曹跃朋提出，痛风患者素体阳盛，外感风寒湿之邪则内外合邪，内生浊毒，气血受阻，经脉关节受累，而发痛风。名老中医石志超教授辨治痛风，强调辨证－辨病－辨体质，临床除重视痛风本身的治疗之外，还应同时积极治疗基础疾病，如糖尿病、高血压病、冠心病、肥胖症、代谢性疾病等慢性病。

二、经典医案

石志超医案

齐某，男，62岁。2019年10月15日初诊。患者痛风病史10余年，长期口服"非布司他片、洛索洛芬钠片"治疗，因平素嗜烟酒，喜食肥甘厚味，未规律控制饮食，故病情时有反复。5日前食烧烤、饮酒加之着凉后出现左足趾及第一跖趾关节处红肿热痛，疼痛难行，头身困重低热，口渴欲饮，口干口苦，脘腹胀满不舒，不欲饮食，心烦不得寐，小便短少，大便臭秽、稀溏，4~5次/日。舌质红，苔黄腻，脉滑数。查体：T 38.2℃，R 21次/分，HR81次/分，BP 138/76mmHg。辅助检查：血尿酸650μmol/L。

西医诊断：急性痛风性关节炎。中医辨证：痹病（湿热痹证）。治则治法：清热化湿，益气健脾。处方如下：苍术15g，川牛膝10g，黄柏15g，薏苡仁50g，车前子15g，虎杖15g，土茯苓30g，重楼15g，徐长卿15g，山慈菇20g，忍冬藤30g，萆薢15g。每日1剂，水煎，早晚分2次温服，共10剂，并嘱患者每日饮水2000mL以上，勤排尿，清淡饮食，禁食海鲜、动物内脏，以及烧烤、啤酒等高嘌呤饮食。

2019年10月25日复诊：患者诉服药第3剂时热已退，足压痛减轻，红肿热痛消退，足趾活动如常，仍感脘腹胀满，饥不欲食，胃纳欠佳，小便可，大便稀溏，2~3次/日。舌质淡红，苔薄黄，脉濡。复查血尿酸：450μmol/L。继服上方加减。苍术10g，薏苡仁30g，车前子10g，川牛膝10g，砂仁5g（后下），萆薢15g，白豆蔻30g，黄柏6g，土茯苓30g，白术15g，山药30g，黄芪15g，党参15g。水煎后早晚分2次温服，每日2剂，共10剂。

2019年11月4日三诊：患者左足诸症自除，活动如常，但仍感隐隐不适，小便可，大便质稀、成形，1~2次/日。舌质淡红，苔薄白，脉缓。复查血尿酸342μmol/L。嘱其每日饮水2000mL以上，平日多进山药、扁豆或薏米粥，调理脾胃，注意休息，避免憋尿（勤排尿），半年后随访未见复发。

按语：本案患者长期偏嗜酒类、膏汤、烧烤等均为助湿生热、有碍脾胃运化之品。若复加外感六淫，必致脾失健运，胃失和降，水湿内停，日久化热，湿热下注于四末，故见头身困重，发热心烦，腹胀满闷，口渴欲饮，口苦口干，饥不欲食，小便短少，大便臭秽、稀溏，舌质红，苔黄腻，脉滑数；湿邪趋下，其性黏滞，留注四末，故见关节红肿疼痛不能行。此期当清热化湿，益气健脾。本案以四妙为主方，辅以清热及热毒，益气健脾利水之药。复诊时患者所苦已解，但仍见头身困重、脘腹胀满、饥不欲食、纳呆、便稀溏等脾虚症状，此期应补脾益气为主，兼以利湿化浊，故去重楼、徐长卿、忍冬藤、山慈菇等清热解毒之品；减黄柏、苍术及车前子，重用白豆蔻以芳香化湿，健脾行气，并加用白术、党参、黄芪、山药健脾益气、化湿消浊。三诊时患者症状消除，各项指标已正常，临床治愈。若患者病史长，患部仍有隐痛，病情进入间歇期，仍须调理脾胃，固护正气，注意愈后防复，临床治疗重点应放在指导患者加强食疗，多食用薏苡仁、扁豆、山药等药食同源健脾益胃之品，以助其运化水谷，利湿泄浊。嘱多饮水，每日饮水 2000mL 以上，勤排尿。平素注重起居生活调理，预防病情复发。

朱良春医案

孙某，男。初诊：2009 年 12 月 7 日。主诉：反复足趾红、肿、痛 3 年。患者 2006 年始出现血尿酸增高，4 月查血尿酸 450μmol/L，未诊治，当年年底出现大足趾红、肿、痛，1周后自行缓解，反复发作，未在意。2007年3月患者症情再次复发，出现左脚肿，始服中药调治，发作次数较前减少，但后来又发现心脏期前收缩（早搏），并阵发性烘热、盗汗，汗出湿衣。今年痛风发作更为频繁，累及双足第1跖趾关节、踝关节，并伴双侧臀腿外侧发凉，畏风寒，双下肢酸胀乏力。2009年1月服用"立加利仙"后尿酸正常，但肌酐、尿素氮上升，停药后改善。2009年11月11日复查血尿酸502μmol/L，肌酐、尿素氮恢复正常，血糖正常。当年痛风发展到左足大趾红、肿、痛发作多次。今来院求诊治。刻下：症见双足第1跖趾关节、踝关节疼痛，红肿灼热不明显。双侧大腿外侧发凉，双小腿酸胀、乏力，阵发烘热、盗汗，汗出湿衣，纳可，二便调，眠欠安（出汗影响），舌质暗，苔薄白，根腻，脉结代。既往有高血压病史20年，服"神龙愈压灵"4粒，每日3次，血压控制可。血压：130/80mmHg，有冠心病史8年。

西医诊断：痛风。中医诊断：痹病（浊瘀内阻）。治法：泄浊化瘀，宁心安神。首诊处理：痛风汤加鬼箭羽20g，紫丹参30g，泽兰20g，潞党参30g，生黄芪20g，麦冬15g，煅龙骨、煅牡蛎各30g，柏子仁、酸枣仁各30g，癟桃干20g。14剂。

二诊（2009年12月26日）：患者电话自述足趾疼痛明显减轻，乏力改善。守前方案，加扶正消瘤丸。

三诊（2010 年 1 月 29 日）：患者电话述血尿酸正常，近 1 个月来时有心烦、烘热，服"牛黄清心丸"后好转，苔薄黄，要求调方。续原法出入。处理：①痛风汤：紫丹参 30g，薤白 10g，降香 8g，焦山栀 15g，淡豆豉 20g，淮小麦 60g，瘪桃干 20g。30 剂。②牛黄清心丸。不适症状基本消失，自行停药。

按语：此痛风案例取得阶段性成功，再次验证朱老"泄化浊瘀"治疗"浊瘀痹"可靠疗效。本案患者来诊，反复足趾红、肿、痛已有 3 年，确诊为"痛风"，病情渐发展，不但出现双足跖趾关节、踝关节疼痛，而且有双侧大腿外侧发凉，双小腿酸胀、乏力及阵发烘热盗汗情况，来诊见舌质紫，苔薄白，根腻，脉结代，考虑为"浊瘀痹"，遂以"泄浊化瘀"为法治疗，以痛风汤加鬼箭羽、紫丹参、泽兰、潞党参、生黄芪、麦冬、煅龙骨、煅牡蛎、柏子仁、酸枣仁、瘪桃干汤剂内服，以泄浊化湿，并益气培肾。服药 18 剂患者疼痛减轻，乏力改善，前方继服并加扶正消瘤丸以扶正。再服 1 个月，患者血尿酸降至正常。

痛风之名，始于李东垣、朱丹溪，但真正把"痛风"病从传统"历节病"中区别出来的是朱老。朱老不但指出了痛风病因病机与前贤所述"历节病"的不同之处，更创"浊瘀痹"名，认为就临床实际而言，本病以中老年多见。此类患者多形体丰腴，喜食膏粱肥甘，或有饮酒史，关节疼痛以夜半为甚，且有结节，或溃流脂液；而从病因来看，"湿浊瘀滞内阻"为其主要原因，复受寒受湿等诱因发作。朱老进一步指出，此湿浊之邪为内生之湿，非外来之邪；湿浊内阻、脏腑功能失调，升清降浊无权，因之痰湿滞浊更难以泄化，遂与血相结而为浊瘀，滞于经脉、留于关节，则有关节肿痛、结节畸形，甚则溃破、渗溢脂膏之变，甚如《素问·生气通天论》描述"高粱之变，足生大丁，受如持虚"之状；病久或郁闭化热，聚而成毒，损及脾肾。朱老认为，凡此悉皆浊瘀内阻使然，故称之为"浊瘀痹"。既是"浊瘀"为患，则应"泄化浊瘀"以使分清泌浊之功能恢复，脏腑得以协调，趋于康复。

张洋医案

凌某，男，46岁。2021年5月7日初诊。患者7年前食用海鲜、饮啤酒后，当夜出现左足第一跖趾关节剧烈疼痛，伴关节周围红肿，皮温升高，行走困难，就诊于当地医院，查血尿酸558μmol/L，诊为"急性痛风发作"，予口服"秋水仙碱、芬必得"后症状缓解。此后患者类似症状反复发作，平均每年5~7次，主要累及双足第一跖趾关节。

3天前患者食火锅后左足第一跖趾关节疼痛再发加重，局部红肿明显，皮色红，皮温升高，不能行走，关节无明显变形。患者体态肥胖，平素好烟酒，喜食海鲜、烧烤、火锅、饮料等。近 3 日入睡困难，小便黄，大便干燥、3~4 日/次。舌体胖质红，边有齿痕，苔黄腻，脉弦涩。查血尿酸：806μmol/L。

西医诊断：慢性痛风急性发作。中医辨证：痹病（湿热瘀阻证）。治法：清热利湿，化瘀通络。处方：苍术 10g，黄柏 10g，川牛膝 15g，薏苡仁 30g，萆薢 15g，土茯苓 30g，山慈菇 15g，穿山龙 30g，延胡 30g，虎杖 15g，车前子 15g，忍冬藤 30g，益母草 30g，大黄 10g，生甘草 10g。7 剂，水煎早晚分服。嘱患者大量饮水（每日 2000mL 左右），勤排尿，低嘌呤饮食，注意休息，适当运动，避免熬夜。

2018 年 5 月 14 日二诊：患者关节肿痛明显减轻，皮色为淡红色，皮温无明显升高，睡眠较差，二便可。复查血尿酸：506μmol/L，前方加夜交藤 30g。

2018 年 5 月 21 日三诊：患者关节症状基本缓解，活动无明显受限，睡眠可，二便正常。复查血尿酸：382μmol/L。继用守上方 10 剂后患者已无明显不适，临床治愈，遂停药。嘱患者多饮水、勤排尿，低嘌呤饮食，控制饮食，避免劳累及熬夜，适当锻炼以减轻体重。随诊半年患者血尿酸波动在 340~390μmol/L，痛风未再次发作，病情控制良好。

按语：本案患者平素饮食不节、素体肥胖所致脾虚湿盛，本次发作以饮食不节为诱因，关节肿痛明显，伴皮色发红等，加之患者平素痛风反复发作，此乃脾虚为本，湿热为标，日久则化浊成瘀。辨证为湿热瘀阻证。病来为急性期治以清热解毒利湿、活血通痹止痛。案中处方以五妙（苍术、黄柏、牛膝、薏苡仁、萆薢）为主方。苍术，辛苦性温，苦香燥烈，外用可解风湿之邪，内服能化湿浊，为祛风胜湿健脾之药；黄柏，苦寒、沉降，功专清热燥湿，善清下焦湿热，《丹溪心法》载"治筋骨疼痛，因湿热者"；牛膝，既能活血祛瘀，引血下行，又能补益肝肾，强筋健骨；薏苡仁，甘淡、微寒，《本草经疏》曰："薏苡仁味甘补脾，兼淡能渗湿，故主筋急拘挛不可屈伸及湿痹而通利血脉也"；萆薢，苦平，入肝、胃、膀胱经。主方长于分清泌浊、渗湿，味苦而降下，能治湿郁肌腠，营卫不得宣行，致筋脉拘挛，手足不便。辅以土茯苓、山慈菇、忍冬藤、虎杖、车前子、生甘草清热解毒利湿之品，以及穿山龙、延胡、益母草等活血通痹止痛，患者大便干燥，予大黄通便、活血、清湿热一药三得。二诊患者症状大减，存在睡眠差，予夜交藤通络安神，诸症皆愈。此外在痛风治疗过程中，还应注意患者饮食、起居及心理等方面的调护，以提高患者依从性，确保临床疗效，预防痛风再发。

第三节　成人斯蒂尔病

成人斯蒂尔病（成人 Still 病）（AOSD）是一种发病原因和发病机制尚未得到证实，以突发高热、一过性皮疹、全身多关节炎或关节疼痛和白细胞数增多等为主要临床病理特点、多系统受累的风湿免疫性疾病。本病男女患病率相近，散布世界各地，无地域差异，好发年龄在16～35岁，高龄发病亦可见到。本病的发病原因及发病机制目前仍需要继续研究探讨，多数专家学者认为遗传因素、感染因素及机体的免疫系统紊乱是其发病的主要原因。

本病临床表现复杂多样，常有多系统受累。表现为发热、皮疹、关节痛，其次为咽痛、淋巴结肿大、肝大、脾大及浆膜炎等。诊断要点：本病无特异性诊断方法，国内外曾制定了许多诊断或分类标准，但至今仍未有公认的统一标准。推荐应用较多的美国 Cush 标准。Cush 标准为必备条件：发热 ≥39℃；关节痛或关节炎；类风湿因子 <1:80；抗核抗体 <1:100。另需具备下列任何两项：血白细胞 ≥15×10^9/L；皮疹；胸膜炎或心包炎；肝大或脾大或淋巴结肿大。须强调指出的是成人斯蒂尔病是排除性诊断，至今仍无特定的统一诊断标准，即使在确诊后，仍要在治疗、随访过程中随时观察病情变化。

一、中医对成人斯蒂尔病的认识

成人斯蒂尔病临床症状在许多古籍中都有类似描述，因其症状比较复杂，故很难将其归为某一病证，多数医家认为本病属中医学"热痹"范畴。古代文献有关本病的论述，始于《素问·四时刺逆从论》，率先提出了"厥阴有余病阴痹，不足病生热痹"认为其病机为阴不足和阳有余。《证治准绳》曰："热痹者，脏腑移热，复遇外邪，客搏经络，留而不行，阳遭其阴……肌肉热极，体上如鼠走之状，唇口反坏，皮肤色变。"其描述了热痹会出现的临床症状，发热、烦闷、口渴并可见关节红肿热痛等症状。《中藏经》中也谈到热痹。之后漫长的一段时期内的著作中并无热痹的说法，直至《圣济总录》中有几卷再次提出热痹，其曰："热痹，《内经》于痹论有云：其热者，阳气多，阴气少，阳遭阴，故为热痹；盖腑脏壅热，复遇风寒湿三气至，客搏经络，留而不行，阳遭其阴，故痹翕然而热闷也。"将《内经》中所论述的痹热称之为热痹，病因为风寒湿三气杂至而成。刘完素在《黄帝素问宣明论方》中则又论述热痹。骆龙吉《增补内经拾遗方论》更深一步开拓了热痹的论述，曰："热痹，主阳盛阴弱。夫阴阳相等，斯无寒热之患也。今唯阳气多，阴气少，则阳气偏盛，盛阳遭弱阴，故风寒湿三气杂至，而客于经络，郁而为热痹也。"其对热痹的病因进行了更细致的论述。《普济方》中则传承了《圣济总录》中对热痹的描述。《奇效良方》中也传承了《圣济总录》中对热痹临床症状方面的论述："肌肉热极，体上如鼠走之状，唇舌反坏，皮肤色变。"李梴在《医学入门》中提出了"热痹或湿生热，或风寒郁热"，之后明清医家的著作中，如《证治准绳》《医宗必读》《张氏医通》《杂病源流犀烛》等大都继承了前人的说法。秦景明在《症因脉治》中把热痹当作"外感痹证"来诊断。汪文绮在《杂症会心录》中第一次提出"服热药太过，胃中蕴热……痛历关节而为热痹"等论述。此外，《证治汇补》《顾松园医镜》《医学心悟》《温病条辨》等都有对热痹的解说，多以热痹的名称是由何病因和何症状进行论述。热痹的命名对现在影响深远，所以如今在《中医内科学》教材中也有专门论述热痹的章节。痹热的记载首见于《内经》，《素问·痹论》中曰："其热者，阳气多，阴气少，病气胜，阳遭阴，故为痹热。"综上所述，无论《内经》所论述的是"痹热"，还是"热痹"，都是指"阳气多，阴气少"的阴虚内热体质，此种体质容易被热邪侵袭。"痹热"和"热痹"在这里意义相似，都是指容易感受热邪导致痹病的体质。《备急千金要方》中也有对痹热的描述："夫痹，其阳气多而阴气少者，则痹且热也。"《圣济总录》将《内经》中的痹热当作热痹描述后，后来的医家也大都这样认为，或把痹热当作热痹发病的病因来理解。戴思恭在

《推求师意》中言："随其痹所在，或阳多阴少则为痹热，或阴多阳少则为痹寒。"王肯堂在《证治准绳》中传承了戴思恭《推求师意》中描述痹热的观点。后来只有清代尤在泾在《金匮翼》中将痹热和热痹的意义等同，痹热已经很少被人提及。现多数医家已经达成一致，把痹热当成一种容易发生热痹的阴虚体质。

二、经典医案

石志超医案

患者，女，51岁。2019年4月9日初诊。主诉：间断发热伴皮疹、咽痛、关节疼痛1年余，加重2周。患者1年余前无明显诱因出现皮疹、咽痛、右膝关节疼痛，于某医院诊断为"成人Still病"，经口服"洛索洛芬钠片、甲泼尼松片、甲氨蝶呤"治疗后病情好转。此后病情反复，平素间断口服洛索洛芬钠片、甲泼尼松片。2周前患者因劳累后病情再发加重，口服洛索洛芬钠片、甲泼尼松片（30mg/日），连续口服5日，病情未见好转，自行停药。现症见：反复低热、咽痛、乏力，双膝关节轻度肿胀疼痛，双下肢关节肌肉酸痛，双上臂少量皮疹，心烦，纳寐可，二便调。舌暗红，苔白腻花剥，脉细涩。

西医诊断：成人Still病。中医诊断：痹病。辨证：阴虚内热，余热未尽。治以益气养阴，透热和络。方用青蒿鳖甲汤加减。处方：青蒿20g、鳖甲15g、生地黄20g、地骨皮 20g、知母 15g、丹皮 12g、生黄芪 20g、寒水石 15g、当归 10g、白芍 30g、穿山龙 30g、百合 20g、合欢皮 10g、炙甘草 10g。7 剂，水煎服，每天 1 剂。

二诊（2019 年 4 月 16 日）：无发热、咽痛、皮疹，乏力明显改善，双膝关节肿胀消失、疼痛感大减，双下肢关节肌肉酸痛亦明显减轻，心烦略有改善。舌暗红，苔白腻略花剥，脉涩。守一诊方，加延胡 15g、郁金 10g、生麦芽 30g。7 剂。

三诊（2019 年 4 月 23 日）：诸症基本痊愈，偶有心烦。舌淡红，苔白，脉略弦。守上方继续服用 14 复，嘱适当运动，随诊半年未复发。

按语：本案例以青蒿鳖甲汤为基础方，治以养阴透热、益气和络。方中鳖甲咸寒，直入阴分，滋阴退热；青蒿苦辛而寒，其气芳香，清热透络，引邪外出。两药相配，滋阴清热，内清外透，使阴分伏热宣泄得解，即如吴瑭所言："此方有先入后出之妙，青蒿不能直入阴分，有鳖甲领之入也；鳖甲不能独出阳分，有青蒿领之出也。"生地黄甘寒，滋阴凉血，知母苦寒质润，滋阴降火，共助鳖甲以养阴退虚热。丹皮辛苦性凉，泄血中伏火。加用寒水石、当归、白芍、穿山龙配伍使用，共奏清热凉血，散瘀消肿，通痹止痛之功。又以黄芪益气扶正，当归补血活血，两药合用使正气复而驱邪外出。合欢皮、百合二药配伍，共奏除烦安神兼养阴清热之功。二诊据患者病情守前方，加延胡活血化瘀、通络止痛，郁金清心除烦化瘀，用生麦芽疏肝，诸症尽除。

朱良春医案

胡某，女，65岁。初诊2010年9月10日。主诉：反复发热伴多关节痛1年余。患者自2008年8月出现上证，体温达37.7℃，2009年11月11日于上海某医院以"成人Still病、骨质疏松症"治疗，当时测CRP 148mg/L，ESR 140mm/h，抗核抗体（＋），经治疗后好转。服美卓乐24mg，每日1次；尼美舒利100mg，每日1次；罗盖全0.25μg，每日1次；铝碳酸镁500mg，每日3次。患者病情反复，为求中医药治疗来诊。症见：颈椎、左膝、右足面疼痛明显，右足背浮肿。近日加用吲哚美辛栓退热止痛，能维持36小时左右；药效退后颈椎、左膝、右足面疼痛明显，右足背浮肿，纳眠差，二便调，苔薄白，舌有裂纹，脉细弦。检查：PLT 366×10^9/L，Hb 90g/L，ESR 118mm/h。

西医诊断：成人Still病。中医诊断：痹病（风湿热）。辨证：肾虚络痹。治法：益肾蠲痹，清热通络。首诊处方：①痹通汤：穿山龙50g，青风藤30g，拳参30g，仙灵脾15g，生地黄20g，生黄芪20g，泽兰、泽泻各20g，水牛角30g，萆草30g，炒元胡30g，凤凰衣8g。每日1剂，10剂。②扶正蠲痹1号、扶正蠲痹2号，各0.4g，每次1.6g，每日3次，口服。③吲哚美辛栓，

0.1g，每日1次。

二诊（2010年9月20日）：患者电话自述服药后症减，体温基本正常，但欲睡，要求邮药。处理：①上方加忍冬藤30g，15剂。②扶正蠲痹1号、扶正蠲痹2号，各0.4g，每次1.6g，每日3次，口服。

三诊（2010年10月7日）：患者电话自述仍有反复低热，体温37.2℃，多个关节肿胀疼痛，以踝、膝关节为主，行走不便，时有背部酸痛，平时畏寒，乏力欲睡。续服前药。处理：①上方加青蒿珠20g，鬼箭羽30g，共14剂。②中成药同前。

四诊（2010年10月25日）：家属电话自述体温已正常，乏力倦怠较前改善，唯膝、踝、肩关节仍痛，肿胀不明显，关节得热则舒，自述舌苔薄白。处理：①上方加川桂枝6g，生白芍15g，15剂。②中成药同前。

五诊（2010年11月12日）：患者电话自述：近日体温正常，双膝双踝关节痛如前，稍肿胀，头晕，恶心欲呕，视物旋转，手臂不麻木，纳眠可，苔薄白。诉服第二次中药稍好。处理：①二诊方加鬼箭羽30g，川续断20g，生白芍30g，15剂。②中成药同前。

六诊（2010年12月7日）：患者药后关节痛较初诊减轻20%～30%，以双膝、足跟、手足趾关节痛为主，呈酸痛，偶皮疹。纳可，二便常，苔薄白边腻，脉细小弦。当地医院检查：WBC $7.69 \times 10^9/L$，PLT $292 \times 10^9/L$，

RBC $4.07 \times 10^{12}/L$，Hb 107g/L，ESR 76mm/h，RF 3U/mL，CRP 44.8mg/L，IgG 15.18mg/mL，免疫球蛋白 M（IgM）39mg/mL。原法继进。处理：①上方加宣木瓜 20g，骨碎补 30g，补骨脂 30g。30 剂。②中成药同前。

七诊（2011 年 1 月 11 日）：患者电话自述足趾关节疼痛明显减轻，双膝关节痛及双下肢皮疹亦较前减轻，受凉后痛明显。苔薄白。守法继进。处理：①痹痛汤加穿山龙 50g，青风藤 30g，拳参 30g，仙灵脾 15g，生黄芪 20g，泽兰、泽泻各 30g，炒元胡 20g，鬼箭羽 30g，川续断 20g，生白芍 30g，宣木瓜 20g，骨碎补 30g，补骨脂 30g。每日 1 剂，30 剂。②中成药同前。

八诊（2011 年 2 月 22 日）：患者服药后双下肢皮疹渐消退，关节肿痛减轻，右肩关节、左无名指仍痛，左足跟痛，行走时甚，纳眠可，二便调。现仍每晚用一次吲哚美辛栓止痛。本次复查：ESR 58mm/h。处理：①上方加制南星 30g，徐长卿 15g，地肤子 30g。②中成药同前。

九诊（2011 年 4 月 12 日）：患者药后体温正常，无畏寒，双下肢皮疹颜色转淡，双膝关节肿痛较前亦明显减轻，右肩关节、左手无名指仍有疼痛，左足跟疼痛，行走时尤甚，左手近掌指关节肿胀，纳可，眠安，二便调，舌有紫气，苔薄白中裂，脉弦缓，续当原法出入。现仍每晚服用一次吲哚美辛栓消炎止痛。BP 138/80mmHg，血常规正常，ESR 58mm/h。守上方案处理。

十诊（2011 年 5 月 23 日）：家属来电，体温正常，双下肢皮疹已消，双手指疼痛已释，唯握拳不紧，活动欠利，双膝关节疼痛较前减轻，上下楼梯时明显，双足跟至足踝处肿痛，痛剧时服吲哚美辛栓消炎止痛。苔不详，续配 1 个月量的药。处理：守上治疗方案。

十一诊（2011 年 7 月 8 日）：患者来电话自述，药后体温正常，唯双手足膝疼痛，双手握拳不紧，活动欠利，纳可、眠安、二便调，苔不详，续配 1 个月量的药。处理：①上方制南星改 35g。30 剂。②中成药同前。

十二诊（2011 年 9 月 19 日）：患者来诊，诉经治关节疼痛缓解 90%，已无再发热。刻下：唯有双手无名指疼痛，握拳较紧，活动较前为利，余关节无异常，略感乏力，纳可、眠安、二便调。血常规：WBC 7.68×10^9/L，PLT 187×10^9/L，Hb 99g/L，ESR 44mm/h。守上方案。

十三诊（2011 年 11 月 16 日）：患者来电话自述，足跟疼痛有所反复，行走欠利，工作、做家务后乏力明显，无口干口苦，纳眠便调。处理：①上方加豨莶草 30g。30剂。②中成药同前。随访病情稳定。

按语：患者年过六旬，肾之阴阳俱虚，而长期服用激素一方面消耗机体本身的阳气，一方面出现激素依赖性且药效渐减，面诊时正值疾病发作期，发热、肢体浮肿、骨痛为主要表现，且曾服用激素、吲哚美辛栓退热止痛，药效过后即再痛发。究其病本乃为肾气亏虚、络阻不通导致，故其组方原则即从其本着手，以补益肾气、通痹止痛为原则。用痹通汤为基本方，并加仙灵脾、生黄芪、生地黄以补益肾气、养肾阴，遵景岳"善补阳者，必于阴中求阳，则阳得阴助而生化无穷"之意，针对浮肿、发热及疼痛加用泽兰、泽泻、水牛角、萆草、炒元胡等品，辅以中成药"扶正蠲痹"，以起祛邪扶正两相同用的功效。

既往对成人 Still 病曾归为"风湿热""暑温""湿温"范畴，因具有全身发热，关节肌肉灼热，或疼痛，或红肿者，又称为热痹，治疗有从卫气营血论治者，有从伤寒三阳经辨治者。朱老从长期临床经验出发，认为肾虚不足、络痹不通是本病的根本病机，故以益肾蠲痹为基本原则，兼清热通络或活血通络，临床取得较好效果。温通肾督虽然贯穿本病的整个治疗过程，但朱老经验并非一味强调温补，在病程发展过程中出现的诸如发热、关节疼痛、肢肿等，亦会针对性用药，如酌加青蒿珠、水牛角以清热，炒元胡、宣木瓜、制南星等通络止痛等。治疗过程中充分体现临证"持重""应机"的辨证特点。

朱婉华医案

李某，男，干部。初诊：2010 年 5 月 19 日。主诉：反复发热伴关节疼痛 12 年。患者自 1998 年始出现周身风团样红斑、瘙痒、发热（体温 39～40℃），周身关节疼痛，肌肉酸痛，各处求治，一直未能确诊及取效，曾因"荨麻疹"服用激素及抗过敏等药物治疗，症状可暂缓，但复又起，后出现股骨头坏死，目前仍每周服用4粒甲氨蝶呤，每天服用4mg甲泼尼龙。今来我院求诊要求中医药治疗。刻下：咽嫩红，流清涕，汗出，左腿疼痛，行走受限（股骨头坏死影响），面、睑、颧浮肿，潮红，周身风团样皮疹，关节得温则舒，纳香，二便正常，苔薄黄微腻、质紫，脉弦。检查：WBC $11.75 \times 10^9/L$，RBC $3.18 \times 10^{12}/L$，PLT $334 \times 10^9/L$，Hb 86g/L，ESR 118mm/h。

西医诊断：成人 Still 病。中医诊断：痹病（风湿热）。辨证：肾虚络痹，痰瘀郁热。治法：益肾蠲痹，清热通络。首诊处方：①痹通汤：拳参30g，青风藤30g，穿山龙50g，忍冬藤30g，金角片10g，制川乌10g，川桂枝10g，生白芍30g，凤凰衣8g，莪术8g。4剂。②银花、连翘各12g，蝉蜕10g，紫草30g，五爪龙50g，补骨脂30g，骨碎补30g。浓缩益肾蠲痹丸，每粒4g，每日3次，口服。③金龙胶囊，每粒0.25g，每次1.0g，每日3次，口服。④住院治疗。患者经治病情好转后出院。出院带药仍以益肾蠲痹、清热通络为主。2010年8月23日出院带药：痹通汤，青风藤30g，穿山龙50g，拳参30g，忍冬藤30g，骨碎补30g，五爪龙100g，黄芪100g，仙灵脾15g，生地黄、熟地黄各15g，赤芍15g、白芍30g，全当归15g，山萸肉20g，寒水石30g，蛇蜕10g，徐长卿15g，青蒿30g，炒牛子15g，炒子芩10g，土茯苓40g，甘杞子20g。

二诊（2010 年 11 月 26 日）：病情较首诊好转 50%，近 1 个月以来发热未作，唯仍反复出现斑疹，倦怠乏力，指膝关节疼痛，纳眠皆可，二便自调。要求再来住院。处理：痹通汤，拳参 30g，青风藤 30g，穿山龙 50g，忍冬藤 30g，金银花、连翘各 12g，蝉蜕 10g，紫草 30g，五爪龙 50g，补骨脂 30g，骨碎补 30g，鹿角片 10g，制川乌 10g，川桂枝 10g，生白芍 30g，凤凰衣 8g，莪术 8g。4 剂。患者经治病情稳定后出院。出院带药：①痹通汤：土茯苓 50g，青风藤 30g，金雀根 30g，青蒿珠 30g，忍冬藤 30g，半枝莲 30g，炙蜈蚣 8g，生苡仁 40g，生槐米 20g，徐长卿 30g，生地榆 20g。70 剂。②浓缩益肾蠲痹丸，每粒 4g，每日 3 次，口服。③金龙胶囊，每粒 0.25g，每次 1.0g，每日 3 次，口服。④朱氏温经蠲痛膏 1 贴，每 12 小时 1 次外用。激素、吲哚美辛栓自备。

三诊（2011 年 3 月 8 日）：患者近来发热不退，最高达 42℃，伴恶心呕吐，食欲不振，倦怠乏力，全身关节疼痛，皮肤斑疹再发，瘙痒，大便 2～3 日一行，难解，眠差，小便量少。苔中薄质红，脉弦数。建议患者先继服甲泼尼龙 4mg 口服控制发热，渐减少，不可突然停服。处理：①痹通汤：穿山龙 50g，生地黄 20g，水牛角 30g，金荞麦 40g，青风藤 30g，制白附 28g，地肤子 30g，蛇蜕 12g，紫草 30g，忍冬藤 30g。4 剂。②浓缩益肾蠲痹丸，每粒 4g，每日 3 次，口服。③新癀片 3 粒，每日 3 次，口服。上方一直服至出院并带药。

四诊（2011年3月23日）：患者药后体温降至正常，皮疹明显减少，苔薄白，脉弦，宗原法继治。处理：①上方去金荞麦，加川石斛20g，白鲜皮30g。15剂。②中成药同前。

按语：本案朱婉华教授秉承了朱老（朱良春）治疗风湿免疫类疾病的基本原则：温肾督通络。方选痹通汤加减，配以浓缩益肾蠲痹丸、金龙胶囊。初诊治疗效果基本满意。在治疗此类疾病过程中，尤其是并发诸如发热、出疹、关节疼痛等症状时，应重视对症药物的使用，在基本组方原则思想不变的情况下，酌加针对这些病症的药物是必要之举。如拳参、青风藤、忍冬藤、金银花、连翘、蝉蜕、紫草以通络止痛、消疹；但同时伍以温补之品，如穿山龙、五爪龙、补骨脂、骨碎补、鹿角片、制川乌、川桂枝等，以使络通而不伤正、温补而不助热。

三诊时患者病情出现明显变化、热势剧增，皮疹明显增多、瘙痒。此似为机体排邪外出的一种反应，但患者出现超高热、全身关节疼痛，且十分紧张。此种情况曾引起笔者的思考，即乘胜追击、加大攻邪力度，还是以扶正增加抗邪能力，反复思考不能定夺。本案应首先考虑患者的感受，先辅用激素控制发热，继以温补肾气之中药调理之。另外，针对关节痛施用外用药朱氏温经蠲痛膏，对局部疼痛有很好的缓解作用。经处理，患者热退，情绪安定，接受进一步治疗。此给予笔者启示，把患者的需要放在第一位，以患者的感受作为首要考虑因素，邪毒炽盛情况下，果断"阻击"，同时防护正气进一步损伤。此种情况在门诊患者身上尤其要注意，为医者不可不顾患者感受而对"伏邪"穷追猛打，否则，患者很难配合。如何在患者能够接受、耐受病情发生变化前提下，准确判断病势演变，慎勿误标害本，很考验医者的综合能力。

从结果上来看，此患者虽然在治疗过程中出现50%的好转情况，但从长远来看，尚难评估。应思考原因如下：由于此类疾病临床症状不典型，且诸多混合因素，导致临床很难做出准确诊断，误诊误治概率极大，其对机体正气所造成的损伤可想而知；而且多数时候，在束手无策的情况下，激素的使用更加损伤机体残存之阳，即便温清并施、寒温并用，对本气的损伤仍难以避免。该患者初诊表现为一派肾虚络阻不通、虚火浮于上而不得潜降，而有面、睑、颧浮肿及潮红表现，笔者认为此时要紧的是通络并加强收摄敛降之力，以敛浮越于上的阳气下潜；特别是二诊时患者虽发热已平，但仍反复出现皮疹、倦怠乏力、指膝关节疼痛。这是值得深入思考的：发热退后，人当精神振作，为何反而倦怠而反复出现斑疹？其原因试进行如下分析：其一，正邪斗争，虽驱部分伏邪外出，但正气亦明显受损；其二，患者本气亏损明显，肾气不足以温养五脏之气，不足以完全驱邪外出，正邪交争之势虽减而不衰；其三，正气大亏，邪气盛实，逼虚阳外越（故后来患者热势高达 40℃以上）。当然，此三种原因只是推测，还有其他原因，也未可知。但不论哪一种原因，病至此等形势，当以固护两本为要，兼以敛潜浮阳于坎水。以此处理，患者病势渐缓。此案例患者治疗过程中正邪交争所出现的此消彼长的变化，颇多惊险，值得深思。

第四节　强直性脊柱炎

强直性脊柱炎（AS）是以骶髂关节和脊柱附着点炎症为主要症状的疾病。与人白细胞抗原 B27（HLA－B27）呈强关联。某些微生物（如克雷白杆菌）与易感者自身组织具有共同抗原，可引发异常免疫应答。是四肢大关节，以及椎间盘纤维环及其附近结缔组织纤维化和骨化，以及关节强直为病变特点的慢性炎性疾病。强直性脊柱炎属风湿病范畴，病因尚不明确，是以脊柱为主要病变部位的慢性病，累及骶髂关节，引起脊柱强直和纤维化，造成不同程度眼、肺、肌肉、骨骼病变，是自身免疫性疾病。

AS 患者广泛分布于不同种族及区域，从患病率来说，世界各地不同区域间的患病率差异较大。虽然目前 AS 的发病原因还未完全清楚，但与遗传基因高度相关，这可能是造成地区和种族发病差异的原因之一。据调查，我国

AS 的患病率约为 0.26%。近年来统计资料显示 AS 呈现出患病率较高而发病率低的特点，这可能是由于 AS 进展缓慢，病程长，治疗方法不断进步但又不能彻底根治，患者可以带病生存多年导致。本病可在各个年龄段发生，发病高峰为 15~35 岁，平均发病年龄 25 岁左右，8 岁以前和 40 岁以后发病少见。而且 AS 在青壮年男性中最常见，发病男女之比为（5~10）：1，且男性发病症状较重，进展较快，但也有资料认为实际发病男女比例差异不大。

AS 诊断标准：

（1）临床表现：①腰和（或）脊柱、腹股沟、臀部或下肢酸痛不适，或不对称性外周寡关节炎，尤其是下肢寡关节炎，症状持续≥6 周。②夜间痛或晨僵明显。③活动后缓解。④足跟痛或其他肌腱附着点病。⑤虹膜睫状体炎的临床表现或既往史。⑥AS 家族史或 HLA - B27 阳性。⑦非甾体抗炎药（NSAIDs）能迅速缓解症状。

（2）影像学或病理学：①双侧 X 线骶髂关节炎 ≥ Ⅲ期。②双侧 CT 骶髂关节炎 ≥ Ⅱ期。③CT 骶髂关节炎不足 Ⅱ级者，可行 MRI 检查。如表现软骨破坏、关节旁水肿和（或）广泛脂肪沉积，尤其动态增强检查关节或关节旁增强强度 >20%，且增强斜率 >10%/min 者。④骶髂关节病理学检查显示炎症者。符合临床标准第一项及其他各项中之 3 项，以及影像学、病理学标准之任何一项者，可诊断 AS。

一、中医对 AS 的认识

（一）古代中医对 AS 的认识

AS 当属于中医学"痹病"范畴，在其发展变化过程中可有不同表现，分别与痹病中的骨痹、肾痹、脊痹、颈痹、背痹、腰痹、骶痹等相似。现代医家路志正在《痹病论治学》里将 AS 称为"龟背风"。龟背风多见于 AS 中晚期背驼患者。

《素问·生气通天论》曰："阳气者，精则养神，柔则养筋，开阖不得，寒气从之，乃生大偻。"王冰注曰："身体俯曲，不能直立。偻，背脊弯曲。"焦树德将强直性脊柱炎称之为"大偻"，并且仍可归于"痹病"范畴。大偻多见于 AS 中晚期。有学者将强直性脊柱炎命名为"高骨病"，其依据是来源于《素问·生气通天论》中的"因而强力，肾气乃伤，高骨乃坏"。王冰注曰："高骨，谓腰高之骨也。"此外有学者认为 AS 也属于文献记载"竹节风""鱼背风""尻痛""龟背疴""历节病"等范畴。可见 AS 在不同时期临床表现有所差异，这造成中医病名的不同。目前国家中医药管理局对强直性脊柱炎的中医病名建议为"大偻"，并于全国推广使用。

AS 的病因病机，历代医家论述颇多，但至今尚未完全明确。《内经》以降，颇多文献对本病的发生发展进行了记载与讨论。《素问·痹论》云："风寒湿三气杂至，合而为痹也……以冬遇此者为骨痹……骨痹不已，复感于邪，内舍于肾……肾痹者，善胀，尻以代踵，脊以代头。"《素问·长刺节论》曰："病在骨，骨重不可举，骨髓酸痛，寒气至，名曰骨痹。"《素问·至真要大论》曰："腰脊头项痛……病本于肾。"《素问·骨空论》曰："督脉为病，脊强反折。"

《中藏经》曰："大凡风寒暑湿之邪……入于肾，则名骨痹。"仲景在《金匮要略》中描述了与强直性脊柱炎相似的"历节病"的病因与饮食有关，抑或由身体羸弱、汗出当风所致，这表示病因基础为"虚"，又有外邪入侵，或冷或热或交错而致风寒湿之邪侵袭人体，注于经络，气血凝滞，经脉痹阻，发为历节。孙思邈在《备急千金要方》中载："腰背痛者皆是肾气虚弱、卧冷湿地当风得之""阴则虚，虚则寒……腰脊痛不能久立"。王焘在《外台秘要》载："腰脊痛强……腰背不伸，强直苦痛……腰脊痛不能久立，屈伸不利……痛引腰，腰脊四肢常苦寒冷。"李东垣在《东垣试效方》中曰："项如拔，脊痛，腰似折，髀不可以曲，是经气虚，则邪客之，痛病生矣。"林珮琴在《类证治裁》中曰："凡腰脊酸痿，绵绵作痛，并腿足酸软者，肾虚也。"马培之言："背之中行属于督脉……一着风寒湿邪，则经气不行，腰脊板强，渐至脊厐成为龟背厐。"

（二）现代医家对 AS 的认识

尽管前人著述丰富，但现代医家仍孜孜不倦，对 AS 的病因病机进行了更加深入的发掘和探讨。陈湘君教授认为，强直性脊柱炎是内外寒相合而发病，其脊柱关节僵硬疼痛、重浊难伸是因为寒性凝滞收引，其感湿者又更胜，因湿性黏滞。二者相兼容易成瘀，日久则气血失运，寒湿难化，易伤肾阳，因此该病主要病机是肾虚督寒、痰瘀阻络。名老中医焦树德也认为该病当分清内外因，焦老指出肾督阳虚为内因，寒邪入侵为外因，内外因相合，导致阳气不化，气机失司，开阖不利，又进一步加重寒邪。久而久之筋骨的荣养不及，气血受损而致脊柱伛偻。焦老还从脏腑、经络、经筋、经别来研究描述强直性脊柱炎的发病与变化过程。焦老认为该病与足少阴肾经、督脉、任脉都存在着密切的联系。国医大师朱良春认为该病有着阶段性，分期描述其特性较为恰当，朱老将强直性脊柱炎分为前后二期来阐释，即前期"肾痹型"和后期"骨痹型"。朱老指出，强直性脊柱炎的前期主要以肾督亏虚为基础，渐至湿热痰瘀等痹阻奇经督脉所致；后期则出现气血肾精亏损，导致督脉空虚，所以外邪更加深入经络骨骸，最终致疾病不断加重难以逆转。名老中医石志超教授认为本病发病以肝肾虚为本，以风寒湿热邪及瘀血、痰浊为标。

二、经典医案

朱良春医案

汪某，男，17岁。初诊2010年6月9日。主诉：强直性脊柱炎3年。初诊患者电话自述其病情，具体看病资料不能详细提供，只要求配药。下面是其电话提供的资料：2010年5月11日检查血常规正常，ESR 56mm/h，HLA-B27 50.9U/L，CRP 28.5mg/L，X线片提示AS改变。

西医拟诊：强直性脊柱炎。中医拟诊：尪痹（肾虚络痹，痰浊瘀阻）。治法：益肾蠲痹，通络止痛。首诊处理：①浓缩益肾蠲痹丸，每粒4g，每日3次，口服。②金龙胶囊，每粒0.25g，每次1.0g，每日3次，口服。③新癀片，每粒0.32g，每次0.96g，每日3次，口服。

二诊（2010年7月19日）：患者来电诉药后症情减轻，腰痛及双侧髋、膝关节疼痛均较前减轻，翻身可，近日纳可，便调，眠安，苔薄黄。守上方案。

三诊（2010年8月30日）：患者右侧髋关节疼痛明显，双膝关节疼痛，腰部疼痛不明显，行走欠利，近日纳可，便调，眠欠安（因疼痛影响），舌质紫，苔薄白，中根部腻，脉细弦。查体：指地距7cm，枕墙距0cm，臀地距43cm，胸廓活动度2cm。复查血常规：PLT 312×10^9/L，ESR 22mm/h。此乃肾虚大偻，经脉痹阻，治以益肾蠲痹。处理：①痹通汤：青风藤30g，穿山龙50g，骨碎补30g，补骨脂 30g，生黄芪 30g，泽兰、泽泻各 30g，鹿角片 15g，生白芍 30g，凤凰衣 8g，莪术 8g，制南星 30g。②浓缩益肾蠲痹丸，每粒 4g，每日 3 次，口服。③蝎蚣胶囊，每粒 0.3g，每次 1.5g，每日 3 次，口服。④加强腰背肌锻炼。

四诊（2010 年 10 月 11 日）：患者电话述，药后病情缓解，右侧髋关节及双膝关节疼痛好转，夜间睡觉时疼痛加重，翻身欠利，晨起活动后缓解。纳食可，二便调。处理：①上方加生地黄、熟地黄各 20g，制南星 35g。②中成药同前。

五诊（2010 年 11 月 25 日）：患者述药后症情明显好转，晨起左侧关节轻度压痛，纳眠均可，二便自调。守上方案。

六诊（2011 年 1 月 9 日）：患者药后关节痛明显减轻，唯下蹲受限，屈伸活动欠利，右髋及右肩疼痛，活动欠利，无腰背僵痛，无晨僵。纳可，眠欠安（双膝关节疼痛影响），舌有紫气，苔薄白微腻，脉细小弦。血常规：WBC $5.1 \times 10^9/L$，PLT $301 \times 10^9/L$，RBC $5.01 \times 10^{12}/L$，Hb 152g/L，ESR 41mm/h。续当原法出入。

七诊（2011 年 6 月 13 日）：患者目前症情较首诊好转 60%，诉中间未能按时服药，影响了治疗。腰背无明显不适，气交之变双膝疼痛，久坐僵滞，4 天前服药后（汤剂）剑突下胀痛不适，连及中腹部，大便溏，日行2 ~ 4

次，肠鸣音偏多，便后腹痛不减，苔薄白根厚腻，脉细小弦。ESR 30mm/h，CRP 8mg/L，HLA－B27 37.3U/mL，X线片与2010年5月11日的X线片对比未见进展。续当原法出入。处理：①痹通汤：青风藤30g，穿山龙50g，骨碎补30g，补骨脂30g，仙鹤草30g，桔梗10g，白槿花10g，金狗脊15g，凤凰衣8g，莪术8g，川桂枝10g，制川乌10g，生白芍30g，炒白术30g。②中成药同前。

八诊（2011年7月28日）：患者电话自述症情平稳，腹部疼痛已释，现觉双膝略有肿痛，以右侧明显，下蹲欠利，久坐僵滞，大便2日一行，成形，余无特殊，苔薄白，续当原法出入。守上治疗方案。病情稳定改善。

按语：从后来案例补述情况来看，患者14岁时已患强直性脊柱炎，并已在多家医院看视，确诊为强直性脊柱炎，所治并未取效才来诊求治。经治，患者病情明显缓解。初未见患者，仅凭其口头描述，乃处以浓缩益肾蠲痹丸、金龙胶囊、新癀片口服。患者服2个月余，腰及双侧髋、膝关节疼痛均较前减轻，始来诊。见患者右侧髋关节疼痛明显，双膝关节疼痛，腰部疼痛不明显，行走欠利，舌质紫，苔薄白，中根部腻，脉细弦。此患者发病年龄甚小，当与其先天不足有关，乃从"益肾蠲痹"治之，以痹通汤加穿山龙、骨碎补、补骨脂、生黄芪、鹿角片温补肾督、通络止痛，以青风藤、泽兰、泽泻、生白芍、制南星通经络、泄湿浊、利关节止痛，并以浓缩益肾蠲痹丸、蝎蚣胶囊口服,嘱加强腰背肌锻炼。服药40天余,患者电话自述右侧髋关节及双膝关节疼痛好转,夜间睡觉时疼痛加重,翻身欠利,晨起活动后缓解。守法继进,上方加生地黄、熟地黄以补肾精,制南星加量以通络止痛。续服药2个月余,患者关节痛明显减轻,无腰背僵痛,无晨僵,唯右髋及右肩疼痛,下蹲受限,屈伸活动欠利。舌有紫气,苔薄白微腻,脉细小弦。间断经治1年(中间未能按时服药),患者较首诊好转60%,腰背无明显不适,唯久坐僵滞,气交之变双膝疼痛。前法继服,随症加减获显效。此案例患者发病年纪甚小,虽在外院迭经治疗,症状一直未能缓解。而在初、二诊并未谋面,仅凭电话自述取得明显效果,继续服药竟取全效。

沈丕安医案

患者,男,32岁。初诊:2018年5月15日。主诉:患者腰背、髋部疼痛伴晨僵1年余,加重1周。患者1年前无明显诱因下出现腰背部、髋部疼痛,腰部侧弯、后伸活动受限,伴有晨僵,自行服用"西乐葆"消炎止痛,效果不佳。近1周无明显诱因患者自觉疼痛加重,2018年5月11日外院查HL-B27(+),ESR 66mm/h,骶髂关节CT示骶髂关节炎,抗CCP(-),遂于沈老门诊寻求中药进一步治疗。刻诊:腰背部及髋部疼痛剧烈,活动不利,胃纳可,二便调,夜寐安,舌淡红,苔薄白,脉细。

西医诊断：强直性脊柱炎。中医诊断：督脉痹（风湿入络，肝肾不足证）。治法：祛风通络，补肾壮督。处方：羌活 27g、生地 27g、关白附子 9g、金雀根 30g、忍冬藤 30g、黄芩 30g、川芎 9g、赤芍 27g、续断 9g、狗脊 9g、香橼 9g、制香附 9g、陈皮 9g、制半夏 9g、生甘草 3g。

2018 年 6 月 7 日二诊：患者腰背及髋部疼痛仍有，活动稍改善，胃纳可，二便调，夜寐安，舌红，苔薄白，脉细。上方加用熟地黄 27g、关白附子 18g。

2018 年 6 月 27 日三诊：患者腰背及髋部疼痛较前减轻，活动稍有不利，胃纳可，二便调，夜寐安，舌红，苔薄白，脉细。仍用 6 月 7 日原方治疗。之后用此法治疗 3 个月，腰背部及髋部疼痛明显减轻，腰部活动较前改善。

2018 年 9 月 20 日复诊：腰背疼痛不显，活动可。胃纳可，二便调，夜寐安，舌红，苔薄白，脉细。辅助检查：ESR 30mm/h。

按语：沈老提出了 AS 发病因卫气内伐所致的观点，正如《灵枢·营卫生会》言："营气衰少而卫气内伐"，《灵枢·口问》所言："脉道不通，阴阳相逆，卫气稽留"，卫气在体内滞留逆行，内伐自身而致病。《素问·痹论》篇提出"风寒湿三气杂至，合而为痹也""痹或痛，或不痛，或不仁，或寒，或热，或燥，或湿"。

沈老传承了五邪致病理论，创立了 AS "7 + 1" 的发病机制。沈老认为该病因外感风寒湿热四邪，邪留体内，产生瘀血和痰饮，加重病情，该六邪可化为毒邪，成为七邪。七邪为外邪实邪，其本为虚证，因肾阴不足，精血亏损，损伤筋骨，正如《景岳全书》指出"诸痹皆在阴分，亦总由真阴衰弱，精血亏损，故三气得以乘之"。沈老的创新观点，即"风寒湿热痰瘀毒＋肾虚"的发病观。临床上采用祛风通络、补肾壮督之法治之，常用方剂是沈丕安的经验方羌活地黄汤和鹿角壮督方。方中以羌活祛风通络，关白附子祛风止痛，狗脊、续断补肾壮督，生地重补肾阴，加之黄芩清热凉血，且可增强生地功效，赤芍化瘀凉血，忍冬藤、金雀根辅以活血通络，使以香橼、制香附、陈皮、制半夏、生甘草顾护胃气。

石志超医案

王某，男，35 岁。患强直性脊柱炎 1 年余，腰骶疼痛，周身无力，双足发凉，舌体胖大淡嫩，苔薄白，脉滑无力。

西医诊断：强直性脊柱炎。中医诊断：痹病（尪痹）。辨证：肝肾不足（筋骨失养，兼见久病入络）。治法：补益肝肾（强筋壮骨，佐以搜剔经络久遏风湿之邪）。处方：寄生30g，秦艽10g，细辛3g，当归15g，炒白芍15g，生地20g，丹参15g，炒杜仲15g，怀牛膝15g，党参30g，炙甘草15g，夜交藤15g，灵芝15g，女贞子15g，鸡内金15g，僵蚕10g。每日一剂，常规水煎服。

二诊：半月后，患者自觉疼痛减轻，少寐，眩晕，舌脉同前。前方僵蚕改为 6g 颗粒剂，加地龙 6g、全蝎 3g。（颗粒剂冲服）。

三诊：半月后，诸症皆缓解，改炒白芍 20g，加鸡血藤 30g，炙黄芪 15g，乌蛇 10g（颗粒剂冲服）。

按语：本案治疗为活用独活寄生汤化裁。因该患者以肝肾不足为主，故方中重用寄生为君，配杜仲、牛膝、女贞子以补益肝肾而强壮筋骨，且寄生兼可祛风湿，牛膝尚能活血以通利肢节筋脉，女贞子补阴分、益中气；臣以秦艽、细辛，秦艽祛风湿，舒筋络而利关节，细辛入少阴肾经，长于搜剔阴经之风寒湿邪，又除经络留湿；痹病日久而见气血不足，遂佐入当归、白芍、生地黄、鸡血藤养血和血；党参、黄芪健脾益气；气虚运血无力易致血瘀，故加丹参活血祛瘀；灵芝滋阴益气、扶正固本之效极佳；夜交藤祛风通络兼能养心安神；鸡内金善化瘀积，张锡纯言："鸡内金，鸡之脾胃也……不但能消脾胃之积，无论脏腑何处有积，鸡内金皆能消之……又凡虚劳之证，其经络多瘀滞，加鸡内金于滋补药中，以化其经络之瘀滞而病始可愈"；僵蚕咸平，善祛风解痉，化痰散结，可使顽痰久瘀得除，而不伤正气；地龙、全蝎皆入肝经，通络定眩；乌蛇善祛风湿，搜筋剔骨，入络通痹，增强疗效。虫类药多价格偏高，一般煎煮，只能煎煮 40% ~ 70% 的有效成分，药用资源造成大量的隐性浪费，从而降低了药物临床疗效。颗粒剂是经现代制药工艺提取、分离、浓缩、干燥、制粒、封装而成，可提高疗效，故地龙、全蝎选择颗粒剂冲服。

强直性脊柱炎是一种与人类白细胞抗原相关、病因不明的慢性炎症性疾病，主要侵犯骶髂关节、脊柱、脊柱旁软组织及外周关节，严重可出现脊柱畸形和强直。病初关节疼痛、活动受限，属中医痹病之"尪痹"，"尪"者意指足跛不能行，胫曲不能伸，身体羸弱的废疾；"痹"者闭也，乃闭塞不通之意。《金匮要略·中风历节病脉证并治》篇云："诸肢节疼痛，肢体尪羸"，其中的尪羸就是指关节、肢体变形，关节不能活动而逐渐痿废而言。病情迁延至后期，发生脊柱畸形和强直，亦可归于中医痹病之"大偻"范畴。石老认为，邪气外侵只是强直性脊柱炎发病的诱因，而肝肾精血不足，气血阴阳交损为发病之本。故治法当以补气血，养肝肾，强健筋骨肌肉为主，但驱邪之法亦是治疗本病的重要环节。本病病邪多深入筋骨，唯虫类之大力者始能建功，故取僵蚕、乌蛇之走窜搜剔方可尽去其邪。

第五节　颈椎病

颈椎病又称颈椎综合征，是颈椎骨关节炎、增生性颈椎炎、颈神经根综合征、颈椎间盘脱出症的总称，是一种以退行性病理改变为基础的疾患。主要由于颈椎长期劳损、骨质增生，或椎间盘脱出、韧带增厚，致使颈椎脊髓、神经根或椎动脉受压，出现一系列功能障碍的临床综合征。表现为椎节失稳、松动；髓核突出或脱出；骨刺形成；韧带肥厚和继发的椎管狭窄等，刺激或压迫了邻近的神经根、脊髓、椎动脉及颈部交感神经等组织，引起一系列症状和体征。颈椎病可分为颈型颈椎病、神经根型颈椎病、脊髓型颈椎病、椎动脉型颈椎病、交感神经型颈椎病、食管压迫型颈椎病。

（1）颈型颈椎病：也称局部型颈椎病，是指具有头、肩、颈、臂的疼痛及相应的压痛点，X线片上没有椎间隙狭窄等明显的退行性改变，但可以有颈椎生理曲线的改变，椎体间不稳定及轻度骨质增生等变化。

（2）神经根型颈椎病：①具有较典型的根性症状（麻木、疼痛），且范围与颈脊神经所支配的区域相一致。②压头试验或臂丛牵拉试验阳性。③影像学所见与临床表现相符合。④痛点封闭无显效。⑤除外颈椎外病变，如胸廓出口综合征、腕管综合征、肘管综合征、肩周炎等所致以上肢疼痛为主的疾患。

（3）脊髓型颈椎病：①临床上出现颈脊髓损害的表现。②X线片上显示椎体后缘骨质增生、椎管狭窄。影像学证实存在脊髓压迫。③除外肌萎缩性侧索硬化症、脊髓肿瘤、脊髓损伤、多发性末梢神经炎等。

（4）椎动脉型颈椎病：①曾有猝倒发作，并伴有颈源性眩晕。②旋颈试验阳性。③X线片显示节段性不稳定或枢椎关节骨质增生。④多伴有交感神经症状。⑤除外眼源性、耳源性眩晕。⑥除外椎动脉 I 段（进入颈6横突孔以前的椎动脉段）和椎动脉 III 段（出颈椎进入颅内以前的椎动脉段）受压所引起的基底动脉供血不全。⑦手术前需行椎动脉造影或数字减影椎动脉造影。

（5）交感神经型颈椎病：临床表现为头晕、眼花、耳鸣、手麻、心动过速、心前区疼痛等一系列交感神经症状，X线片颈椎有失稳或退变。椎动脉造影阴性。

（6）食管压迫型颈椎病：颈椎椎体前鸟嘴样增生压迫食管引起吞咽困难（经食管钡剂检查证实）等。

一、中医对颈椎病的认识

颈椎病在中医古文献中可以见到"项痹""项强""颈项痛""肩背痛""头痛""眩晕"等病名的记载，属于中医的"痹病"范畴。其病机总属本虚标实，本虚多源于肝脾肾亏虚，标实则较多是外感风寒湿之邪。历代中医文献中对颈椎病的认识：《素问·至真要大论》云："诸痉项强，皆属于湿"；"湿淫所胜……病冲头痛，目似脱，项似拔"。《灵枢·五邪》载："邪在肾……肩背颈项痛。"《素问·厥论》中说："少阳脉逆，机关不利，机关不利者，腰不可以行，项不可以顾。"《金匮要略·痉湿喝病脉证》云："湿家之为病，一身尽疼。"《诸病源候论》云："痹者，风寒湿三气杂至，合而成痹。其状肌肉顽厚，或疼痛。"《医学从众录》云："痹者闭也，风寒湿杂至合而为痹。"这些描述都说明了痹病的发生与风寒湿邪气侵袭颈项部，闭阻经络有关。《素问·刺法论》曰："正气存内，邪不相干。"《素问·评热病论》曰："邪之所凑，其气必虚。"《灵枢·大惑论》曰："故邪中于项，因逢其身之虚。"《诸病源候论》提出："由体虚，腠理开，风邪在于筋故也。"《证治准绳》曰："颈痛头晕，非是风邪，即是气挫，亦有落枕而成痛着……皆由肾气不能生肝，肝虚无以养筋，故机关不利。"这些描述则主要阐述了人体正气的不足在发病中所起的作用。《证治准绳》曰："颈项强急之证，多由于邪客三阳经也，寒搏则筋急、风搏则筋张、左多属血、右多属痰"，这说明了风寒之邪气侵袭颈项部，闭阻颈项部经络，使得气血不能畅达，筋肉失于濡养而功能失衡，进而导致颈椎失去力学平衡，引起关节错乱，而发生颈椎病。《临证指南医案》曰："正气为邪所阻……皆由气血亏损，腠理疏豁，风寒湿三气得以乘虚外袭，留滞于内，致湿痰浊血，流注凝涩而得之""经以风寒湿三气合而为痹。然经年累月，外邪留着，气血皆伤，其化为败瘀凝痰，混处经络，盖有诸矣"。这些说明正气内虚与风寒湿邪互为因果，相互影响，经年累月，逐渐加重病情。综上所述，颈型颈椎病的病因不外乎内因与外因，内因为正气内虚，外因多为风寒湿邪气，通常都是内外因同时作用，互为因果。病机以风寒湿闭阻经络为主，兼有正气内虚。

现代医家董良杰认为督脉循行于人体后正中线上，循行线经过颈椎，颈部经络痹阻不通，气血运行受阻，导致督脉气血痹阻不通为颈椎病的主要病机。马兆勤认为六淫外邪和外伤多为致病之标；而气血失和、经脉痹阻肝脾肾等脏腑导致的功能失调为发病之源；同时特别强调慢性劳损导致正虚在发病中的作用。沙岩认为颈椎病属于中医学"经筋病"的范畴，经筋具有约束骨骼，屈伸关节，维持人体正常运动的功能，慢性劳损导致经筋挛急，对经筋的疏通松解是治疗本病的关键。李新伟认为颈椎病属于筋痹，即发生在经筋部位的痹病，经筋相当于现代解剖中的肌肉、肌腱、韧带、筋膜等软组织。当代社会人们处于低头伏案姿势的时间较长，如长时间使用手机、电脑等，加之所使用的枕头高度不合适，比较容易造成颈肩部经筋受损，同时由于空调风扇等制冷设备使用频率较高，比较容易受到风寒湿邪气侵袭，尤其是颈肩部多缺乏有效的保护，最容易遭受外邪侵袭。劳损结合外邪，从而导致颈部气血运行不畅，引起经筋的功能障碍，即发为颈椎病。所以颈椎病虽然亦属于痹病范畴，但是病机当以标实为主，即外感风寒湿邪为主，伴有局部气血亏虚。张洋认为颈椎病可归属于中医痹病中的"筋痹""骨痹"范畴；颈椎病在青年人群中以筋痹为主，多为长期伏案、坐姿不当、过度负重等导致局部宗筋气血瘀滞而发病；中老年人群中以骨痹为主，多为长期慢性劳损、年老体虚、肝肾不足而发病。

二、经典医案

梅国强医案

患者，男，60岁。2006年7月26日初诊。主诉：项部强痛多年，复发月余。刻下症：项强而痛，左侧肢体冷而发麻，足底发麻，头部亦麻，头昏，步履维艰，饮食正常，溏便，日行2次，脉缓，舌苔白薄而润，质淡。既往史：有颈椎病病史多年。

西医诊断：颈椎病。中医诊断：颈痹。辨证分析：中医学称"脖子"后方为"项"，为足太阳膀胱经脉循行之地。《灵枢·经脉》曰："膀胱足太阳之脉，起于目内眦，上额交颠……循肩髆内……出外踝之后，循京骨，至小趾外侧。"手太阳小肠经脉，"绕肩脚，交肩上"，与足太阳经脉近在咫尺。患者除项部强痛外，尚有头昏、头部发麻、左侧肢体冷而发麻，均在手足太阳经脉循行范围之内，唯足底发麻例外。《灵枢·经脉》曰："肾足少阴之脉，起于小指之下，邪走足心"，可见足太阳经脉终点之下，即足少阴经脉之起点，阴阳相接，于是足底发麻不难理解。

从病因病机来看，一侧肢体冷而发麻，便溏，脉缓，舌苔白薄而质淡，乃一派寒象，是寒邪损伤太阳经脉，兼有血瘀无疑。此例属内伤杂病，重在太阳经脉所过之处，冷麻、头昏等，按其辨证原理，仍可借鉴太阳病治法。然则温散寒邪，旨在温通经脉，调和营卫，而不在解表。梅国强教授"增损桂枝加葛汤临证思辨录"（手稿）云："若老年体弱之人，选用桂枝加葛根汤为妥"，因而选用桂枝加葛根汤加减。治法：温散寒邪，活血化瘀，调和营卫。处方：桂枝 10g，白芍 10g，细辛 5g，当归 10g，川芎 10g，黄芪 30g，土鳖虫 10g，红花 10g，水蛭 6g，鸡血藤 30g，忍冬藤 30g，丹参 30g，王不留行 20g，白芥子 10g。加减法：头昏，上肢冷麻减轻，而下肢症状不减时，水蛭加至 8g，另加鹿角霜、制附片。患侧某处兼有挛痛时，白芍加至 15g，另加地龙。葛根性寒，于寒证不利，故去之。按上方加减，断续服药，至 2006 年 11 月 24 日为第 9 诊，共服药 70 余剂，头昏消失，步履如常，项不痛，略有胀感，左上肢冷麻消失，左下肢微有胀感。

曹贻训医案

邢某，男，52 岁。济南仲宫人，干部。2019 年 6 月 15 日初诊。就诊时患者自述颈部疼痛难忍，两上肢麻木疼痛，夜不能寐，无外伤史，但有受凉病史，因体胖易汗，通宵空调在 20℃ 左右，感受风寒而发病。经多家医院诊治不见效果，建议手术治疗。患者及其家属拒绝，遂来就诊。诊查：体胖，痛苦面容，颈后压痛明显，右上肢不敢大幅度运动，颈部侧倾则上肢出现放射痛，头部转动则上肢疼痛加重，臂丛牵拉试验阳性，无病理征，下肢走路正常，阅 X 光片颈椎前后缘均有增生，MRI 检查结果提示颈椎 2～7 均有间盘突出，颈椎管狭窄。舌苔正常，脉弦而数，饮食二便正常。

西医诊断：颈椎病（神经根型）。中医诊断：颈痹（瘀血阻络）。治法：根据急则治其标的原则，当以活血通络止痛兼祛外邪，同时在颈部配合热敷，每天 2 次，每次 1 小时。处方：葛根 15g，钩藤 15g，鸡血藤 15g，当归 15g，川芎 10g，丹参 20g，桂枝 9g，全蝎 9g，蜈蚣 1 条，地龙 10g，土元 6g，延胡索 12g，炒白芍 15g，片姜黄 10g，木瓜 12g，生黄芪 15g，沉香 2g（冲服），甘草 6g。水煎 2 次，取药液 400mL，每次服用 200mL，分早晚饭后 1 小时服用，取药 7 剂，1 周后复诊。

2019 年 6 月 22 日二诊：患者服药后上述症状缓解，无明显副作用，饮食、二便正常，间断入睡，患者要求取药继服，再服 7 剂观察。

2019 年 6 月 27 日三诊：患者自述效果显著，上肢麻木疼痛缓解，可入睡，饮食二便正常，脉略弦，略有恶心，考虑与沉香冲服有关，于是处方去沉香，加陈皮 9g、姜半夏 6g，继服 15 剂，以观后效。

2019 年 6 月 28 日四诊：病情稳定有好转，饮食欠佳，舌苔略厚，大便正常，考虑为久服中药伤其脾胃，于是方中加党参15g、炒白术15g、砂仁6g，继服15剂。

2019年7月23日再诊：患者症状明显减轻，上肢疼痛轻微，饮食好转。再按上方服15剂。以后复查，病已痊愈。

按语： 本病属于神经根型颈椎病，但压迫神经根较重出现上肢疼痛难忍，夜不能寐，方中加重活血通络之药，同时加上止痛要药沉香，所以取得了以上效果。但沉香不能久服，有的患者出现恶心不适，蜈蚣有毒不能用量多、久服。曹贻训认为治疗颈椎病的原则多是活血化瘀、通络止痛、滋补肝肾等，因此用药多运用活血通络药、补益肝肾药、活血止痛药。方中大量应用了葛根、鸡血藤、钩藤、当归、白芍等药物。现代药理学研究发现，葛根主要药理活性成分为葛根异黄酮类，具有改善血液循环、降低血压、降低血糖和抗癌等作用，还具有抑制神经元凋亡和抗氧化应激作用，营养颈神经作用，促进颈部重要血管血液循环作用。鸡血藤活性成分能明显消除滑膜水肿，缓解肌肉痉挛，解除神经及血管压迫，改善脑部供血，效果显著，而白芍总苷所具备的抗炎作用，对于颈椎间盘附近的急性炎症，如神经水肿或者筋膜炎都具有良好的抗炎止痛作用。

张洋医案

季某，男，45岁。2020年8月18日初诊。反复颈肩部疼痛不适 3 年余，再发加重半年。患者 3 年前因长期伏案后出现颈肩部疼痛不适，曾于当地医院就诊，颈椎 DR 提示"颈椎曲度变直、颈椎增生"，诊断为"颈椎病"，经休息后症状好转。此后每因劳累或负重后颈肩部疼痛不适反复出现。半年前患者因吹冷空调后颈肩部疼痛不适再发加重，伴头晕，无恶心、呕吐。1 周前行颈椎间盘 MRI 示"颈 3 ~ 7 间盘突出"。就诊时症见：颈肩部疼痛、遇寒尤甚，颈肩部喜温、喜按，伴头晕、胸脘痞闷，纳差，夜寐差，二便可，舌淡苔白厚腻，脉滑。

西医诊断：颈椎病。中医诊断：颈痹（风寒湿阻、痰浊内聚）。治宜祛风散寒止痛兼燥湿化痰。选用葛根汤合半夏白术天麻汤加减。处方：葛根 30g，白芍 30g，桂枝、羌活、防风、独活、白术、天麻、茯苓各 10g，清半夏 9g，延胡索 15g，姜黄 15g，麻黄 6g，炙甘草 6g，生姜、大枣各 5g。7 剂。每日 1 剂，水煎，分早晚 2 次温服。

二诊（2020 年 8 月 25 日）：患者服药后颈肩部疼痛不适等症状逐渐减轻，现头晕、胸脘痞闷、纳差、夜寐差等症状较前明显改善，未出现其他不适，遂予原方 10 剂以巩固疗效。10 天后电话回访，患者颈肩部疼痛不适症状基本缓解，睡眠可，饮食可，已无头晕、胸脘痞闷等症状。嘱患者避免过长时间伏案及负重，加强颈肩部康复锻炼。随访 3 个月，病情稳定。

按语：患者既往颈肩部劳损多年，又因吹冷空调而感受风寒湿邪，出现颈肩部疼痛伴头晕，结合喜温、喜按等症，舌淡苔白厚腻，脉滑，可辨证为风寒湿阻、痰浊内聚。葛根汤源于《伤寒论》，其云："太阳病，项背强几几……葛根汤主之"，认为葛根汤能够缓解颈项部活动不利等症状。葛根汤具有发汗解表、生津舒筋的功效，为治疗颈项部疼痛之经方、验方。半夏白术天麻汤出自程钟龄《医学心悟》，其云："有痰湿壅遏者""非天麻半夏不除是也"。综合本案以葛根汤合半夏白术天麻汤治疗最为适宜。方中葛根、桂枝、麻黄发汗解肌、散寒止痛；羌活、防风、独活祛风胜湿止痛；白芍合甘草以缓急止痛；姜黄、延胡索血行气、祛风止痛；半夏、天麻燥湿化痰以消已成之痰；白术、茯苓益气健脾、利水渗湿，防止津液凝聚为痰。所谓"不通则痛、久病必瘀"，故案中辅以延胡索、姜黄。延胡索可活血散瘀、理气止痛，《本草纲目》言："延胡，能行血中气滞，气中血滞，故专治一身上下诸痛，用之中的，妙不可言。盖延胡索活血化气，第一品药也。"姜黄有破血行气、通经止痛之功。《本草纲目》言："治风痹臂痛。"本案葛根汤主以发汗解表，半夏白术天麻汤主以燥湿化痰。两方合用辅以活血化瘀之品可获良效。

第六节　纤维肌痛综合征

纤维肌痛综合征（FMS）属于风湿病的一种，特征是弥漫性肌肉疼痛，常伴有多种非特异性症状；典型的情形是患者身体的某些特定部位有压痛，不需要特异的实验室或病理学检查来帮助诊断。纤维肌痛综合征的原因不明，但患者可有先前的躯体或精神创伤史。纤维肌痛综合征最突出的症状是全身弥漫性疼痛，持续在3个月以上，同时会合并一些其他临床表现，常见的包括睡眠障碍、躯体僵硬感、疲劳、认知功能障碍等。

临床表现：纤维肌痛综合征多见于女性，最常见的发病年龄为25~60岁。其临床表现多种多样，但主要有下述3组症状。①主要症状。全身广泛性肌肉疼痛和广泛存在的压痛点是所有纤维肌痛综合征患者都具有的症状。疼痛遍布全身各处，尤以中轴骨骼（颈、胸椎、下背部）及肩胛带、骨盆带等处为常见。其他常见部位依次为膝、手、肘、踝、足、上背、中背、腕、臀部、大腿和小腿。大部分患者将这种疼痛描写为钝痛，痛得令人心烦意乱。患者常自述有关节痛，但没有关节肿。另一现象是在一些特殊部位存在的压痛点，这些压痛点存在于肌腱、肌肉及其他组织中，往往呈对称性分布。用一定的力量按压这些压痛点时，患者会感受到疼痛，而在正常人则不会出现疼痛。②常见症状。本组症状包括睡眠障碍、疲劳晨僵、认知功能障碍。约 90% 的患者有睡眠障碍，表现为失眠、易醒、多梦、精神不振。纤维肌痛综合征患者的睡眠障碍有两个重要的特点：第一是即使睡眠时间能够达到同年龄正常人的睡眠时间，但患者的精神和体力并不会得到恢复，一些患者甚至会诉说睡眠后比不睡的时候还累。另一个特点是入睡困难。50% ~ 90% 的患者有疲劳感，约一半患者的疲劳症状较严重，这种乏力与运动量多少没有关系。76% ~ 91% 的患者会出现晨僵现象。大多数患者还会出现认知功能障碍，表现为记忆力减退、注意力不容易集中、说话的流利程度及计算能力下降；一些患者还会感到全身发僵。③其他症状。一些患者会出现关节、关节周围疼痛、肿胀，但不会看到明显的关节肿。其他症状还有头痛、肠或膀胱激惹综合征。肠激惹综合征的患者容易出现腹痛、腹泻与便秘交替，但胃肠道检查没有异常发现；膀胱激惹的患者会出现尿频、尿急，但尿液和膀胱及肾脏检查都没有异常。一些患者还会出现疼痛。患有纤维肌痛综合征的患者通常还会出现一些心理异常，包括抑郁和焦虑。此外，患者劳动能力下降，约 1/3 的患者需改换工种，少部分人不能坚持日常工作。以上症状常因天气潮冷、精神紧张、过度劳累而加重。

临床诊断：不明原因出现全身多部位慢性疼痛，伴躯体不适、疲劳、睡眠障碍、晨僵，以及焦虑、抑郁等，经体检或实验室检查无明确器质性疾病的客观证据时，需高度警惕 FMS。全身多处压痛点阳性是诊断必不可少的条件。必须强调的是 FMS 并非"排除性疾病"，有其自身的临床特点。目前诊断多参照 1990 年美国风湿病学会提出的 FMS 分类标准，其内容如下：①持续 3 个月以上的全身性疼痛分布于躯体两侧，腰的上、下部，以及中轴（颈椎、前胸、胸椎或下背部）等部位的广泛性疼痛。②18 个已确定的解剖位点中至少 11 个部位存在压痛。检查时医生用右手拇指平稳按压压痛点部位，相当于 4kg/cm² 的压力，使得检查者拇指指甲变白，恒定压力几秒。各压痛点检查方法一致，同时需使用相同方法按压前额中部、前臂中部、手指中节指骨、膝关节内外侧等部位，排除患者"伪痛"。同时符合上述 2 个条件者，诊断即可成立。但该标准所强调的是 FMS 与其他类似疾病的区别，没有包括疲劳、睡眠障碍、晨僵等特征性的临床表现，应用该标准时应考虑上述特点，以提高诊断的可靠性。FMS 诊断成立后，还必须检查有无其他伴随疾病，以区分原发性还是继发性。

一、中医对 FMS 的认识

本病属中医学"周痹"范畴，又称"气痹""肌痹"等。中医古籍对本病论述详尽。如《灵枢·周痹》曰：

"风寒湿气，客于外分肉之间……真气不能周，故命曰周痹"，表述了发病与风、寒、湿相关。李梴《医学入门》言："周身掣痛者，谓之周痹，乃肝气不行也"，指出发病与肝相关，为从肝论治提供思路。《金匮要略》曰："四季脾旺不受邪"，表明脾气健的重要性，为后人从脾论治提供了指导方向。李用粹《证治汇补》记载："三气兼并，血滞而气不通，故周身疼痛，为周痹。"

近现代医家多认为 FMS 发病的外因多为风湿寒邪侵袭，内因多与情志、气滞、血瘀相关，虚实夹杂，本虚标实。实多从风寒湿及肝郁论述。风寒湿邪郁于肌肉、筋骨，气血运行不畅，则肢节疼痛；肝主疏泄，喜条达，郁怒伤肝，疏泄不及，条达失司，则气机郁结，经脉闭阻，不通则痛；肝郁气滞，木郁乘土，脾失健运，水湿内停，聚湿生痰，痰湿瘀阻经络，经络不通，遂致全身疼痛；肝郁气滞，郁而化火，扰乱心神，心神失养，故焦虑、失眠、抑郁；肝为罢极之本，肝血不足，筋脉失养，故运动受限，动则疲劳。

二、经典医案

郭会卿医案

患者，女，57 岁。2018 年 7 月 23 日初诊。患者以全身多发皮肤、肌肉疼痛 7 个月，加重 1 个月为主诉。其间曾到各医院就诊，排除肿瘤、结核等导致全身疼痛的疾病，通过口服药物治疗（具体不详），控制不佳。1 个月前，患者无明显诱因出现全身多发皮肤、肌肉疼痛加重，自行口服止痛类药物（具体不详），效果不佳，遂来院就诊。入院症见：患者神志清，精神差，面容痛苦。颈部、胸背部、双膝关节及小腿等多部位呈持续性疼痛，纳眠差，二便调。舌质暗红，苔薄黄，脉弦细。查体：颈部、胸背部、臀部及四肢多处压痛点。辅助检查：各项检查均未见明显异常。

西医诊断：纤维肌痛综合征。中医诊断：周痹（肝郁脾虚）。治宜疏肝健脾、通络止痛。方用疏肝益脾合剂加合欢皮 15g、炒酸枣仁 15g、远志 15g、焦麦芽 10g、焦山楂 10g、焦神曲 10g。10 剂，水煎服，早、晚各 1 次。同时给予盐酸曲马多片，每次 100mg，每日 2 次，口服；并配合中频、针灸、推拿、红外线等治疗。嘱患者保持心情舒畅，并给予患者精神鼓励，增强战胜疾病的信心。

2018 年 8 月 6 日二诊：患者诉疼痛较前减轻，因近日食羊肉、辣椒，出现口舌干燥，口疮，口渴，烦躁，纳眠一般。舌质暗红，苔薄微黄，脉弦。上方加炒栀子 15g、麦冬 15g、玉竹 15g。10 剂，继服。停用盐酸曲马多片，嘱患者清淡饮食。

2018 年 8 月 27 日三诊：患者诉全身疼痛症状较前减轻，口舌稍感干燥，纳可，眠一般，大便干。舌质稍暗红，苔薄微黄，脉弦细。守上方加炒火麻仁 15g、生地黄

12g。10 剂，继服。

2018 年 9 月 9 日四诊：患者诉胸背部、双膝关节及小腿等部位疼痛明显缓解，纳眠可。舌质稍暗红，苔薄微黄，脉稍弦。守上方，将延胡索减量至 20g。10 剂，继服。另嘱患者将本方制成丸药，继续巩固治疗 2 个月，并嘱其经常外出与人交流，保持心情舒畅。至 2019 年 3 月回访，患者未诉明显不适。

按语：本例患者整体病机为肝郁脾虚，气血不足，经络不通，治以"通""荣"为法，从肝、脾论治，全程用疏肝益脾合剂加减。患者初诊时，心情烦躁，纳眠差，故加用合欢皮、炒酸枣仁、远志宁心安神，改善睡眠；焦麦芽、焦山楂、焦神曲健运脾胃；患者疼痛较重，遂加用盐酸曲马多片口服，并配合中频、针灸、推拿、红外线治疗以尽快缓解症状。二诊患者症状减轻，效可，出现口舌干燥，口疮，口渴，烦躁，故加炒栀子清心除烦，麦冬、玉竹滋阴。三诊患者大便干，加炒火麻仁润肠通便，生地黄清热凉血、养阴生津。四诊患者疼痛缓解明显，减少延胡索用量，防其过苦伤胃；并嘱患者继续巩固治疗，保持心情舒畅，防止病情反复。

石志超医案

患者，女，49 岁。2020 年 5 月 13 日初诊。患者全身多处肌肉疼痛 7 年，加重半年。患者 7 年前无明显诱因出现全身多处肌肉疼痛，以双侧颈、肩胛、双上肢为主，伴多部位压痛及僵硬感。外院诊断：纤维肌痛综合征，曾口服"布洛芬片、甲泼尼松片"等药物治疗，病情反复。半年前肌肉疼痛明显加重，口服上述药物效果不佳。刻诊：全身多处肌肉疼痛，以颈肩部、双上肢、腰髋及双臀部为主，伴周身乏力，烦躁易怒，口干多饮，饮食可，睡眠差，小便可，大便干燥、3～4日/次。舌质暗、有瘀点，苔黄腻，脉弦涩。查体：周身多处肌肉压痛明显，以颈肩部、双上肢、腰髋及双臀部明显。

西医诊断：纤维肌痛综合征。中医诊断：肌痹（肝郁气滞，瘀血痹阻）。处方：血府逐瘀汤加减。柴胡9g，川牛膝10g，当归15g，红花6g，桃仁6g，枳壳15g，白芍30g，桔梗6g，瓜蒌15g，生地黄15g，百合15g，麦冬15g，生麦芽30g，郁金10g，延胡10g，炙甘草10g。7剂，水煎服，日1剂，日3次口服。

2020年5月20日二诊：患者肌肉疼痛较前明显缓解，烦躁易怒大减，乏力有所缓解，无口渴，二便正常。前方加黄芪30g、蜈蚣1条，7剂。

2020年5月27日三诊：诸症均除，又服14剂巩固疗效。随访半年，未见发病。

按语：本案患者肌痹日久，所谓久病必瘀、久病必虚、久病必郁。结合本案病史、现症，以"瘀、虚、郁"论治，以血府逐瘀汤为主方进行加减治疗。方中血府逐瘀汤活血化瘀、通络止痛，结合现症辅以郁金疏肝活血，麦芽疏肝理气，古云疏肝莫忘麦芽，生地黄、百合、麦冬取两意，一取百合生地汤之意以养阴清热、益心安神，二取增液汤之意（方中以百合易麦冬）以增水行舟，瓜蒌开胸散结、开郁润肠，生甘草清解瘀热、调和诸药。二诊时患者诸症均大减，唯乏力仍存，故予黄芪，并与蜈蚣加强通络蠲痹作用，巩固前方疗效。

张洋医案

刘某，女，50岁。2019年7月7日初诊。主诉：周身肌肉疼痛3年余加重1月余。患者3年余前无明显诱因出现颈肩部肌肉疼痛不适，后逐渐转为周身肌肉疼痛，以颈肩胸腰部、臀部、大腿等处为重。于某医院诊断为"纤维肌痛综合征、焦虑状态"。经口服"甲钴胺、谷维素、黛力新、芬必得"病情有所好转。1月余前患者因琐事焦虑，周身肌肉疼痛较前明显加重，伴周身乏力，烦躁易怒，畏风寒，多汗，口干多饮，纳差，眠差，大便干，小便可。舌淡暗，苔白黄腻，脉弦细。查体可见患者多处肌肉压痛明显。

西医诊断：纤维肌痛综合征。中医诊断：肌痹（肝郁脾虚，寒湿痹阻）。处方：柴胡12g、黄芩10g、茯苓15g、炒白术15g、当归15g、薄荷6g（后下）、桂枝10g、炒白芍15g、附子5g、生姜10g、甘草10g、夜交藤30g、鸡血藤30g、延胡索15g、葛根15g、细辛3g、蜈蚣1条。7剂，水煎服，日1剂，日2次口服。

二诊（2019 年 7 月 14 日）：肌肉疼痛较前缓解，其他症状未见明显缓解。上方，去生姜、桂枝，加生龙骨30g、生牡蛎 30g。7 剂。

三诊（2019 年 7 月 21 日）：肌肉疼痛症状进一步缓解，心烦口干缓解，汗出缓解，睡眠好转，食欲渐佳。上方去附子、细辛。7 剂。

四诊（2019 年 7 月 28 日）：诸症好转，偶有心烦，偶有汗出，纳可，寐佳。上方，加生麦芽 30g。10 剂。随访半年未见发病。

按语：根据纤维肌痛综合征周身弥漫性疼痛等症状，可将其归属于中医学"肌痹""周痹"等病范畴。本病除周身疼痛外，一般还伴有失眠及抑郁、焦虑等症状，因此又可参考"郁证"进行辨治。风寒湿邪袭外，肝郁气滞存内是本病关键病机。疏肝解郁贯穿其整个治疗过程，常以逍遥散加减治之。本例患者平素脾气不佳，肝气郁结，气血阻滞于筋脉皮肤，故可见全身肌肉疼痛；肝郁化火，故急躁易怒；肝郁犯脾，脾失健运，故见纳差；脾失健运，不能运化体内痰湿，痰湿痹阻，亦可见肌肉疼痛。患者病情迁延，肝郁日久，耗伤脾阳，脾阳不足，故见易汗出、畏风寒；脾主四肢肌肉，脾不足则易出现周身乏力；加之脾阳不足，外邪易于侵入，风寒湿等邪气侵犯加重患者肌肉疼痛症状。舌淡暗、苔白黄腻，脉弦细，也是肝郁脾虚，寒湿痹阻之象。因此治疗以疏肝解郁（逍遥散）、温阳通络为主（附子），同时辅以祛风散寒（桂枝、细辛、生姜）、化瘀通络（鸡血藤、延胡索、夜交藤、蜈蚣），加以辨病用药选以葛根（颈肩痛为主症之一）。二诊时患者症状有所缓解，但心烦口干及睡眠未见明显改善，故减姜、桂避免耗伤津液，加以生龙骨、牡蛎重镇安神。三诊时，肌肉疼痛症状明显缓解，减附子、细辛，如《内经》云："大毒治病十去其六，常毒治病十去其七，小毒治病十去其八"。四诊患者肌肉疼症状已不明显，善后继以疏肝巩固疗效，故予生麦芽，正如前人所言，疏肝莫忘麦芽。

第七节　骨关节炎

骨关节炎（Osteoarthritis，OA），又称退行性关节炎、老年性关节炎、肥大性关节炎，是一种退行性病变，系由于增龄、肥胖、劳损、创伤、关节先天性异常、关节畸形等诸多因素引起的关节软骨退化损伤、关节边缘和软骨下骨反应性增生。本病多见于中老年人群，好发于负重关节及活动量较多的关节（如颈椎、腰椎、膝关节、髋关节等）。过度负重或使用这些关节，均可促进退行性变化的发生。临床表现为缓慢发展的关节疼痛、压痛、僵硬、肿胀、活动受限和畸形等。

临床表现：多数关节炎病程较长、缠绵难愈，治疗颇为棘手。因此，做到早期发现、早期诊断、早期治疗，有利于防止关节炎病情的进展，改善患者的预后。

①关节疼痛：是关节炎最主要的表现。不同类型的关节炎可表现出不同的疼痛特点。②关节肿胀：肿胀是关节炎症的常见表现，也是炎症进展的结果，与关节疼痛的程度不一定相关，一般与疾病成正比。③关节功能障碍：关节疼痛及炎症引起的关节周围组织水肿，周围肌肉的保护性痉挛和关节结构被破坏，导致关节活动受限。慢性关节炎患者由于长期关节活动受限，可能导致永久性关节功能丧失。④体征：不同类型的关节炎体征也不同，可出现红斑、畸形、软组织肿胀、关节红肿、关节积液（浮髌试验阳性）、骨性肿胀、骨擦音、压痛、肌萎缩或肌无力、关节活动范围受限及神经根受压等体征。

诊断：骨关节炎一般依据临床表现和 X 线检查，并排除其他炎症性关节炎疾病可予以诊断。

一、中医对骨关节炎的认识

骨关节炎属于中医学"骨痹""寒痹""痛痹"等范畴。如《素问·长刺节论》载："病在骨，骨重不可举，骨髓酸痛，寒气至，名曰骨痹。"又有《素问·逆调论》云："肾者水也，而生于骨，肾不生则髓不能满，故寒甚至骨也……病名曰骨痹，是人当挛节也。"《素问·痹论》云："痹在于骨则重，在于脉则血凝而不流，在于筋则屈不伸，在于肉则不仁，在于皮则寒。"又曰："骨痹不已，复感外邪，内舍于肾。"《济生方》则云："骨痹之病……其状骨重不可举，不遂而痛且胀。"《灵枢·贼风》："尝有所伤于湿气，藏于血脉之中、分肉之间，久留而不去，若有所堕坠，恶血在内而不去，卒然喜怒不节，饮食不适，寒温不时，腠理闭而不通。其开而遇风寒，则血气凝结，与故邪相袭，则为寒痹。"《证治准绳》曰："寒痹者，四肢挛痛，关节浮肿。"《症因脉治》曰："寒痹之证，疼痛苦楚，手足拘紧，得热稍减，得寒愈甚，名曰痛痹。"结合古代文献，骨关节炎的发病可归为肝、脾、肾三脏虚损，风、寒、湿、瘀等交杂气血不行，不通则致痛，是为其一；脾弱散精无力，精血生化乏源，将病因归纳为气血亏虚，肝肾不足，脉道失于濡养，不荣则痛是为其二。故可"不荣""不通"，即"不通则痛，不荣则痛"。归其病因，肝肾亏虚，脾失健运，水谷不化，筋脉失养，气血不足，故易感外邪；脾胃运化失常，则痰浊湿邪瘀血为患，聚于筋骨，则发为骨痹；脾失健运，精血化生无源，则肝肾之精失养，肝在体为筋，筋脉失养；肾主骨，肾精亏虚，骨无所养，髓海空虚，则骨无所依，肝脾肾亏虚，发为骨痹。综合上述，可知本病的发生以正气不足，精血失充，筋脉失养为本，痰饮、瘀血、寒邪等为标，两者相互影响而导致骨关节炎的发生。本病在治疗上以实证祛邪，虚证扶正通络为主，使气血得养，筋脉得荣，瘀结得散，阻滞得通，则疼痛自解。

二、经典医案

石志超医案

患者，女，73 岁。初诊：2019 年 9 月 8 日。主诉：双膝、腰部疼痛不适 9 年余，加重半年。患者 9 年多前劳累后出现双膝、腰疼痛不适。行膝关节 DR 片提示双膝骨质增生。腰椎间盘 CT 提示腰椎 3 ~ 5 椎间盘突出。曾就诊外院诊断为"骨关节炎"，经口服洛索洛芬钠片、大活络胶囊及行理疗等治疗后症状改善。此后每因劳累或负重后双膝、腰部疼痛不适，病情屡有反复。半年前患者无明显诱因自觉上述症状较前明显加重，经口服药物及理疗等治疗效果不佳。刻症见：双膝、腰疼痛，活动受限明显，遇冷加重，乏力气短，纳可，寐差，小便频，大便可，舌淡苔白，脉细弱。

西医诊断：骨关节炎。中医诊断：痹病。辨证：肝肾两虚，气血不足证。方取独活寄生汤加减。桑寄生 30g，独活 10g，秦艽 15g，防风 10g，生地黄 10g，桂枝 10g，党参 30g，炒杜仲 10g，茯苓 15g，川芎 10g，延胡 20g，川牛膝 10g，当归 15g，炒白芍 30g，细辛 3g，炙甘草 10g。10 剂，2 次/日，口服。

2019 年 9 月 18 日复诊，患者诉用药后双膝、腰疼痛及活动受限明显好转，无乏力、气短，二便可。继服上方

14 剂，痊愈。随诊半年未见复发。

　　按语：独活寄生汤源于孙思邈《备急千金要方》，是治疗风湿性关节炎的千古名方。其功效：①祛风湿，通经络，止痹痛。②益肝肾，补气血，强筋骨。主治痹病日久，肝肾两亏，气血不足。症见腰膝冷痛，肢节屈伸不利，酸软气弱，或麻木不仁，畏寒喜温，舌淡苔白，脉象细弱诸症。许多医生临证喜以独活寄生汤化裁治疗风湿类疾病，被认为是治疗风湿类疾病比较具有代表性的一首方剂。但是，因为对风湿类疾病中病因病机的理解有误或不全面，过多夸大"风寒湿三气杂至，合而为痹"的重要性，甚至将其看成辨治风湿类疾病的唯一病因病机，临床往往因为长期过度使用祛风除湿、通经活络等攻散类药物，戕伤正气，耗竭精血，败伤胃气，每使顽疾难愈而反生他疾。所以，更应强调中医辨证论治的重要性，强调绝对不能墨守成规、对号入座，什么病就用什么方，方剂只是给我们提供一个选方用药的思路，必须在精究方义的基础上，根据病情的表里寒热虚实灵活化裁，以使方药与病证相符，才能取得预期的疗效。

　　以独活寄生汤为例，顾名思义，这首方名本身就蕴含着方剂的精义所在。方中君药为独活与寄生，其中独活代表着具有祛风湿、通经络、止痹痛功效的一组药物，以攻散为主；寄生代表着具有补肝肾、养气血、强筋骨功效的一组药物，以扶正为主。在临床上石志超教授治疗风湿类疾病常根据邪正虚实不同，活用独活寄生汤，攻补之间或三七开或二八开或五五开，运用之妙存乎一心，屡建奇功。

周仲瑛医案

患者李某，女，69岁。初诊：2019年8月15日。患者因"双膝关节伴腘窝肿痛1年余，加重1周"就诊。症见：双膝关节、腘窝肿痛，以右侧为甚，伴晨僵，恶风畏寒，头晕偶作，纳寐可，二便调。舌质暗，苔白腻，脉弦缓。查双膝关节彩超：双侧膝关节积液伴滑膜增生，关节间隙狭窄，关节面骨赘形成，内侧半月板膨出。患者诉平素较贪凉，近年来双膝关节时有不适，未予重视，1年前因双膝关节疼痛，以右侧为甚，至当地医院行膝关节DR检查提示右膝关节退变。

西医诊断：膝骨关节炎。中医诊断：骨痹，证属肾虚血亏，络脉空虚，风湿痹阻，痰瘀阻络。治宜补肾养血充络，祛邪蠲痹通络。处方：桑寄生15g，骨碎补30g，鸡血藤30g，续断15g，千年健30g，威灵仙20g，独活30g，防风10g，白芷12g，蜈蚣3g，僵蚕10g，蜂房5g，泽泻10g，盐车前子15g（包煎），黄柏10g，炒薏苡仁30g，炙甘草6g。共14剂，水煎，每日1剂，早晚分服。

二诊时患者诉腘窝肿痛已平，晨僵、头晕明显减轻，双膝关节肿痛减而未尽，继以上方去盐车前子、泽泻，加炒白芥子10g，3个月后愈。其后电话随访，患者诉双膝关节肿痛未见复发。

按语：该患者年事已高，天癸正衰，本已处于肾虚血亏、络脉空虚的状态，又因贪凉而外感风寒湿邪，邪由表攻入络内，络脉气血运行失畅，日久致痰瘀痹阻筋骨关节而发为本病。关节肿痛、僵硬是痰湿瘀邪阻络的表现；恶风畏寒乃是络脉空虚，风寒乘袭所致；头晕时作为肾虚血亏，不能上荣清窍之象。周老遵补虚充络，散滞通络的治疗大法，以骨痹方为基础方加减，桑寄生补虚充络，鸡血藤养血和络，二者合用补肝肾、益精血、强筋骨而充养络脉，共为君药；独活、威灵仙以其辛温之性味通散络中寒湿之凝滞，骨碎补、续断、千年健助君药荣养络脉，共为臣药；再佐白芷助辛温通络之性，泽泻、车前子、黄柏以清为通，防风辛润通络，炒薏苡仁健脾除湿，柔筋和络，使络内痰瘀无以搏结；有形之邪壅滞关节深处而致肿痛，以蜈蚣、僵蚕、蜂房剔邪深入，引药直达病所，增强搜风通络之力，炙甘草调和入络，共为使药。诸药配伍，以络为中心，以通补为要义，以达标本同治之效。

张洋医案

患者，男，61岁。2021年5月7日初诊。主诉：双膝关节疼痛、肿胀伴活动受限1年余，加重2周。患者1年余前爬山后出现双膝关节疼痛、肿胀，活动轻度受限，上下楼梯尤甚，经休息及口服芬必得后症状好转。其后症状反复发作，遂于当地医院就诊。双膝关节X线检查显示双侧膝关节间隙变窄，股骨、胫骨骨端呈唇样改变，髌骨内缘骨质增生。外院诊断为"双膝骨关节炎"，经口服塞来昔布胶囊、扎冲十三味丸，外用消痛贴膏后病情好转。此后每因负重或久行双膝关节疼痛、肿胀反复出现。患者2周前因上楼搬抬重物后双膝关节疼痛、肿胀伴活动受限再发加重，经口服止痛药及外用膏药后症状缓解不明显。刻下症见：双膝关节肿大，腰酸无力，睡眠不佳，饮食及二便可。舌暗，苔白腻，脉弦涩。查体：双膝关节压痛明显，屈伸、下蹲困难，浮髌试验阳性。辅助检查，类风湿因子、抗O、血沉、抗环瓜氨酸肽抗体（CCP）等检查未见异常。

西医诊断：双膝骨关节炎。中医诊断：痹病（瘀血闭阻证）。治宜活血化瘀，蠲痹通络止痛。处方：延胡30g，桃仁12g，红花12g，泽兰15g，威灵仙15g，苍术12g，黄柏15g，牛膝15g，薏苡仁30g，炒白芍15g，炙甘草10g。7剂，2次/日，口服。

二诊2021年5月14日：患者双膝关节疼痛、肿胀减轻，但仍感下蹲困难，腰酸无力，舌脉如前。上方加伸筋草15g，木瓜30g，狗脊15g。再服7剂。

三诊2021年5月21日：患者双膝关节疼痛基本缓解，无肿胀，膝关节活动功能无受限，无腰膝酸软，夜寐不佳，舌淡，苔白，脉弦。守前方再服14剂，并嘱患者进行膝关节功能锻炼。随访1年无复发。

按语：患者膝关节痹痛属于慢性劳损，积劳成疾，加之年龄稍长外因作用而发病。本案患者痹病日久，久病必虚，故治以活血化瘀、蠲痹通络止痛为主。本方重用延胡以活血化瘀，通络止痛，辅以桃仁、红花以加强化瘀通络之功；苍术、黄柏、薏苡仁、牛膝为四妙散组方，以治患病日久积聚化热；泽兰可增强化瘀通络利水的功效，治疗关节内积水；威灵仙祛风除湿，为治疗骨质增生的常用药；白芍、甘草意取去杖汤。二诊加伸筋草、木瓜以改善膝关节屈伸不利（下蹲困难），加狗脊以强腰健筋骨。嘱患者进行膝关节功能锻炼以避免出现关节萎废不用之弊。

第八节　雷诺综合征

雷诺综合征是由于寒冷或情绪激动引起发作性的手指（足趾）苍白、发紫然后变为潮红的一组综合征。没有特别原因者称为特发性雷诺综合征；继发于其他疾病者，则称为继发性雷诺综合征。特发性雷诺综合征病因不明，可能与以下因素有关：①寒冷刺激。病人对寒冷刺激比较敏感，在寒冷地区本病的发病率较高。②神经兴奋。病人多是交感神经兴奋型，可能与中枢神经功能紊乱、交感神经功能亢进有关。③职业因素。长期从事震动性机械的工人如气锤操作工，其发病率高达 50%，具体机制不明。④内分泌紊乱。此病女性占 70%～90%，症状在月经期加重，妊娠期减轻，可能与性激素有关。⑤其他原因。遗传、疲劳、感染等。继发性雷诺综合征常伴有以下疾病：①全身性硬皮病。②系统性红斑狼疮。③皮肌炎或多发性肌炎。④类风湿关节炎。⑤50岁以上病人四肢动脉粥样硬化。⑥血栓性脉管炎，少见。⑦原发性肺动脉高压。此外，创伤，以及药物如麦角诱导剂、长春新碱、巴比妥酸等亦可引起本病。

临床表现：多发生在20～40岁，女性多于男性。起病缓慢，开始为冬季发作，时间短，逐渐出现遇冷或情绪激动即可发作。一般多为对称性双手手指发作，足趾亦可发生。发作时手足冷，麻木，偶有疼痛。典型发作时，以掌指关节为界，手指发凉、苍白、发紫，继而潮红。疾病晚期，逐渐出现手指背面汗毛消失，指甲生长变慢、粗糙、变形，皮肤萎缩变薄而且发紧（硬皮病指），指尖或甲床周围形成溃疡，并可引起感染。

诊断：雷诺综合征的诊断主要依靠病史，典型发作时的表现，结合以上激发试验多可做出诊断。

一、中医对雷诺综合征的认识

雷诺综合征属于中医学"血痹""脉痹"等痹病范畴，晚期属于"脱疽"等范畴。中医虽无本病的病名，但早在《黄帝内经》即可见到与本病相类似的记载。如《素问·举痛论》曰："寒气入经而稽迟，泣而不行。"又云："寒则气收。"又云："寒气客于脉外则脉寒，脉寒则缩蜷，缩蜷则脉细急，细急则外引小络，故卒然而痛，得炅则痛立止；因重中于寒，则痛久矣。"《素问·五脏生成》曰："卧出而风吹之，血凝于肤者为痹。"其首次提到外风、血瘀为本病之病因病机。《伤寒论》说："手足厥寒，脉细欲绝者，当归四逆汤主之"，开治疗本病之先河。《伤寒明理论》曰："伤寒厥者，何以明之？厥者，冷也，甚于四逆也。经曰：厥者，阴阳气不相顺接，便为厥。厥者，手足逆冷是也，谓阳气内陷，热气逆伏，而手足为之冷。"《诸病源候论》进而指出："经脉所引皆起于手足，虚劳则血气衰损，不能温其四肢，故四肢逆冷也。"虞抟的《医学正传·气血》言："血非气不运。"唐容川的《血证论·瘀血篇》亦曰："瘀血在经络脏腑之间，则周身作痛，以其堵塞气之往来，故滞碍而痛，所谓痛则不通也。"张璐的《张氏医通》曰："血痹者，寒湿之邪，痹著于血分也。"《医宗金鉴》曰："脉痹，脉中血不和而色变也。"上述古代文献对雷诺综合征的病因病机进行了初步阐释与探讨，为中医认识本病打下了基础。在病因上，本病多与风、寒、湿、虚、瘀、痰等密切相关。病机上，历代医家将本病归纳为血虚寒凝、阳虚寒凝、气虚血瘀、四末失荣、血瘀毒盛等证，并与情志变化有关；多因卫气不足，气血虚弱，风、寒、湿之邪侵袭，经络受阻，寒凝血瘀所致。治疗上，根据致病因素不同，辨证不同，治疗原则亦有不同。

二、经典医案

石志超医案

患者，女，33 岁。2019 年 9 月 10 日初诊。主诉"双手手指肿胀伴麻木 4 年余加重 1 个月"。4 年前患者无明显诱因出现双手手指肿胀伴麻木，曾就诊于大连医科大学附属第一医院，诊断为"雷诺综合征"，经口服"雷公藤片、甲钴胺片、洛索洛芬钠片"治疗后症状有所缓解。此后每因天气转冷或受凉后发病。1 个月前患者食冷饮后双手手指肿胀及麻木再发加重，发作时手指肿胀、麻木、苍白、发紫、发凉，继而出现潮红，经热敷后症状可暂时缓解，但双手指关节活动受限，严重影响正常生活及工作。平素畏寒，四肢欠温，周身乏力，睡眠差，二便可。舌暗，苔白腻，脉沉涩。

西医诊断：雷诺综合征。中医诊断：痹病。证属血虚寒凝，治宜温阳散寒，养血通络。处方：桂枝 10g，细辛 3g，当归 10g，通草 6g，柴胡 10g，枳壳 10g，炒白芍 15g，炙黄芪 15g，夜交藤 30g，延胡 15g，鸡血藤 30g，炙甘草 10g。7 剂，水煎服，日 1 剂，早晚 2 次温服。

2019 年 9 月 17 日二诊：双手手指肿胀伴麻木较前明显好转，畏寒、四肢欠温大减，无双手指关节活动受限，乏力略有改善。前方加用炙黄芪至 30g，服 7 剂后诸症均除。随访 6 个月未见发病。

按语：方用当归四逆汤合四逆散加减，方中当归甘温，养血和血；桂枝辛温，温经散寒，温通血脉；细辛温经散寒，助桂枝温通血脉；白芍养血和营，助当归补益营血；通草通经脉，以畅血行；炙黄芪合当归、白芍以补血养血，亦以防桂枝、细辛燥烈，伤及阴血之弊。患者畏寒、四肢欠温，缘于外邪传经入里，气机为之郁遏，不得疏泄，阳气内郁，气不宣通，故再合四逆散之柴胡，以升发阳气，疏肝解郁，透邪外出；枳壳以理气解郁泄热，与柴胡为伍，一升一降，加强舒畅气机之功，并奏升清降浊之效，与白芍相配，又能理气和血，使气血调和。另辅以延胡行周身气血；鸡血藤、夜交藤补血通络，养血安神。诸药共用，使寒得除，血得养，络得通。

张洋医案

患者，女，48 岁。2021 年 3 月 26 日初诊。主诉：反复双手受凉后苍白、紫红伴双手麻木 3 年，加重 1 个月。患者近 3 年前出现双手受凉后苍白、紫红，交替出现，伴双手麻木、发凉，得温稍减，遇寒频繁发作且加重，于某医院诊断为"雷诺综合征"，经治疗后好转（具体用药不详）。此后病情发作反复。1 个月前患者病情再发，经口服药物治疗效果不佳。就诊时症见：双手指麻木疼痛，发凉、发白、发紫和潮红阵作，畏寒明显，心烦不寐，二便可。舌质暗红，苔薄白腻，脉弦细。

西医诊断：雷诺综合征。中医诊断：痹病。辨证：阳虚寒凝夹瘀。治法：温阳散寒，祛瘀通络。予黄芪桂枝五物汤加减。处方：炙黄芪30g，桂枝15g，炒白芍30g，川芎10g，制附片5g（先煎），延胡15g，鸡血藤30g，片姜黄10g，香附10g，炙甘草10g，生姜10g，大枣3枚。14剂，水煎服，日1剂，日2次。

2019年4月9日二诊，双手指麻木疼痛明显好转，发凉、发白、发紫和潮红有所减轻，畏寒明显，好转不显著，仍有心烦，睡眠尚可。据上方加制附片10g，合欢花15g，夜交藤30g。7剂，水煎服，日1剂，日2次。

2019年4月16日三诊，已无双手指麻木疼痛、发凉、发白、发紫和潮红等症，偶有畏寒、心烦。守方治疗3个月后，患者病情基本痊愈。随访3个月未再发病。

按语：本案痹病日久，四诊合参证属阳虚寒凝夹瘀。《灵枢·邪气脏腑病形》曰："阴阳形气俱不足，勿取以针，而调以甘药也。"本案以黄芪桂枝五物汤加减治疗。黄芪桂枝五物汤出自《金匮要略·血痹虚劳病脉证并治》，由桂枝汤去甘草倍生姜加黄芪组成。方中黄芪甘温益气，于气分中调其血；更妙倍生姜助桂枝以通阳行痹，协黄芪走表而行气血；芍药和营理血，助黄芪走里而补营阴之虚；生姜、大枣调和营卫，五药相合，温、补、通、调并用，共奏补气行血，温阳通络之功，"惮无形之卫气，迅疾来复，有形之营血，渐次鼓荡，则痹可开，而风亦无容留之处矣"。案中附子温阳通脉、走而不守，延胡、鸡血藤、片姜黄、香附活血行气、通脉止痹，所谓通则不痛。

庞鹤医案

患者，女，67 岁。主因"双手遇冷疼痛 3 年，加重伴指端破溃 1 周"就诊。患者 3 年前发现双手遇冷则苍白、疼痛，发作后可自行缓解，诊为雷诺综合征。1 周前右手在长时间接触冰块后出现手指紫暗、冷痛明显，次日中指指尖破溃不愈，患者自觉双手各指怕冷、肿胀，右手中指胀痛紫暗，各指关节活动自如，面色苍白，形寒肢冷。查体：双手皮肤颜色正常，皮温减低，右手中指远端色紫暗，指尖可见 1cm×0.8cm，黑色凹陷痂皮覆盖，无渗血渗液，触之无波动感，触痛明显，舌紫暗，苔薄白，脉沉细。

西医诊断：雷诺综合征。中医诊断：痹病、脱疽。辨证：阳虚寒凝证。治法：温阳散寒，活血通络。处方：炙黄芪 40g，桂枝 6g，干姜 6g，白芍 30g，炙甘草 10g，炙麻黄 9g，制川乌 9g，细辛 3g，熟地黄 15g，肉桂 9g，当归 15g，赤芍 15g，川芎 12g，地龙 9g，䗪虫 6g，水蛭 9g，葛根 15g，羌活 15g，炙乳香 6g，没药 6g。7 剂，免煎颗粒，每天 1 剂，早晚分服。

1 周后复诊，患者手指冷痛明显减轻，继续来诊，随症加减。2 个月后黑色痂皮自行翘起脱落，剩余创面约

0.3cm×0.2cm，基底色淡红，少量淡黄色渗液，无渗血、无脓性分泌物，手指色略暗，无明显恶寒怕冷症状，仍有肿胀、麻木感，舌紫、苔薄白腻，脉细滑。处方：生黄芪30g，桂枝12g，白芍15g，赤芍15g，大枣15g，炙甘草10g，细辛3g，当归15g，川芎12g，三七6g，地龙9g，蟅虫6g，水蛭9g，苍术15g，生薏苡仁30g，茯苓15g，葛根15g，羌活15g。7剂，免煎颗粒，每天1剂，早晚各服1次。随症加减1个月后，患者手指创面痊愈，肤色无明显紫暗，偶有怕凉疼痛，肿胀感仅晨起时出现。

按语：此例患者雷诺综合征病程较长，素体阳气虚弱，温煦推动经脉中气血运行功能较弱，适逢阴寒外邪侵袭，凝滞指端经络，而见皮肤肌肉失养坏死，形成溃疡。辨证为阳虚寒凝证。初诊时予黄芪桂枝五物汤、麻黄附子细辛汤、阳和汤加味化裁治之。方中加用乳香、没药活血散瘀止痛；配伍运用地龙、蟅虫、水蛭破血通络、祛瘀生新；加用葛根、羌活散寒湿、利关节。待寒邪渐除，恶寒怕冷等症减轻后，中病即止，去除麻黄附子细辛汤、阳和汤，予黄芪桂枝五物汤合血府逐瘀汤及祛湿方药化裁加减继续治疗，取得良效。

第三章　痹病方药论

第一节　痹病常用中药

一、祛风湿寒痹药

独活

【性味与归经】微温，辛、苦。归肾、膀胱经。

【功能与主治】祛风湿，止痛，解表。用于风寒湿痹，腰膝疼痛，少阴伏风头痛，风寒夹湿头痛。

【用法用量】煎服，3~9克。

【临床应用】独活辛散苦燥，气香温通，功善祛风湿，止痹痛，为治风湿痹痛主药，凡风寒湿邪所致之痹病，无论新久，均可应用。其辛散温通苦燥，能散风寒湿而解表，治外感风寒夹湿所致的头痛头重，一身尽痛，多配羌活、藁本、防风等应用。其善入肾经而搜伏风，与细辛、川芎等相配，可治风扰肾经，伏而不出之少阴头痛。

【使用注意】内服量不宜过大，阴虚血燥者慎服。

【历代论述】《汤液本草》："独活，治足少阴伏风，而不治太阳，故两足寒湿，浑不能动止，非此不能治。"《本草汇言》："独活，善行血分，祛风行湿散寒之药也。凡病风之证，如头项不能俯仰，腰膝不能屈伸，或痹痛难行，麻木不用，皆风与寒之所致，暑与湿之所伤也；必用独活之苦辛而温，活动气血，祛散寒邪，故《本草》言能散脚气，化奔豚，疗疝瘕，消痈肿，治贼风百节攻痛，定少阴寒郁头疼，意在此矣。"

威灵仙

【性味与归经】温，辛、咸。归膀胱经。

【功能与主治】有祛风湿，通经络作用。用于风湿痹痛，肢体麻木，筋脉拘挛，屈伸不利。

【用法用量】煎汤，6~9克。

【临床应用】威灵仙辛散善走，性温通利，功能祛除风湿，有较好的通络止痛作用，是治疗风湿痹痛的常用药物。用于风湿所致的肢体疼痛及脚气疼痛等症，常与羌活、独活、牛膝、秦艽等配伍同用。

【使用注意】气血虚弱者慎服。

【历代论述】《本草纲目》："威灵仙，气温，味微辛咸。辛泄气，咸泄水，故风湿痰饮之病，气壮者服之有捷效，其性大抵疏利，久服恐损真气，气弱者亦不可服之。"《本草经疏》："威灵仙，主诸风，而为风药之宣导善走者也。腹内冷滞，多由于寒湿，心膈痰水，乃饮停于上、中二焦也，风能胜湿。湿病喜燥，故主之也。膀胱宿脓恶水，靡不由湿所成，腰膝冷疼，亦缘湿流下部侵筋致之，祛风除湿，病随去矣。其曰久积癥瘕、痃癖、气块及折伤。则病于血分者多，气分者少，而又未必皆由于湿，施之恐亦无当，取节焉可也。"

川乌

【性味与归经】热，辛、苦，有大毒。归心经、肝经、肾经、脾经。

【功能与主治】祛风除湿，温经止痛。用于风寒湿痹、关节疼痛、心腹冷痛、寒疝作痛。

【用法用量】一般炮制后用。内服：煎汤，3~9克；每次1~2克，或入丸、散。外用：适量，研末撒或调敷。

【临床应用】治风寒湿痹而见气虚血凝、手足拘挛者，可在祛风除湿、散寒止痛药中，配以补气活血之品，如《张氏医通》三痹汤，以川乌与黄芪、当归等配合应用。国医大师朱良春，常以川乌配伍穿山龙、鬼箭羽治疗各种风湿痹证，朱老称此三药为"痹证的三联主药"。

【使用注意】阴虚阳盛、热证疼痛者及孕妇禁服。反半夏、瓜蒌、天花粉、川贝母、浙贝母、白蔹、白及。乌头煎煮或服用不当易致中毒。

【历代论述】《本经》："主中风，恶风洗洗出汗，除寒湿痹，咳逆上气，破积聚寒热。"《名医别录》："乌头，消胸上痰冷，食不下，心腹冷疾，脐间痛，肩胛痛不可俯仰，目中痛不可久视，又堕胎。""主风湿，丈夫肾湿阴囊痒，寒热历节掣引腰痛，不能行步，痈肿脓结。又堕胎。"

草乌

【性味与归经】热，辛、苦，有大毒。归心经、肝经、肾经、脾经。

【功能与主治】祛风除湿，温经止痛。用于风寒湿痹，关节疼痛，心腹冷痛，寒疝作痛及麻醉止痛。

【用法用量】内服：煎汤，3~6克；或入丸、散。外用：适量，研末调敷，或用醋、酒磨涂。内服须炮制后用，入汤剂应先煎1~2小时，以减低毒性。

【临床应用】用于治寒湿瘀血留滞经络，肢体筋脉挛痛，关节屈伸不利，与川乌、地龙、乳香等同用。常作为麻醉止痛药，多以生品与生川乌并用，配伍羊踯躅、姜黄等。

【使用注意】孕妇忌用；不宜与贝母、半夏、白及、白蔹、天花粉、瓜蒌等同用；内服一般应炮制用，生品内服宜慎；酒浸、酒煎服易致中毒，应慎用。

【历代论述】《本草纲目》："治头风喉痹，痈肿疔毒。主大风顽痹。"《本草纲目拾遗》："追风活血，取根入药酒。"

附子

【性味与归经】性热，味辛、甘，有大毒。归心经、肾经、脾经。

【功能与主治】回阳救逆，补火助阳，散寒止痛。用于亡阳虚脱，肢冷脉微，阳痿，宫冷，心腹冷痛，虚寒吐泻，阴寒水肿，阳虚外感，寒湿痹痛。

【用法用量】3～15克，先煎，久煎。

【临床应用】祛寒止痛：本品大热，祛寒力强，故能治寒邪内侵之胃腹疼痛、泄泻，以及寒湿阻络之痹痛。补益阳气：附子辛热，其性走而不守，能通行十二经，故凡阳气不足之证均可用之，尤能补益肾阳。补肾阳常配肉桂。

【使用注意】阴虚阳盛、真热假寒者及孕妇均禁服。服药时不宜饮酒，不宜以白酒为引。不宜与半夏、瓜蒌、天花粉、贝母、白蔹、白及同用。

【历代论述】《本经》："主风寒咳逆邪气，温中，金疮，破癥坚积聚，血瘕，寒湿踒躄，拘挛膝痛，不能行步。"《名医别录》："脚疼冷弱，腰脊风寒，心腹冷痛，霍乱转筋，下痢赤白，坚肌骨，强阴，又堕胎，为百药长。"《本草拾遗》："醋浸削如小指，纳耳中，去聋。去皮炮令坼，以蜜涂上炙之，令蜜入内，含之，勿咽其汁，主喉痹。"

麻黄

【性味与归经】性温，味辛、微苦。归肺经、膀胱经。

【功能与主治】发汗散寒，宣肺平喘，利水消肿。用治风湿痹痛，风寒感冒，胸闷喘咳，风水浮肿。

【用法用量】煎服，2~9克。

【临床应用】用于风湿一身尽痛，发热，日晡所剧者。治少阴病始得之，反发热脉沉，二三日无里证者。常与薏苡仁、杏仁、甘草、附子、细辛等同用，如麻杏苡甘汤、麻黄附子细辛汤等。

【使用注意】体虚自汗、盗汗、虚喘及阴虚阳亢者禁服。

【历代论述】《本草经疏》："麻黄，轻可去实，故疗伤寒，为解肌第一。"《药性论》："治身上毒风顽痹，皮肉不仁。"《珍珠囊》："泄卫中实，去营中寒，发太阳、少阴之汗。"《现代实用中药》："对关节疼痛有效。"

桂枝

【性味与归经】辛、甘，温。归心、肺、膀胱经。

【功能与主治】发汗解肌，温通经脉，助阳化气，平冲降气。用于关节痹痛，风寒感冒，血寒经闭，痰饮水肿，心悸胸痹，奔豚气冲。

【用法用量】煎服，3~9克。

【临床应用】用于风湿相搏，身体痛烦，不能自转侧，常与附子、生姜、大枣、甘草等同用，以温经散寒止痛，如桂枝附子汤。

【使用注意】本品辛温助热，易伤阴动血，凡温热病及阴虚阳盛、血热妄行、孕妇胎热及产后风湿伴有多汗等情形均忌用。

【历代论述】《本草纲目》："治一切风冷风湿，骨节挛痛，解肌开腠理，抑肝气，扶脾土，熨阴痹。"《本草汇言》："桂枝，散风寒，逐表邪，发邪汗，止咳嗽，去肢节间风痛之药也。气味虽不离乎辛热，但体属枝条，仅可发散皮毛肌腠之间，游行臂膝肢节之处。"《本经疏证》："凡药须究其体用，桂枝能利关节，温经通脉，此其体也。"

羌活

【性味与归经】性温，味辛、苦。归膀胱经、肾经。

【功能与主治】解表散寒，祛风除湿，止痛。治风寒湿痹，头痛无汗，项强筋急，骨节酸痛，感冒风寒，风水浮肿。

【用法用量】煎服，6~12克。

【临床应用】用于外感风寒，恶寒发热，头痛身痛等证。本品有较强的发散风寒和止痛效果。常与防风、白芷、细辛等同用，如九味羌活汤。用于风寒湿邪侵袭所致的肢节疼痛、肩背酸痛，尤以上半身疼痛更为适用。本品能祛风胜湿，散寒止痛。常与防风、独活、秦艽等同用，如蠲痹汤。

【使用注意】血虚痹痛、气虚多汗者慎服。

【历代论述】《日华子本草》："治一切风并气，筋骨拳挛，四肢羸劣，头旋、眼目赤痛及伏梁水气，五劳七伤，虚损冷气，骨节酸疼，通利五脏。"《品汇精要》："主遍身百节疼痛，肌表八风贼邪，除新旧风湿，排腐肉疽疮。"《珍珠囊》："太阳经头痛，去诸骨节疼痛。"《医学启源》："羌活，治肢节疼痛，手足太阳本经风药也。加川芎治足太阳、少阴头痛，透关利节，又治风湿。"

木瓜

【性味与归经】酸，温。归肝、脾、胃经。

【功能与主治】有舒筋活络，和胃化湿的功效。用于治疗湿痹拘挛，腰膝关节酸重疼痛，暑湿吐泻，转筋挛痛，脚气水肿。

【用法用量】内服：煎汤，鲜者 1～2 两；研末 5～8 分；或绞汁饮。外用：煎水洗。

【临床应用】木瓜酸温入肝经，具有除湿通络止痹之功，为风湿痹痛、筋脉拘挛常用药。用于脚膝疼痛，不能远行久立，常与独活、羌活、附子等同用，如木瓜丹（《传信适用方》）。治疗筋急项强之颈痹，常与乳香、没药、生地等同用，如木瓜煎（《普济本事方》）。

【使用注意】内有郁热，小便短赤者忌用。

【历代论述】《本草拾遗》："下冷气，强筋骨，消食，止水痢后渴不止，作饮服之。"《本草纲目》："木瓜所主霍乱吐利转筋、脚气，皆脾胃病，非肝病也。肝虽主筋，而转筋则由湿热、寒湿之邪袭伤脾胃所致，故筋转必起于足腓，腓及宗筋皆属阳明。木瓜治转筋，非益筋也，理脾而伐肝也，土病则金衰而木盛，故用酸温以收脾胃之耗散，而借其走筋以平肝邪，乃土中泻木以助金也。"

蚕砂

【性味与归经】辛、甘，温。归胃、脾、肝经。

【功能与主治】祛风除湿，和胃化浊，活血通经。用于主风湿痹痛，肢体不遂，风疹瘙痒，吐泻转筋，闭经，崩漏。

【用法用量】煎服，5~15克，宜布包入煎。

【临床应用】蚕砂辛甘发散，可以祛风，温燥而通，又善除湿舒筋，作用缓和，可用于各种痹病。如《备急千金要方》中单用蒸热，更熨患处，以治风湿痹痛，肢体不遂者；若与羌活、独活、威灵仙等同用，可治风湿寒痹；与防己、薏苡仁、栀子等配伍，可治风湿热痹，肢节烦疼。

【使用注意】不宜用于肝肾亏损、血虚失于荣养的腰膝酸软冷痛。

【历代论述】《名医别录》："主肠鸣，热中，消渴，风痹，瘾疹。"《本草求原》："原蚕砂，为风湿之专药，凡风湿瘫缓固宜，即血虚不能养经络者，亦宜加入滋补药中。"《本草纲目》："肠鸣，热中消渴，风痹瘾疹，皮肤顽痹，腹内宿冷，脚软，皮肤顽痹。"

伸筋草

【性味与归经】苦、微辛，温。归肝、脾、肾经。

【功能与主治】祛风除湿，舒筋活络。用于关节酸痛，屈伸不利。

【用法用量】煎服，3~12克。

【临床应用】治风湿痹痛、筋脉拘挛、跌打损伤等常与桑枝、威灵仙、五加皮等配伍以增强疗效；若用于跌打损伤，可与赤芍药、红花、苏木活血祛瘀药配伍同用。

【使用注意】孕妇及出血过多者忌服。

【历代论述】《滇南本草》："石松，其性走而不守，其用沉而不浮，得槟榔良。下气，消胸中痞满横格之气，推胃中隔宿之食，去年久腹中之坚积，消水肿。"《生草药性备要》："伸筋草，消肿，除风温。浸酒饮，舒筋活络。其根治气结疼痛，损伤，金疮内伤，祛痰止咳，治疮疽卒手足。"

寻骨风

【性味与归经】辛、苦，平。归肝、胃经。

【功能与主治】祛风通络，止痛。用于风湿痹痛，胃痛，睾丸肿痛，跌打伤痛等症。

【用法用量】煎服，10~15克。

【临床应用】寻骨风功能祛风通络，适用于风湿痹痛、筋脉拘挛，可单味浸酒服或与桑枝、络石藤等配伍应用。用治跌打伤痛可配透骨草、苏木、自然铜等同用。

【使用注意】阴虚内热者忌用。

【历代论述】《饮片新参》："散风痹，通络，治骨节痛。"《南京民间药草》："全草浸酒服，治筋骨痛及肚痛。"《江西民间草药》："治风湿关节痛。"

透骨草

【性味与归经】辛，温。归肝、肾经。

【功能与主治】祛风除湿，舒筋活血，散瘀消肿，解毒止痛。用于风湿痹痛，筋骨挛缩，腰膝冷痛，瘫痪肢痹，疮疖肿毒。

【用法用量】煎服，9~15克。

【临床应用】透骨草有祛除风湿作用，并能活血止痛，用治风湿痹痛无论新久，均可应用。可配合五加皮、忍冬藤、油松节、威灵仙同用。其善于活血止痛，对于跌打损伤、瘀滞疼痛有良效，临床多与刘寄奴、苏木、土鳖虫等配伍使用。

【使用注意】孕妇禁服。

【历代论述】《本草纲目》："治筋骨一切风湿疼痛挛缩，寒湿脚气。"《本草原始》："透骨草苗春生田野间，高尺余，茎圆叶尖有齿，至夏抽三四。穗，花黄色，结实三棱，类蓖麻子，五月采苗，治风湿有透骨掺风之功，故名。"《山东中草药手册》："祛风湿，活血，止痛。"

松节

【性味与归经】苦，温。归肝、肾经。

【功能与主治】祛风燥湿，舒筋通络，活血止痛。用于风寒湿痹，历节风痛，脚痹痿软，跌打伤痛。

【用法用量】煎汤，10～15g；或浸酒、醋等。

【临床应用】松节苦燥温通，具有燥湿通络利痹之功，善祛筋骨间风湿，对于风湿痹痛、关节酸痛等症，可单味浸酒服或与羌活、独活、防风、桑枝、海风藤、川芎、当归等药同用。

【使用注意】阴虚血燥者慎服。

【历代论述】《名医别录》："疗虚风者，其有确见哉。"《本草纲目》："松节，松之骨也。质坚气劲，故筋骨间风湿诸病宜之。"《本草汇言》："松节，气温性燥，如足膝筋骨，有风有湿，作痛作酸，痿弱无力者，用之立痊。"《本草述》："治历节风者，而松节亦用之，讵知其所用有殊，不可不审。松脂治血中之风，松节则纯乎阳，乃治血中之湿，丹溪言之矣。血中之风，阳中之阴不足，血中之湿，阴中之阳不足也。然既燥湿矣，何以又云治风，盖血中之湿不化，则风生焉，是为阳虚之风也。"

海风藤

【性味与归经】辛、苦，微温。归肝经。

【功能与主治】祛风湿，通经络，止痹痛。用于风寒湿痹，肢节疼痛，筋脉拘挛，屈伸不利。

【用法用量】煎服，6～12克。

【临床应用】治风寒湿痹，肢节疼痛，筋脉拘挛，屈伸不利的常用药，每与羌活、独活、桂心、当归等配伍，如蠲痹汤。治跌打损伤，瘀肿疼痛，可与三七、地鳖虫、红花等配伍应用。

【使用注意】孕妇慎服。

【历代论述】《本草再新》:"行经络,和血脉,宽中理气,下湿除风,理腰脚气,治疝,安胎。"《浙江中药手册》:"宣痹,化湿,通络舒筋。治腿膝痿痹,关节疼痛。"

青风藤

【性味与归经】苦、辛,平。归肝、脾经。

【功能与主治】有祛风湿,通经络,利小便功效。用于风湿痹痛,关节肿胀,麻痹瘙痒。

【用法用量】煎汤,9~15克。

【临床应用】治风湿痹痛,关节肿胀;常与红藤、防风、桂枝等同用。治肩臂痛可配姜黄、羌活等药。治腰膝疼痛,常配伍独活、杜仲、牛膝、狗脊等药。朱良春常以青风藤配穿山龙、拳参、忍冬藤治疗多种类风湿疾患,并被朱老誉为"降风湿因子四联药"。

【使用注意】使用剂量个体差异较大,不良反应的产生与过敏机制有关,临床使用时应定期行白细胞检查。

【历代论述】《图经本草》:"生天台山中,其苗蔓延木上,四时常有。彼土人采其叶入药,治风有效。"《本草纲目》:"风湿流注,历节鹤膝,麻痹瘙痒,损伤疮肿,入酒药中用。"

路路通

【性味与归经】苦，平。归肝、肾经。

【功能与主治】有祛风活络、利水、通经的作用。用于关节痹痛，麻木痉挛，水肿胀满，乳少，经闭。

【用法用量】煎服，5~9克。

【临床应用】治风湿痹痛、腰腿酸痛、筋络拘挛等症，可与当归、川芎、独活、桑寄生等同用。治肢体关节肿胀，可与茯苓皮、桑白皮、冬瓜皮等配伍。

【使用注意】月经过多者及孕妇忌服。

【历代论述】《本草纲目拾遗》："辟瘴却瘟，明目除湿，舒筋络拘挛，周身痹痛，手脚及腰痛，焚之嗅其烟气皆愈……其性大能通十二经穴，故《救生苦海》治水肿胀满用之，以其能搜逐伏水也。"《岭南采药录》："治风湿流注疼痛及痈疽肿毒。"

二、祛风湿热痹药

秦艽

【性味与归经】辛、苦，平。归胃、肝、胆经。

【功能与主治】有祛风湿，清湿热，止痹痛，退虚热的作用。用于风湿痹痛，中风半身不遂，筋脉拘挛，骨节酸痛，湿热黄疸，骨蒸潮热，小儿疳积发热。

【用法用量】煎服，3~9g。

【临床应用】秦艽辛散苦泄，质偏润而不燥，为风药中之润剂。风湿痹痛，筋脉拘挛，骨节酸痛，无问寒热新久均可配伍应用。其性偏寒，兼有清热作用，故对热痹尤为适宜，临床中多与防己、牡丹皮、络石藤等配伍使用。其既能祛风邪，舒筋络，又善"活血荣筋"，故又可用于中风半身不遂，口眼歪斜，四肢拘急，舌强不语等。若与升麻、葛根、防风等配伍，可治中风口眼歪斜，言语不利，恶风恶寒者；与当归、白芍、川芎等同用，可治血虚中风、肢体痿痹。

【使用注意】久痛虚羸、溲多、便滑者慎服。

【历代论述】《神农本草经》："主寒热邪气，寒湿风痹，肢节痛，下水，利小便。"《名医别录》："疗风无问久新，通身挛急。"《本草纲目》："秦艽，手足不遂，黄疸，烦渴之病须之，取其祛阳明之湿热也。阳明有湿，则身体酸疼烦热，有热则日晡潮热骨蒸。"

防己

【性味与归经】辛、苦，寒。归膀胱、肺经。

【功能与主治】祛风止痛，利水消肿。用于风湿痹痛，水肿脚气，小便不利。

【用法用量】煎服，5～10克。

【临床应用】本品辛能行散，苦寒降泄，既能祛风除湿止痛，又能清热。对风湿痹证湿热偏盛，肢体酸重，关节红肿疼痛及湿热身痛者，尤为要药，常与滑石、薏苡仁、蚕砂、栀子等配伍；若与麻黄、肉桂、茯苓等同用，亦可用于风寒湿痹，四肢挛急者。其苦寒降利，能清热利水，善走下行而泄下焦膀胱湿热，尤宜于下肢水肿，小便不利者；常与茯苓、黄芪、桂枝等同用，可治一身悉肿痹痛。

【使用注意】本品苦寒较甚，不宜大量使用，以免损伤胃气。食欲不振及阴虚无湿热者忌用。

【历代论述】《名医别录》："疗水肿，风肿，祛膀胱热，伤寒，寒热邪气，中风手足挛急……通腠理，利九窍。"《本草求真》："防己，辛苦大寒，性险而健，善走下行，长于除湿、通窍、利道，能泻下焦血分湿热及疗风水要药。"

桑枝

【性味与归经】微苦，平。归肝经。

【功能与主治】有祛风湿，利关节的作用。用于风湿痹病，肩臂、关节酸痛麻木。

【用法用量】煎服，9~15克。

【临床应用】桑枝善于祛风，通利关节，用于风湿痹痛，常与防己、威灵仙、羌活、独活等配合应用；其善走上肢，尤以治肩背酸痛，经络不利为常用，可单味熬膏服或与祛风湿药配伍使用。

【使用注意】阴血亏虚者慎用。

【历代论述】《本草图经》："《近效方》云：疗遍体风痒干燥，脚气风气，四肢拘挛，上气，眼晕，肺气嗽，消食，利小便，久服轻身，聪明耳目，令人光泽，兼疗口干。"《本草备要》："利关节，养津液，行水祛风。"

豨莶草

【性味与归经】辛、苦，寒。归肝、肾经。

【功能与主治】祛风湿，通经络，清热解毒。用于风湿痹痛，筋骨不利，腰膝无力，半身不遂，高血压病，疟疾，黄疸，痈肿，疮毒，风疹湿疮，虫兽咬伤。

【用法用量】内服：煎汤，9～12克，大剂量30～60克；捣汁或入丸、散。外用：适量，捣敷；或研末撒；或煎水熏洗。

【临床应用】豨莶草为祛除风湿常用要药，用于风湿痹痛、筋骨不利等症，常与臭梧桐同用。其性味苦寒，又有化湿热作用，故痹痛偏于湿热的病证尤为适宜。本品酒炙蒸熟又能强筋骨，适用于四肢麻痹、腰膝无力、中风口眼歪斜、半身不遂等痿痹。

【使用注意】无风湿者慎服；生用或大剂应用，易致呕吐。

【历代论述】《本草图经》："治肝肾风气，四肢麻痹，骨间疼，腰膝无力者，亦能行大肠气……兼主风湿疮，肌肉顽痹。"《本草蒙筌》："疗暴中风邪，口眼歪斜者立效；治久渗湿痹，腰脚酸痛者殊功。"

臭梧桐

【性味与归经】辛、苦、甘，凉。归肝经。

【功能与主治】有祛风湿，降压功效。治风湿痹痛，半身不遂，高血压病，偏头痛，疟疾，痢疾，痔疮，痈疽疮疥。

【用法用量】内服：煎服，5～15克；研末服，每次3g。外用：适量。用于高血压病不宜久煎。

【临床应用】臭梧桐有祛除风湿、止痛之功，用治风湿痹痛之症，常与豨莶草同用，或单味煎服。其又有降低血压作用，可用于治疗高血压正，一般认为为开花以前的臭梧桐疗效叫好；不宜高温煮，否则降压功效可能减弱。

【使用注意】臭梧桐经高热煎煮后，降压作用减弱。

【历代论述】《本草纲目拾遗》："洗鹅掌风、一切疮疥；煎汤洗汗斑；湿火腿肿久不愈者，同苍耳子浸酒服。并能治一切风湿，止痔肿，煎酒服；治臁疮，捣烂做饼，加桐油贴。"《本草图经》："止痹痛，治疟。"

海桐皮

【性味与归经】苦、辛，平。归肝，脾经。

【功能与主治】祛风湿，通络止痛，杀虫止痒。用于风寒湿痹，腰膝酸痛，脚气，痛风，皮肤疥癣，湿疹，以及湿热泻痢等。

【用法用量】内服：煎汤，6～12克；或浸酒。外用：煎水熏洗；或浸酒搽；或研末调敷。

【临床应用】海桐皮功能祛风湿，通经络，主要适用于下肢关节痹痛及腰膝疼痛等症，临床常配合牛膝、薏苡仁、五加皮等药同用。其又能清热化湿，用治湿热下注、脚膝疼痛的病证，可配合草薢、木通等药同用。

【使用注意】血虚者不宜服。

【历代论述】《本经逢原》："海桐皮能行经络，达病所，治风湿腰脚不遂，血脉顽痹，腿膝疼痛，赤白泻痢及去风杀虫，虫牙风痛，疳蚀疥癣，目赤肤翳。此药专去风湿，无风湿者勿用。"《本草求真》："海桐皮能入肝经血分，祛风除湿及行经络，以达病所。"

络石藤

【性味与归经】苦，微寒。归心、肝、肾经。

【功能与主治】有祛风通络，凉血消肿功效。用于风湿热痹，筋脉拘挛，腰膝酸痛，喉痹，跌仆损伤。

【用法用量】内服：煎服，6～12g。外用：适量，鲜品捣敷。

【临床应用】络石藤功能祛风而舒经活络，性寒清热，风湿痹痛偏热者较为适宜，可单味浸酒服，也可与木瓜、海风藤、桑寄生、苡仁等同用。其性微寒，能凉血清热而消痈，用治疮疡肿痹证，常与乳香、没药、瓜蒌、甘草、皂角刺等配伍。

【使用注意】阳虚畏寒，大便溏薄者禁服。

【历代论述】《本草纲目》："络石，气味平和，其功主筋骨关节风热痈肿。"《要药分剂》："络石之功，专于舒筋活络，凡病人筋脉拘挛不易伸屈者，服之无不获效。"《中国药用植物志》："祛风止痛，通络消肿。"

雷公藤

【性味与归经】苦、辛，寒。归肝、肾经。

【功能与主治】祛风湿，止痹痛，解毒杀虫。内服可治风湿顽痹，外用可疗皮肤发痒、杀蛆虫、灭钉螺、毒鼠。

【用法用量】内服：煎汤，10～25g（带根皮者减量），文火煎1～2小时；研粉，每日1.5～4.5g。外用：适量。

【临床应用】治各种风湿顽痹，常与威灵仙、独活、防风等同用，并宜配伍黄芪、党参、当归、鸡血藤等补气养血药，以防久服而克伐正气。

【使用注意】内脏有器质性病变及白细胞减少者慎服；孕妇忌服。

【历代论述】《湖南药物志》："杀虫，消炎，解毒。"《中国药用植物志》："舒筋活血，祛风除湿。主治风湿性关节炎，跌打损伤。"

老鹳草

【性味与归经】苦、辛，平。归肝、肾、脾经。

【功能与主治】祛除风湿。用于风湿痹痛。

【用法用量】9～15克，煎服。

【临床应用】老鹳草辛散苦燥，祛除风湿、舒筋活络，适用于风湿痹痛、肢体麻木、关节不利等症，单用有效，水煎服或熬膏用；如配伍桂枝、当归、红花、芍药等药，能增强活血通络止痛等作用。

【使用注意】阴血亏虚者慎用。

【历代论述】《滇南本草》："去诸风皮肤发痒，通行十二经络，治筋骨疼痛，痰火痿软，手足麻木。"《分类草药性》："老鹤草……治一切风湿麻木，疼痛筋骨，左瘫右痪，泡酒服下。"

丝瓜络

【性味与归经】味甘，性平。归肺、胃、肝经。

【功能与主治】有祛风，通络，活血，下乳功效。用于治疗痹痛拘挛、胸胁胀痛、乳汁不通、乳痈肿痛。

【用法用量】煎服，4.5~9克。

【临床应用】治风湿痹痛，筋脉拘挛，肢体麻痹，常与秦艽、防风、当归、鸡血藤等配伍。治气血瘀滞之胸胁胀痛，多配柴胡、香附、瓜蒌皮、郁金等。

【使用注意】阴血亏虚者慎用。

【历代论述】《本草纲目》："能通人脉络脏腑，而祛风解毒，消肿化痰，祛痛杀虫，治诸血病。"《本草再新》："通经络，和血脉，化痰顺气。"

薏苡仁

【性味与归经】甘、淡，凉。归脾、胃、肺经。

【功能与主治】利水渗湿，除痹，排脓，解毒散结，健脾止泻。用于湿痹拘挛，水肿，脚气，小便不利，脾虚泄泻。

【用法用量】煎服，9～30克。清利湿热宜生用，健脾止泻宜炒用，或入散剂。

【临床应用】薏苡仁因其性属微寒，故可用于湿热内蕴之症。可祛除湿热之邪，故可用于湿热滞皮肉筋脉引起的关节痹痛、肢体拘挛，朱良春临床中常用薏苡仁与苍术、白术等同用治疗痹病湿胜之证。

【使用注意】孕妇慎用。

【历代论述】《本草纲目》："薏苡仁阳明药也，能健脾，益胃。虚则补其母，故肺痿肺痈用之。筋骨之病，以治阳明为本，故拘挛筋急，风痹者用之。土能生水除湿，故泻利水肿用之。"《本草经疏》："性燥能除湿，味甘能入脾补脾，兼淡能渗湿，故主筋急拘挛不可屈伸及风湿痹，除筋骨邪气不仁，利肠胃，消水肿，令人能食。"《本草新编》："最善利水，不至损耗真阴之气，凡湿盛在下身者，最适用之。"

萆薢

【性味与归经】苦，平。归肾、胃经。

【功能与主治】利湿祛浊，祛风除痹。用于风湿痹痛，关节不利，腰膝疼痛。膏淋，白浊。

【用法用量】煎汤，10～15克；或入丸、散。

【临床应用】治腰膝痹痛，筋脉屈伸不利。证属湿热者，则与黄柏、忍冬藤、防己等配伍用，如萆薢丸。若偏于寒湿者，可与附子、威灵仙等同用。朱良春常用萆薢配伍土茯苓、威灵仙治疗痛风，此三药被誉为"痛风三要药"。

【使用注意】肾阴亏虚遗精滑泄者慎用。

【历代论述】《神农本草经》："主腰背痛，强骨节，风寒湿周痹，恶疮不瘳，热气。"《药性论》："治冷风顽痹，腰脚不遂，手足惊掣，主男子臂腰痛久冷，是肾间有膀胱宿水。"《日华子本草》："治瘫缓软风，头旋痫疾，补水脏，坚筋骨，益精明目。"《滇南本草》："治风寒，温经络，腰膝疼，遍身顽麻，利膀胱水道，赤白便浊。"《药笼小品》："祛风湿，治风寒湿痹，茎痛遗浊。"《玉楸药解》："泄水祛湿，壮骨舒筋。"

土茯苓

【性味与归经】甘、淡，平。归肝、胃经。

【功能与主治】除湿，解毒，通利关节。用于风湿痹痛，筋骨疼痛，痛风肿胀，湿热淋浊，梅毒及汞中毒所致的肢体拘挛。

【用法用量】煎服，15~60克。

【临床应用】朱良春言"湿胜则肿"，此为关节肿胀形成之主因，早期可祛湿消肿，但日久湿聚为痰，痰瘀交阻，肿胀僵持不消，须在祛湿之时参用涤痰化瘀之品始可奏效，故治疗痹证重在早期。朱老据此习以大剂量土茯苓（30克起）为主药配伍二妙、萆薢、防己、泽泻、泽兰等对痹痛肿胀常有著效。

【使用注意】肝肾阴虚者慎服。

【历代论述】《本草纲目》："健脾胃，强筋骨，祛风湿，利关节，止泄泻。治拘挛骨痛，恶疮痈肿。解汞粉、银朱毒。"《本草再新》："祛湿热，利筋骨。"《常用中草药彩色图谱》："治风湿性关节炎，腹痛，消化不良，膀胱炎。"

三、补益类治痹药

五加皮

【性味与归经】辛、苦，温。归肝、肾经。

【功能与主治】有祛风湿，补益肝肾，强筋壮骨，利水消肿作用。用于风湿痹病，筋骨痿软，小儿行迟，体虚乏力，水肿，脚气。

【用法用量】煎服，5～10 克。

【临床应用】五加皮能祛风湿，又能补肝肾，强筋骨，可用于风湿痹痛、筋骨拘挛、腰膝酸痛等症，对肝肾不足有风湿者最为适用，可单用浸酒服，也可与羌活、秦艽、威灵仙等配伍应用。其又能温补肝肾、强筋健骨，可用治肝肾不足所致腰膝酸痛、下肢痿痹及小儿行迟等症，在临床应用上常与牛膝、木瓜、续断等药同用。其又能利水消肿，治水肿、小便不利，常配合茯苓皮、大腹皮、生姜皮、地骨皮等药同用。

【使用注意】阴虚火旺者慎服。

【历代论述】《神农本草经》："主心腹疝气、腹痛，益气，疗躄，小儿不能行，疽疮阴蚀。"《名医别录》："主男子阴痿，囊下湿，小便余沥，女人阴痒及腰脊痛，两脚疼痹风弱，五缓，虚羸，补中益精，坚筋骨，强志意，久服轻身耐老。"

桑寄生

【性味与归经】苦、甘，平。归肝、肾经。

【功能与主治】有祛风湿，补肝肾，强筋骨，安胎元作用。用于风湿痹痛，腰膝酸软，筋骨无力，崩漏经多，妊娠漏血，胎动不安，头晕目眩。

【用法用量】煎服，9~15克。

【临床应用】桑寄生既能祛除风湿，又能补肝肾、强筋骨，对风湿痹痛、肝肾不足、腰膝酸痛最为适宜，常与独活、牛膝等配伍应用。其药性平和，专入肝肾，为补益肝肾要药，故对老人体虚、妇女经多带下而肝肾不足及腰膝疼痛、筋骨无力者亦每与杜仲、续断等配伍应用。

【使用注意】桑寄生含有槲皮素，与含各种金属离子的西药，如氢氧化铝制剂、钙制剂、亚铁制剂等配伍应用可以形成络合物，影响吸收。

【历代论述】《神农本草经》："主腰痛，小儿背强，痈肿，安胎，充肌肤，坚发齿，长须眉。"《名医别录》："主金疮，祛痹，女子崩中，内伤不足，产后余疾，下乳汁。"《本草纲目》："主金疮，祛痹。助筋骨，益血脉。"

狗脊

【性味与归经】苦、甘，温。归肝、肾经。

【功能与主治】祛风湿，补肝肾，强腰膝。用于风湿痹痛，腰膝酸软，下肢无力。

【用法用量】煎服，6 ~ 12 克。

【临床应用】对肝肾不足，兼有风寒湿邪之腰痛脊强，不能俯仰者最为适宜。常与杜仲、续断、海风藤等配伍，如狗脊饮；与萆薢、菟丝子同用，以治腰痛，如狗脊丸；治肝肾虚损，腰膝酸软，下肢无力者，可配杜仲、牛膝、熟地黄、鹿角胶等。

【使用注意】肾虚有热、小便不利，或短涩黄赤、口苦舌干者，均禁服。

【历代论述】《神农本草经》："主腰背强，关机缓急，周痹，寒湿膝痛。颇利老人。"《本草正义》："能温养肝肾，通调百脉，强腰膝，坚脊骨，利关节，而驱痹着，起痿废；又能固摄冲带，坚强督任，功效甚宏，诚虚弱衰老恒用之品；且温中而不燥，走而不泄，尤为有利无弊，颇有温和中正气象。"

千年健

【性味与归经】苦、辛，温。归肝、肾经。

【功能与主治】有祛风湿，壮筋骨功效。用于风寒湿痹，腰膝冷痛，拘挛麻木，筋骨痿软。

【用法用量】煎服，4.5～9克；或酒浸服。

【临床应用】千年健既能祛风湿，又能强筋骨，用于风湿痹痛、腰酸脚软、手足拘挛麻痹等症，临床常与桑寄生、续断、狗脊、牛膝等配合应用。

【使用注意】阴虚内热者慎服。

【历代论述】《本草纲目拾遗》："壮筋骨，浸酒；止胃痛，酒磨服。"《本草正义》："千年健，今恒用之于宣通经络，祛风逐痹，颇有应验。盖气味皆厚，亦辛温走窜之作用也。"

鹿衔草

【性味与归经】甘、苦，温。归肝、肾经。

【功能与主治】祛风湿，强筋骨，止血，止咳。用于风湿痹痛，肾虚腰痛，腰膝无力，月经过多，久咳劳嗽。

【用法用量】煎服，9～15克。

【临床应用】治风湿日久，痹痛而腰膝无力，每与白术、羌活、防风、泽泻等同用，或与桑寄生、独活、牛膝、杜仲等配伍应用。

【使用注意】孕妇慎服。

【历代论述】《滇南本草》："添精补髓，延年益寿。治筋骨疼痛痰火之症。"《植物名实图考》："治吐血，通经有效。"《安徽省志》："性益阳，强筋，健骨，补腰肾，生津液。"

石南叶

【性味与归经】辛、苦,平,有小毒。

【功能与主治】祛风,通络,益肾。用于治腰背酸痛,肾虚脚弱,偏头痛,风湿筋骨痛,阳痿遗精。

【用法用量】煎服,10～15 克。

【临床应用】治脚膝挛痹,祛风湿,活血脉,益元气。以石南叶为主药,配以白术、牛膝、防风、天麻、枸杞、黄芪各二两,桂枝、鹿茸各一两半,如《圣济总录》石南丸。

【使用注意】阴虚火旺者忌服。

【历代论述】《本草纲目》:"古方为治风痹肾弱要药,今人绝不知用,识者亦少,盖由甄氏《药性论》有令阴痿之说也。殊不知服此药者,能令肾强。嗜欲之人借此放恣,以致痿弱,归咎于药,良可慨也。"《本草求真》:"石南叶味辛而苦。按辛则有发散之能,苦则具有坚肾之力。若使辛苦而热,则云妇人久服思男,其理或可信矣。然此止属辛苦而性不热,则治止可以言祛风,而补阴之说,亦止因苦坚肾,而肾不泄,因辛散风,而阴不受其蹂躏也。"

鸡血藤

【性味与归经】温,苦、甘。归肝经、肾经。

【功能与主治】补血、活血、通络。用治月经不调、血虚萎黄、麻木瘫痪、风湿痹痛。

【用法用量】用量 9～15 克，煎汤或浸酒。

【临床应用】鸡血藤可补血化瘀、补益通络。治疗血虚血瘀之顽痹，可配伍夜交藤、牛膝、杜仲、续断等补益治痹之品。治疗风湿免疫病伴有白细胞减少、贫血亦有良效，临床常与地榆、黄芪、党参、何首乌、熟地等配伍辨证、辨病使用。

【使用注意】阴虚火亢者慎用。

【历代论述】《纲目拾遗》："活血，暖腰膝，已风瘫。"《本草再新》："补中燥胃。"《饮片新参》："祛瘀血，生新血，流利经脉。治暑痧，风血痹证。"《现代实用中药》："为强壮性之补血药，适用于贫血性之神经麻痹证，如肢体及腰膝酸痛，麻木不仁等，又用于妇女月经不调，月经闭止等，有活血镇痛之效。"

首乌藤

【性味与归经】性平，味甘。归心经、肝经。

【功能与主治】养血安神、祛风通络。用治失眠多梦、血虚身痛、风湿痹痛；外治皮肤瘙痒。

【用法用量】用量 9～15 克，煎服；外用适量，煎水洗患处。

【临床应用】首乌藤用于血虚身痛，风湿痹痛。本品养血祛风，通经活络止痛，用治血虚身痛，常与鸡血藤、当归、川芎等配伍；用治风湿痹痛，常与羌活、独活、桑寄生、秦艽等祛风湿、止痹痛药同用。治疗失眠多梦，适用于阴虚血少之失眠多梦，心神不宁，头目眩晕等症，常与合欢皮、酸枣仁、柏子仁等养心安神药同用。

【使用注意】躁狂属实火者慎服。

【历代论述】《本草从新》："补中气，行经络，通血脉，治劳伤。"《本草纲目》："风疮疥癣作痒，煎汤洗浴，甚效。"《本草正义》："治夜少安寐。"

牛膝

【性味与归经】味苦、甘、酸，性平。归肝、肾经。

【功能与主治】补肝肾，强筋骨，逐瘀通经，引血下行。用于腰膝酸痛，筋骨无力，经闭癥瘕，肝阳眩晕。

【用法用量】内服：煎服，6～15g。活血通经、利水通淋、引火（血）下行宜生用；补肝肾、强筋骨宜酒炙用。

【临床应用】治风湿痹，腰痛少力：牛膝一两，桂心三分，山茱萸一两（《太平圣惠方》）。治湿热下流，两脚麻木，或如火烙之热：川牛膝二两，苍术六两，黄柏四两（《医学正传》三妙丸）。治鹤膝风：牛膝、木瓜、五加皮、骨碎补、金银花、紫花地丁、黄柏、萆薢、甘菊根（《本草汇言》）。

【使用注意】凡中气下陷，脾虚泄泻，下元不固，梦遗滑精，月经过多者及孕妇均禁服。

【历代论述】《本经》："主寒湿痿痹，四肢拘挛，膝痛不可屈，逐血气，伤热火烂，堕胎。"《滇南本草》：

"止筋骨疼，强筋舒筋，止腰膝酸麻，破瘀堕胎，散结核，攻瘰疬，退痛疽、疥癞、血风、牛皮癣、脓窠。"《本草正》："主手足血热痿痹，血燥拘挛，通膀胱涩秘，大肠干结，补髓填精，益阴活血。"《本草备要》："酒蒸则益肝肾，强筋骨，治腰膝骨痛，足痿筋挛。"

杜仲

【性味与归经】甘，温。归肝、肾经。

【功能与主治】补肝肾，强筋骨，安胎。用于肾虚腰痛，筋骨无力，妊娠漏血，胎动不安；高血压。

【用法用量】内服：煎汤，6～15克；或浸酒；或入丸、散。

【临床应用】治肾虚腰痛或足膝痿弱，常与胡桃肉、补骨脂同用，如青娥丸（《太平惠民和剂局方》）。治风湿腰痛冷重，与独活、桑寄生、细辛等同用，如独活寄生汤（《备急千金要方》）。治外伤腰痛，与川芎、桂心、丹参等同用，如杜仲散（《太平圣惠方》）。

【使用注意】阴虚火旺者慎用。

【历代论述】《本经》："主腰脊痛，补中益精气，坚筋骨，强志，除阴下痒湿，小便余沥。"《药性论》："治肾冷臀腰痛，腰病人虚而身强直，风也。腰不利加而用之。"《日华子本草》："治肾劳，腰脊挛。入药炙用。"《玉楸药解》："益肝肾，养筋骨，祛关节湿淫。治腰膝酸痛，腿足拘挛。"

四、虫类治痹药

蜈蚣

【性味与归经】性温,味辛。归肝经。

【功能与主治】息风镇痉,攻毒散结,通络止痛。用于小儿惊风,抽搐痉挛,中风口歪,半身不遂,破伤风,风湿顽痹,疮疡,瘰疬,毒蛇咬伤。

【用法用量】用量 3~5 克,煎服或入丸、散;外用适量,研末调敷。

【临床应用】蜈蚣治风湿痹痛、游走不定、痛势剧烈者,常与防风、独活、威灵仙等祛风、除湿、通络药同用。朱良春常用蜈蚣治疗风湿顽疾重患而屡获良效,每多用至 10 余条,临床中未见不良反应。

【使用注意】蜈蚣有毒,用量不宜过大。血虚生风者及孕妇禁用。

【历代论述】《医学衷中参西录》:"蜈蚣,走窜之力最速,内而脏腑,外而经络,凡气血凝聚之处皆能开之。性有微毒,而转善解毒,凡一切疮疡诸毒皆能消之。其性尤善搜风,内治肝风萌动,癫痫眩晕,抽掣,小儿脐风;外治经络中风,口眼歪斜,手足麻木。为其性能制蛇,故又治蛇症及蛇咬中毒。"石志超:"蜈蚣搜剔经络,专治久痹顽痹,可达草药未及之病所,能用者多多益善。"

全蝎

【性味与归经】辛，平。归肝经。

【功能与主治】息风镇痉，攻毒散结，通络止痛。用于小儿惊风，抽搐痉挛，中风口歪，半身不遂，破伤风，风湿顽痹，偏正头痛，疮疡，瘰疬。

【用法用量】内服：煎服，3～6克。研末吞服，0.6～1克。外用适量。

【临床应用】止痉散（全蝎、蜈蚣），祛风止痉，主治痉厥，四肢抽搐，顽固性头痛，关节痛。朱良春认为，全蝎息风定惊，开瘀蠲痹，临床中与蜈蚣配伍，其功力相得益彰，此二者被朱称为"治关节痛二联药"。

【使用注意】属于血虚而有风寒客邪者忌用。

【历代论述】《王楸药解》："穿筋透骨，逐湿除风。"《开宝本草》："疗诸风瘾疹及中风半身不遂，口眼歪斜，语涩，手足抽掣。"张寿颐："蝎乃毒虫，味辛。其能治风者，盖亦以善于走窜之故，则风淫可去，而湿痹可利。"

僵蚕

【性味与归经】咸、辛，平。归肝、肺、胃经。

【功能与主治】祛风定惊，化痰散结。用于惊风抽搐，咽喉肿痛，皮肤瘙痒，颌下淋巴结炎，面神经麻痹，关节痹痛。

【用法用量】内服：煎服，3～10克。研末吞服，1～

1.5 克，或入丸、散剂。外用：研末撒或调敷。

【临床应用】国医大师朱良春认为，僵蚕透骨搜风之力很强，乃截风要药，故临证常用其治疗痛风、类风湿关节炎、慢性风湿性关节炎、强直性脊柱炎等。朱老采用僵蚕为主药，配伍土茯苓、萆薢、薏苡仁、威灵仙、白芥子、胆南星、泽兰、泽泻、秦艽等药，创制"痛风冲剂"，治疗痛风收效甚佳。

【使用注意】属于血虚而有风寒客邪者忌用。

【历代论述】《玉楸药解》："活络通经，驱风开痹。"《本草求真》："祛风散寒，燥湿化痰，温行血脉之品。僵蚕僵而不腐，得清化之气，又名天虫。"徐大椿："蚕，食桑之虫也。桑能治风养血，故其性亦相近。僵蚕感风而僵，凡风气之疾，皆能治之，盖借其气以相感也。僵蚕因风以僵，而反能治风者，何也？盖邪之中人也，有气而无形，穿经透络，愈久愈深，以气类相反之药投之，则拒而不入，必得与之同类者，和入诸药，使为乡道，则药力至于病所，而邪与药相从，药性渐发，邪或从毛空出，或从二便出，不能复留矣，此即从治之法也。风寒暑湿，莫不皆然，此神而明之之道，不专恃正治奏功也。"

地龙

【性味与归经】性寒，味咸。归肝经、脾经、膀胱经。

【功能与主治】通络止痹，清热定惊，平喘利尿。用于关节痹痛，肢体麻木，半身不遂，高热神昏，惊痫抽搐，肺热喘咳，尿少水肿。

【用法用量】4.5~9克，煎服或入丸散；外用适量，捣烂、化水或研末调敷。

【临床应用】国医大师任继学自拟活络化瘀散治疗各种风湿顽痹。其以地龙为君，配以红花、三七粉、生槐花、丹参、葛根、赤芍、川芎、豨莶草各10克，茄根、胆星、橘络各3克，临床每获良效。

【使用注意】脾胃虚寒者慎服，孕妇禁服。

【历代论述】《本经》："主蛇瘕，祛三虫，杀长虫。"《名医别录》："疗伤寒伏热狂谬。"《滇南本草》："祛风，治小儿瘰疬惊风，口眼歪斜，强筋治痿。"《本草纲目》："主伤寒疟疾大热狂烦及大人小儿小便不通，急慢惊风，历节风痛，头风，齿痛。""蚯蚓性寒而下行，性寒故能解诸热疾，下行故能利小便，治足疾而通经络也。"《日华子本草》曰："治中风并痫疾，祛三虫，天行热疾，喉痹，蛇虫伤。"

乌梢蛇

【性味与归经】甘，平。归肺、脾、肝经。

【功能与主治】祛风湿，通经络，止痉。用于风湿顽痹，肌肤麻木，筋脉拘挛，肢体瘫痪，破伤风，麻风，风疹疥癣。

【用法用量】内服：煎汤，6~12克；研末，1.5~3

克；或入丸剂、浸酒服。外用：适量，研末调敷。

【临床应用】治风痹，手足缓弱，不能伸举。乌蛇三两，天南星一两，干蝎一两，白附子一两，羌活一两，白僵蚕一两，麻黄二两，防风三分，桂心一两，乌蛇丸（《太平圣惠方》）。朱良春临床常用乌梢蛇，配伍蜂房、地鳖虫治疗各种痹病，此三药被朱老誉为"治痹三联药"。

【使用注意】血虚生风者慎服，忌犯铁器。

【历代论述】《开宝本草》："主诸风瘙瘾疹，疥癣，皮肤不仁，顽痹诸风。"《本草纲目》："功与白花蛇（即蕲蛇）同而性善无毒。"《本草备要》："宣，祛风湿。"《本草分经》："甘咸，温，性窜，内走脏腑，外彻皮肤，透骨搜风，截惊定搐，治风湿痹疾疥癫。"朱良春："乌梢蛇善祛风湿，搜筋剔骨，有入络通痹、松透病根之效。"

蕲蛇

【性味与归经】甘、咸，温。归肝经。

【功能与主治】有祛风、通络、止痉功效。用于风湿顽痹，麻木拘挛，中风口眼歪斜，半身不遂，抽搐痉挛，破伤风，麻风，疥癣。

【用法用量】研末吞服，3~9克。

【临床应用】蕲蛇具走窜之性，性温通络，能内走脏腑，外达肌表而透骨搜风，以祛内外之风邪，为截风要药，又能通经络，凡风湿痹证无不宜之，尤善治病深日久之风湿顽痹，经络不通，麻木拘挛，以及中风口眼歪斜、半身不遂者，常与防风、羌活、当归等配伍。其入肝，既能祛外风，又能息内风，风去则惊搐自定，为治抽搐痉挛常用药。

【使用注意】阴虚内热者忌服。

【历代论述】《开宝本草》："主中风湿痹不仁，筋脉拘急，口眼歪斜，半身不遂，骨节疼痛，大风疥癣及暴风瘙痒，脚弱不能久立。"《本草纲目》："能透骨搜风，截惊定搐，为风痹、惊搐、癫癣、恶疮要药，取其内走脏腑，外彻皮肤，无处不到也。"

黑蚂蚁

【性味与归经】性平，味酸、咸。归肝、肾经。

【功能与主治】补肾益精，通经活络，解毒消肿。用于风湿痹痛，中风偏瘫，手足麻木，肾虚头昏耳鸣，失眠多梦，阳痿遗精，痈肿疔疮，毒蛇咬伤。

【用法用量】内服：研末，2~5g；或入丸剂；或浸酒饮。外用：适量，捣烂涂敷。

【临床应用】治类风湿关节炎、风湿性关节炎，黑蚂蚁烘干粉碎，蜜丸。成人每次5g，日服3次［《中医杂志》1986，（7）：63］。治手足麻木，全身窜痛（末梢神经炎或周围神经炎），以白酒0.5kg，泡黑蚂蚁60g，半月后即可应用。成人每次口服15~30mL，早、晚各1次

[《上海中医药杂志》1989，（3）：35]。名老中医石志超治疗顽痹（肝肾不足），每以黑蚂蚁补肝肾、强筋骨以止痹，疗效甚佳。

【使用注意】阴虚火旺者慎用。

【历代论述】《本草拾遗》："主疗肿疽疮，烧令黑，和油涂之。"《药性考》："食之长力。"《四川中药志》1960 年版："性平，味咸，有毒。"《中国动物志》："清热解毒。治疗毒肿痛，蛇咬伤等。"石志超："能攻善守，除痹良药，补益佳品。"

蜂房

【性味与归经】甘，平。归胃经。

【功能与主治】祛风止痛，攻毒杀虫。用于各种风湿顽痹，顽癣，鹅掌风等。

【用法用量】3～5 克。外用适量，研末油调敷患处，或煎水漱或洗患处。

【临床应用】蜂房质轻且性善走窜，能祛风止痹。若与川乌、草乌同用，酒精浸泡外涂痛处可治风湿痹痛，或配全蝎、蜈蚣、地鳖虫各等份，研末为丸服，治关节炎、骨髓炎（《虫类药的应用》）。当代著名虫药专家国医大师朱良春善用蜂房为主药，治疗类风湿关节炎、强直性脊柱炎及骨性关节病等痹病。此等疾患凡属症情较重，迭治缠绵不愈者，朱老在治疗时，多以蜂房为主药以益肾壮督、扶正治本，蠲痹通络、祛邪治标。

【使用注意】血虚弱者慎用。肾功能差者忌用。

【历代论述】《本草纲目》："露蜂房，阳明药也。外科、齿科及他病用之者，皆取其以毒攻毒，兼杀虫之功耳。"《滇南本草》："治一切虚证、阳痿无子，采服之。"《日华子本草》："治牙齿疼，痢疾，乳痈，蜂叮，恶疮。"石志超："蜂窠千孔，功如其形，为通络息痹达药。"

壁虎

【性味与归经】味咸，性寒，有小毒。归心经。

【功能与主治】通络止痛，祛风定惊，散结解毒。适用于历节风痛、中风瘫痪、风痰惊痫、瘰疬恶疮等症。

【用法用量】内服：煎汤，2~5g；研末，每次1~2g；或浸酒；或入丸散。

【临床应用】治历节风痛：壁虎一条（焙干），大蚕砂五升（筛净，水淘二遍，晒干），白面四斤或五斤，拌蚕砂为络索，晒干。上为末，每服一二合，熬柏叶汤调服，食前，日三服（《卫生宝鉴》祛风散）。治瘫痪瘘痹，手足走痛不止（非痛勿用）：壁虎（炙黄）、乳香、没药、甘草各二钱五分，御米壳（蜜炒）一钱，陈皮五钱。上为末。每服三钱，煎服（《医学正传》如神救苦散）。

【使用注意】阴虚血少、津伤便秘者慎服。

【历代论述】《本草纲目》："守宫处处人家墙壁有之，状如蛇医而灰黑色，扁首长颈，细鳞四足，长者六七寸，亦不闻嗜人。咸，寒，有小毒。主治中风瘫痪，手足不举，或历节风痛及风疼惊痫，小儿疳痢，血积成痞，疠风瘰疬；疗蝎螫。"《医林纂要》："祛风痰，补心血，治惊痫。"《四川中药志》："驱风，破血积包块，治肿瘤。"朱良春："祛风定惊、解毒散结、通络起废、抗痨消癥。对于历节风痛、中风瘫痪、风痰惊痫、小儿疳痢、结核瘰疬均有著效。"

土鳖虫

【性味与归经】性寒，味咸，有小毒。归肝经。

【功能与主治】破瘀血，续筋骨。用治筋骨折伤、瘀血经闭、癥瘕痞块。

【用法用量】常用量3～9克，煎服。

【临床应用】治疗伤科痹痛，可单用研末调敷，或研末黄酒冲服，亦可与自然铜、骨碎补、乳香等同用，如接骨紫金丹（《杂病源流犀烛》）。骨折筋伤后期，筋骨痿痹，常配续断、杜仲等同用，如壮筋续骨丸（《伤科大成》）。

【使用注意】年老体弱及月经经期者慎服，孕妇禁用。

【历代论述】《本草纲目》："行产后血积，折伤瘀血。"《本草经疏》："治跌打扑损，续筋骨有奇效。"《长沙药解》："善化瘀血，最补损伤。"朱良春："地鳖虫破而不峻，能行能和，有活血化瘀、通络止痛之功，能通督脉，强关节，益肝肾，为风湿病、骨伤病不可缺少之品。"石春荣："地鳖虫，乃土气所生，或称有小毒而力峻，然临床数十年，却从未见本品有何明确毒性。味咸入血而专司血证之实，为治伤常用之品，接骨神妙之药。善能破血逐瘀，使瘀结得散，特具搜剔之性，主宿患根除。临证多用于骨断筋折之重症，死血难消，瘀滞不去者。活血通络之虫类药物中唯本品最具接骨续筋之专能，实为理伤续断之首选药物也。"

水蛭

【性味与归经】味咸、苦，性平。归肝经。

【功能与主治】破血，逐瘀，通经。用于癥瘕痞块，血瘀经闭，跌仆损伤。

【用法用量】内服：煎服，1.5～3g；研末服，0.3～0.5g，以入丸、散或研末服为宜，或以鲜活者放置于瘀肿局部吸血消瘀。

【临床应用】名老中医石志超临床凡遇顽疾久损，滞虚相杂者，最喜以水蛭，颇多神效，用少功多，剂微效著，屡建奇功。人多言水蛭性烈有毒，而实效奇性善。诚如张锡纯所谓："破瘀血而不伤新血，专入血分而不伤气分。"石老每以本品治疗各种风湿顽疾，研粉冲服，常用量3～6克，服药时间最长有8个月者。石老每年应用本品可达百余斤，多年来治疗各种顽疾，屡收良效，且无一例出现明显副作用。

【使用注意】孕妇及无瘀血者禁用。

【历代论述】《本经》："主逐恶血、瘀血、月闭，破血瘕积聚，无子，利水道。"《名医别录》："堕胎。"《本草拾遗》："人患赤白游疹及痈肿毒肿，取十余枚令啖病处，取皮皱肉白，无不差也。"《本草衍义》："治伤折。"石志超："水蛭乃活血剔络、化瘀生新之神品，每以其虫药善行之力，飞升走窜，无微不至，凡血气凝滞之痹病皆能开之。"

穿山甲（现用代用品，下同）

【性味与归经】味咸，性微寒。归肝、胃经。

【功能与主治】搜风通络，通经下乳，消肿排脓。用于关节痹痛，麻木拘挛，经闭癥瘕，乳汁不通，痈肿疮毒。

【用法用量】内服：煎汤，3~9g，或入散剂。外用：研末撒或调敷。

【临床应用】朱良春认为，穿山甲破瘀散血聚为病，皆能开之。民间谓其有"穿山可破，穿石而过"之特性。朱老指出，穿山甲破瘀散结，推陈致新，可蠲顽痹痼结，骨节尪羸。临床用于类风湿关节炎、强直性脊柱炎、硬皮病、痛风、系统性红斑狼疮、混合型结缔组织病、干燥综合征、银屑病关节炎等顽疾。

【使用注意】穿山甲有速消速溃的作用特点，故痈疽已溃者、久溃不敛者忌用。性善走窜，功长活血消癥，孕妇忌用。

【历代论述】《本草纲目》:"除痰疟寒热,风痹强直疼痛,通经脉,下乳汁,消痈肿,排脓血,通窍杀虫。"《本草再新》:"搜风祛湿,解热败毒。"《本草备要》:"专能行散,通经络,达病所。治风湿冷痹。通经下乳,消肿溃痈,止痛排脓,和伤发痘(元气虚者慎用)。风、疟、疮科为要药。"《本草撮要》:"功专治风湿冷痹,通经下乳,消肿溃痈,止痛排脓,通窍杀虫,发痘风疟,为疮科要品。"《医学衷中参西录》:"气腥而窜,其走窜之性无微不至,故能宣通脏腑、贯彻经络、透达关窍,凡血凝、血聚为病皆能开之。"

第二节　痹病常用药对

1. 麻黄配伍桂枝

麻黄、桂枝同为发散风寒药,性辛温,归肺、膀胱经,功效均可发汗解表。但麻黄善走卫分,长于发散,能开腠理、通毛窍,临床上常取其散寒通滞之功,治疗风寒痹证。《药性论》谓其曰:"治身上毒风顽痹,皮肉不仁。"《日华子诸家本草》又言:"麻黄能调血脉,开毛孔皮肤。"桂枝善走营分,专于透达,行于外而解散肌腠风寒,横走四肢以温通经脉寒滞。两药相须为用治疗风寒湿痹的患者。患者病多初起,体质较实,正气不虚,症见畏寒恶风,全身多关节疼痛,遇冷则痛甚,得温则痛减,头项部不适，舌淡苔白，脉浮紧。但使用时因麻黄药性稍猛，药量不宜大，以免发散太过伤及正气。

2. 羌活配伍独活

羌活、独活伍用，首见于《外台秘要》。唐代王焘以独活、羌活、松节等份，用酒煮过，每日空腹饮1杯，治历节风痛。金元时期著名医家李东垣曰："羌独活治风寒湿痹，酸痛不仁，诸风掉眩，颈项难伸。"《本草求真》曰："羌之气清，行气而发散营卫之邪。独之气浊，行血而温养营卫之气。羌有发表之功（表之表），独有助表之力（表之里）。羌行上焦而上理，则游风头痛、风湿骨节疼痛可治。独行下焦而下理，则伏风头痛两足湿痹可治。"羌活行上焦而理上，长于祛风寒，能直上颠顶，横行肢臂，治游风头痛、风湿骨节疼痛诸症；独活善行下焦而理下，长于祛风湿，能通行气血，疏通腰膝下行腿足，治伏风头痛、腰腿膝足湿痹等。两药配伍，一上二下，直通足太阳膀胱经，共奏疏风散寒、除湿通痹、活络止痛之功，二药配伍，直通督脉，疏调太阳之经气，用治风邪所致之项背拘急、疼痛诸症取效尤良。

3. 海风藤配伍络石藤

海风藤为胡椒科常绿攀缘藤本植物风藤的藤茎，味辛、苦，微温。入肝、脾经。祛风湿、通经络、活气血而止风湿痹痛。络石藤为夹竹桃科攀缘木质藤本植物络石的带叶藤茎，味苦性微寒，入心、肝、肾经，宣风通络、凉血消肿。《本草便读》云:"凡藤类之属,皆可通经入络。"盖藤者缠绕蔓延,犹如网络,纵横交错,无所不至,其形如络脉。对于久病不愈,邪气入络,络脉阻滞者均有良效。海风藤配络石藤,二者均以茎枝入药,且同走肝经,故二药常相须而行,二药合用,寒热平调,祛湿除风、消肿止痛力增强,用于风湿痹证,关节肿痛者效佳。

4. 桂枝配伍附子

桂枝配附子首见于《伤寒论》之桂枝附子汤。桂枝味辛甘,性温,入心、肺、膀胱经,有温通经脉、通阳化气之功,附子气雄性悍,走而不守,能温经通络,逐经络中风寒湿邪,张元素谓其"乃除寒湿之圣药",故附子为治痹要药。桂枝、附子两药配伍可温经扶阳、祛风散寒、除湿定痛,常用于阳气不足、风寒湿邪凝滞筋脉及肌表之痹证。朱良春教授治疗顽痹强调益肾壮督,而益肾壮督首重温阳。常谓"阳衰一分,则病进一分,阳复一分,则邪去一分",故常以桂枝、附子为对以温阳,取《伤寒论》中桂枝附子汤之意。现代药理学研究表明:桂枝主要成分为桂皮醛,桂皮醛具有解热、镇痛作用,附子具有显著的抗炎作用。桂枝与附子配伍治疗痹证,既合现代医学之理,亦本于中医经典理论,故而取效佳捷。

5. 川乌配伍草乌

川乌和草乌均属于毛茛科,均具有辛、苦、热的药性,且都有毒。《本草正义》言:"乌头主治,温经散寒,虽与附子大略相近，而温中之力较为不如，且专为祛除外风外寒之向导者。"川乌辛热燥烈，善于祛风除湿、温经散寒，止痛作用强，为治风寒湿痹证之要药，尤宜于寒邪偏盛之风寒痹痛；古方又常以本品作为麻醉止痛药；唯有大毒，内服宜用川乌先煎、久煎。草乌性能、功效、应用、用法用量、使用注意与川乌同，而毒性更强。二药皆为大辛大热，相须配伍，可互增祛风散寒、逐痹止痛之功。

6. 秦艽配伍车前子

秦艽、车前子皆始载于《神农本草经》。古代医家对秦艽和车前子治疗热痹记载颇多。《本经》："秦艽主寒热邪气，寒湿风痹，肢节痛、下水、利小便。"《本经逢原》："秦艽，人手足阳明，以其祛湿也……凡痛有寒热，或浮肿者，多夹客邪，用此以祛风利湿，方为合剂。"《神农本草经》："车前子，主气癃，止痛，利水道小便，除湿痹。"热邪为无形之邪，治疗热痹，需利尿以导热下行，使蕴热从小便而泄。秦艽和车前子合用，共奏清湿热与除痹痛之功，使湿热之邪随小便而出，使得邪出有路。

7. 桂枝配伍知母

桂枝配知母源于张仲景治痹名方桂枝芍药知母汤，因风湿流注关节，寒湿痹阻经脉筋骨，气血为之不利，肌肉、关节渐发肿痛。湿郁日久，从阳化热，灼津伤阴，必致寒热错杂，虚实并见。此时，若只重视寒湿而忽略郁热及阴津不足，一味温阳通脉，必然导致阴津暗耗，营血亏虚，脉道不充，气血不畅，郁滞化热，消烁肌肉，终致寒热并存。发作日久，伤及肝肾，正虚邪恋，而见实中有虚，虚中夹实，外有风寒湿邪，内有郁热伤津，正气不足，肝肾亏虚的复杂证情。陈纪藩善于纷繁复杂中出奇制胜，用桂枝既可走气分外散风寒以通阳化湿，又能入血分温通血脉以除寒开痹，取塞者通之意也，实为扶阳之中助解表，散寒之中护阳气之妙。用知母之甘以润燥和阴，苦寒以燥湿清热，使桂枝得知母之寒润利血通脉而不致辛温伤津动血，知母得桂枝之辛温香燥能养阴清热而不致碍脾生湿，滞塞脉道。二药一静一动，一寒一温，动静相宜，寒温相济，且桂枝能温筋通脉而久用无弊，故此药对实乃风寒湿外袭、入里化热、虚实夹杂之痹病的常用有效之剂。

8. 苍术配伍黄柏

苍术和黄柏伍用，名曰二妙散，出自《丹溪心法》，用治湿热下注而致筋骨疼痛，或足膝红肿热痛，或下肢萎软无力，或湿热带下、下部湿疮诸症。黄柏、苍术伍用，《世医得效方》名曰苍术散，主治同上。苍术辛烈温燥，可升可降，功善祛风胜湿、健脾止泻；黄柏苦寒沉降，能清热燥湿，泻火解毒，善清下焦湿热。二药参合，一温一寒，相互制约，相互为用，并走于下，清热燥湿，消肿止痛，除湿止带之效增强。考希良常用二妙散加味治疗膝关节炎症收到良好的效果。二者因选药精当，临证效宏而被后世临证广泛应用。

9. 制南星配伍白芥子

痹病的三大主症之一"肿胀"缘于"湿胜则肿"，早期可祛湿消肿。肿胀日久不消，湿邪内停，载着不去，致气血不畅，湿凝为痰，血滞为瘀，痰瘀互结，附着于关节，导致关节肿胀。朱良春教授常选用制南星、白芥子为对治疗。天南星苦、辛，温，其性味辛燥而烈，专走经络，善止骨痛，为开结闭、散风痰之良药，对各种骨与关节肿痛效佳。白芥子辛散温通，味厚气锐，入经络，有搜剔痰结之效。《开宝本草》谓其治"湿痹不仁……骨节疼痛"，《本草纲目》亦谓白芥子可治"痹木脚气，筋骨腰节诸痛"。两药相伍，可化瘀通络，祛瘀定痛，搜剔经隧骨骸中之痰瘀，痰去瘀消，则肿痛可止。

10. 地龙配伍僵蚕

痹病初起多为风寒湿热之邪乘虚而入，久之则湿变为痰，气血瘀滞，痰瘀相合，深入骨骸，阻于经隧而致关节肿大变形，疼痛不已，肢体顽麻或重着，乃至于关节僵硬，屈伸不利而活动障碍，即所谓"络瘀则痛""久痛入络"。此时用祛风、散寒、逐湿、清热等草木之品，多不能取效，必须借助血肉有情之虫类药物，搜剔钻透，直达病所，始克有济。地龙与僵蚕均为虫类药，可通络搜剔。地龙，《本草纲目》谓其可治疗"历节风痛"。《得配本草》谓其"能引诸药到达病所，除风湿痰结"。其性善走窜，长于通络止痛，且又有利湿清热之功，凡经络痹阻，血脉不畅，肢节不利诸证，每常用之，为治疗痹病的常用药，有"通则不痛"之意。僵蚕药味辛咸，性平，有祛风解痉、化痰散结之效，亦善搜风通络。僵蚕"气味俱薄，体轻而浮升"，地龙药性咸寒，咸能降泄。二者升降相应，舒通经络，通络止痛之功尤著。

11. 桂枝配伍白芍

桂枝配伍白芍首见于张仲景之名方桂枝汤，主治太阳中风证，风寒外感，卫强营弱，营卫不调等。营卫气血亏虚，气不足，阴血涩滞，邪遂客于血脉，易致肌肤麻木不仁之血痹证。《灵枢·邪气脏腑病形》云："阴阳形气俱不足，勿取以针，而调以甘药也。"《本草再新》中记载桂枝："治手足发冷作麻、筋抽疼痛，并外感寒凉等症。"《本草疏证》云："桂枝亦能入血，辛能散结。"桂枝温散，能散风寒而温经通痹，白芍酸甘能养血和营而通血痹，故桂枝配芍药可调养营卫、祛风散邪、益气温经、和血通痹。如《金匮要略》黄芪桂枝五物汤，芍药益阴养血，桂枝温经助阳，驱邪外出，共奏益气温经、和血通痹之效。

12. 黄芪配伍当归

《得宜本草》曾云黄芪"得当归能活血"。《名医别录》谓其可除"湿痹"，《伤寒论注解》谓其能"通脉"。

黄芪甘温，可荣筋骨，更善补气，气足则血旺，血旺则气行有力，用于痹病因气虚血滞、筋脉失养者。当归甘平柔润，长于补血，黄芪、当归相须为用，则补血生血活血之效更著，有阳生阴长、气旺则血生之意，具有增强机体免疫力、促进新陈代谢等作用。以黄芪、当归为药对治风理血，实乃从化源滋生之处着眼。盖人之阳气，资始在肾，资生在脾，且顽痹者多久服风药，当有疏风勿燥之意。朱良春教授治疗痹病除注重分期论治，初宜峻猛，中则宽猛相济，末宜宽缓取胜之外，分型论治以益肾壮督贯穿始终，尤其注重治风理血。故每在益肾壮督的同时配伍使用养血祛风、宣痹定痛之药，常用黄芪、当归为对，其效多验。

13. 补骨脂配伍骨碎补

顽痹以病程迁延，骨节肿痛、僵直、变形为特征。由于其病变主要在骨，骨为肾所主，而督脉总督一身之阳经，又与肾关系密切，故在治疗顽痹时始终重视从肾论治。益肾壮督以治本的治则应贯穿于痹病治疗的始终。益肾壮督即补益肾气、温阳壮督。阳气旺盛既可驱邪御邪，又可强筋健骨，使病患易于趋复。临床常用补骨脂和骨碎补为药对补肾温阳。骨碎补，苦温入肾，能温补肾阳，强筋健骨，《本草述》谓其"治腰痛行痹"。补骨脂其气香而腥，补命门，纳肾气，益肾壮督尤为显效，且温能祛寒，辛能散结，润能起枯，涩能固脱，温通益损之效彰显，《本草经疏》谓其"能暖水脏，阴中生阳，壮火益土之要药"。两药相伍，可补肾温阳壮督。现代医学认为类风湿关节炎、骨关节炎等疾病，若加用如补骨脂、骨碎补等益肾培本之品，对病变的关节或骨质有一定的治疗和保护作用。

14. 威灵仙配伍豨莶草

威灵仙，又称黑须公，是毛茛科铁线莲属威灵仙的干燥根茎，味辛、咸、微苦，性温，归膀胱、肝经，其主要功效是祛风除湿，通络止痛，临床上主要用于风湿痹痛，筋脉挛急，肢体麻木，关节屈伸不利等。豨莶草味辛、苦，性寒，制熟则性温，归肝、脾、肾经，具有祛风湿，利筋骨功效。平素关节屈伸不利，肢体沉重感的骨关节炎患者，多因湿邪阻滞关节为患，应以祛湿化浊为法，威灵仙作为祛风除湿的常用药，具有"祛众风，通十二经脉"之效，温通之力较强，性猛善于走窜，可应用于关节疼痛、筋脉拘挛等症状，与豨莶草相配伍，二者一苦一咸，苦咸归肝经、肾经，药性一温一寒，相互制约，从而达到效专力宏，既能祛风除湿，舒筋通络止痛，又能补益下焦肝肾，温而不燥。在辨证治疗的基础上应用于风湿性关节炎、骨关节炎等痹病，令邪除而经络通，从而减轻痹痛、恢复关节活动。

15. 徐长卿配伍伸筋草

徐长卿为萝科植物徐长卿的干燥根及根茎，性温，味辛，无毒，归肝、胃经，具有祛风化湿、止痛止痒作用。《神农本草经》中记载可用于治疗风湿痹痛、牙痛、跌打损伤、胃痛胀满、湿疹、荨麻疹等。徐长卿配伍伸筋草，徐长卿走散之力较强，具有较好的止痹痛作用，而伸筋草性温，归肝经，能够祛除风湿，舒筋活络，两者配伍使用可协助祛除体内寒邪，又能起到祛风湿、止痹痛的功效。

16. 土茯苓配伍萆薢

土茯苓，性味甘、淡、平，无毒，入肝胃两经，具有解毒、除湿、通利关节之效，主治筋骨挛痛、湿热淋浊、痈肿、梅毒、脚气、带下、疮疡及汞中毒所致的肢体拘挛、筋骨疼痛等病证。土茯苓首载于《本草纲目》，李时珍谓其"唯土茯苓气平味苦而淡，为阳明本药，能健脾胃，祛风湿。脾胃健则营卫从，风湿去则筋骨利，故诸证多愈。"萆薢，性平味苦，归肾、胃经，具有利湿祛浊，祛风通痹作用，主治风湿痹痛，腰膝痹病，关节不利，湿热毒疮，淋病白浊。《本草纲目》中记载"萆薢之功，长于祛风湿，所以能治缓弱顽痹、遗浊恶疮诸病之属风湿者。"土茯苓有除风湿、利关节之效，使邪去则经络通，萆薢善利湿浊而祛痹痛，两药相配伍可使痹病临床症状减轻，达到祛邪通络止痹的功效。二者是治疗痛风的有效药对。

17. 雷公藤配伍鸡血藤

雷公藤，苦辛而寒，活血通络、祛风除湿，苦寒清热力强，消肿止痛效著，尤宜于关节晨僵、肿胀难消、红肿热痛、活动受限，甚至关节畸形，为治风湿顽痹之要药。鸡血藤苦甘而温，行血养血、舒经活血。《本草纲目拾遗》云："其藤最活血，暖腰膝，已风瘫。"强直性脊柱炎病机为肝肾亏虚，筋骨柔弱，风寒湿邪侵袭，虚邪相搏为患。其治疗上肝肾亏虚当长期调摄，缓缓图之，而风湿入络、关节损害则不容延缓，故仿"治风先治血"之意，治以养血祛风。雷公藤、鸡血藤二药合用，养血祛风通络力强，活血蠲痹止痛效著，是治疗强直性脊柱炎的有效组合。

18. 穿山甲配伍土鳖虫

穿山甲，味淡、性平，气腥而窜，其走窜之性无所不至，故能宣通脏腑，贯彻经络，透达关窍，凡血凝、血聚为病皆能开之，为治风湿痹痛良药。土鳖虫，咸寒入血，性善走窜，能破血逐瘀而消积通络。《本经》谓其"主血积癥瘕，破坚，下血闭"。穿山甲、土鳖虫均为血肉有情之品，二者相伍可剔刮深达筋骨之瘀浊，治疗风湿顽痹，非此力专峻药不能通。

19. 鹿角胶、龟甲胶配伍仙茅、淫羊藿

顽痹临床表现以病情迁延，病程漫长，关节肿痛、畸形为主。究其病变主要在骨，而骨为肾所主，故在治疗顽痹时亦重视先天，将"补肾壮阳以治本"的原则贯穿于治疗始终，阳气充盛既可驱邪外出，又可强壮筋骨，使病

情更趋康复。鹿角胶味咸、性温，温肾壮阳、益精补血；龟甲胶甘咸而寒，益气补血。二者一补肾阳，一补阴血，一阴一阳，阴阳双补，取"孤阴不生、独阳不长"之义。仙茅、淫羊藿补肾壮阳、祛风除湿，入肝肾、强筋。"四仙"合用，可共调肾之阴阳两虚、同补任督精血不足，阳气充盛，骨健筋强，药证相符，故而疗效显著。

20. 附子配伍干姜

附子、干姜均为温里药，性辛热，均能回阳温里散寒，两者常相须为用。附子为回阳救逆第一要药，通十二经，走而不守，以治疗中下二焦之里寒证为主，尤善温肾阳。同时附子为治疗要药，张元素谓其"乃除寒湿之圣药"。凡周身骨节疼痛之风寒湿痹患者均可用之。制附子能缓解类风湿关节炎免疫介导炎症反应，改善滑膜血管新生和软骨破坏。干姜温中散寒，《本草求真》曰："干姜，大热无毒，守而不走，凡胃中虚冷，无阳欲绝，合以附子同投，则能回阳立效，故书有附子无姜不热之句。"干姜守而不走，以治疗中上二焦之里寒证为主，尤善温脾阳，其温里之力虽不如附子，但能温肺化饮。附子、干姜配伍具有显著的温阳通脉作用。临床上常将此药对用于风寒湿痹患者，症见肢体关节冷痛，遇寒痛剧，得热痛减，局部肤色不红，肤温不高，怕风怕冷，手足不温，小便清长，舌淡苔薄白。

21. 黄芪配伍桂枝

黄芪甘温，为补气药，善补气健脾，益卫固表。痹病日久，患者气虚血滞，筋脉失养，然气足则血旺，故常使用黄芪，补气以行血。现代药理研究显示，黄芪能增强和调节机体免疫功能。研究表明黄芪提取物具有一定的抗炎、镇痛、抗疲劳作用。桂枝辛甘温，善通阳化气，《本草疏证》中记载"桂枝亦能入血，辛能散结"。两药合用，可加强补气行血，温阳通络止痛的功效。临床上常用经方"黄芪桂枝五物汤"治疗产后痹的患者。《金匮要略》曰："血痹，阴阳俱微，寸口关上微，尺中小紧，外证身体不仁，如风痹状，黄芪桂枝五物汤主之。"妇女产后多气血不足，四肢百骸空虚，此时若感受风寒湿等外邪，易稽留关节、筋脉，导致全身气血运行不畅，发为"血痹"。黄芪、桂枝药对补卫气、行营血、通经络，缓解患者周身肌肤麻木不仁、身疼痛及乏力等症状。

22. 乌梅配伍白芍

乌梅为收涩药，性味酸涩平，长于生津止渴，安蛔驱虫。《名医别录》称其曰："止下痢，好唾口干，利筋脉，祛痹。"《本草经疏》曰："乌梅味酸，好唾口干者，虚火上炎，津液不足也；酸能敛虚火，化津液，固肠脱，所以主之也。"白芍味苦、酸，性微寒，可敛阴止汗，柔肝止痛，平抑肝阳。《注解伤寒论》云："芍药之酸收，敛津液而益荣……酸，收也，泄也；芍药之酸，收阴气而泄邪气。"乌梅、白芍合用生津止渴治燥效果佳，且因肝主筋，酸入肝而养筋，肝得所养，则骨正筋柔，故筋脉拘急得以缓解，并可改善因津液亏虚而出现的口燥眼干、关节疼痛拘挛等症。

23. 麻黄配伍石膏

麻黄为解表药，性温，善于发散风寒、利水消肿、宣肺平喘。石膏为清热泻火药，味辛、甘，性寒，善清温病气分实热，肺胃蕴热。《名医别录》曰："除时气头痛身热，三焦大热，皮肤热，肠胃中膈热，解肌发汗；止消渴烦逆，腹胀暴气喘息，咽热。"麻黄发汗散寒，使风寒湿之邪气从表而去，石膏辛寒以清内郁之里热，两药相伍使寒去热清。当类风湿关节炎患者表现为寒热错杂证时，常选用麻黄、石膏药对。麻黄之甘热，走手足太阴经，运于皮肤，行气于三阴，以祛阴寒之邪；石膏之甘寒，走手足阳明经，达于肌肉，行气于三阳，以祛风热之邪。麻黄配石膏，常用于寒热错杂之证，病见肢体关节红肿热痛，局部畏寒，虽有身热，却欲盖衣被，关节屈伸不利，口渴而欲饮热水等。

24. 防风配伍防己

防风辛温，功能祛风散寒、胜湿止痛，为风药之润剂，可祛一身上下之风气，除一身上下之水湿。《神农本草经》云："主大风头眩痛，恶风，风邪，目盲无所见，风行周身，骨节疼痹，烦满。"《本草纲目》云："三十六般风，祛上焦风邪，头目滞气，经络留湿，一身骨节痛。除风祛湿仙药。"其祛风除湿之力可见一斑。现代医学认为，防风有解热、抗炎、镇痛的药理作用。防己味辛、苦，性寒，辛能行散，苦寒降泄，故防己除能祛风止痛外，又有清热作用，同时能利水消肿，以湿热痹痛用之为好。《本草纲目》云："中风湿，不与拘挛，口目斜，泻血中湿热。"二药同用则祛风除湿，湿痹偏寒偏热均可运用。临床上常将防风、防己同用治疗湿痹，症见肢体关节肿痛，或有烦渴欲饮，小便不利，舌苔薄腻或黄腻，脉滑数或弦数。

25. 苍术配伍白术

苍术和白术均有燥湿健脾的功效，然苍术属化湿药，味辛、苦，性温，重在祛湿，兼能祛风散寒，可治风湿痹证。《神农本草经》云："主风寒湿痹，死肌痉挛。"白术为补虚药，味甘、苦，性亦温，长于健脾，多用于脾虚夹湿而偏于虚证的患者。另有白术治疗腰痛的记载。《医学从众录》云："白术能利腰肌之死血，腰痛他药无效，白术用之，效果如神。"苍术、白术两药合用，苍术走而不守，白术守而不走，一散一补，一辛一甘，则湿气得除，中焦得健。《本草崇原》谓："凡欲补脾，则用白术，凡欲运脾，则用苍术，欲补运相兼，则相兼而用，如补多运少，则白术多而苍术少，运多补少，则苍术多而白术少，品虽有二，实则一也。"痹病病理因素离不开湿邪，湿有外湿与内湿之分，外湿易困脾，内湿的产生又与脾虚互为因果，故治疗时祛湿、健脾需同时兼顾，标本同治。临床上若见患者关节肿痛，有酸胀感，四肢重着无力，大便次数偏多，质偏稀，甚至不成形，舌质淡胖，边有齿痕，临床常用苍术、白术药对辨证施治。

26. 麻黄配合白术

麻黄配伍白术散寒除湿，用于寒湿在表。此即所谓麻黄得术，可发汗而不过汗，术得麻黄，行表里之湿，二者相配，既减轻各自可能出现的副作用，又将各自长处发挥到极致，常用于治疗痹病外感风寒湿之邪且出现腰背及全身各关节疼痛剧烈者。先稍稍发散表邪，令患者全身微微汗出，则寒湿之邪可随汗而解，疼痛可止。常用麻黄、桂枝发散风寒湿之邪，配伍白术等以防过汗伤正。《金匮要略》言："湿家身烦疼，可与麻黄加术汤发其汗为宜，慎不可以火攻之。"临床常用于治疗湿停肌表而致身烦痛的证候。

27. 白芍配伍甘草

白芍酸敛阴柔，补益阴血，滋荣筋脉，缓急止痛。甘草甘缓性平，益气安中，缓急止痛。芍药与甘草均具有缓急止痛作用，芍药偏于补血以缓急，甘草偏于益气以缓急。芍药与甘草相用，酸甘化阴，益气补血，滋养筋脉。甘草汤，主治太阳表虚证误用下法，营阴耗伤，经脉失于濡养，致烦躁、手足挛急。成无己释云："酸以收之，甘以缓之，故酸甘相合，用补阴血"，指出芍药甘草汤合用的协同作用。研究表明，二者配伍抗炎止痛效用要优于单独芍药或单独甘草治疗，揭示芍药甘草汤具有镇痛作用。

28. 石膏配伍知母

石膏辛寒既能清泻内热，又能生津止渴。知母甘寒清热除烦，养阴润燥。石膏与知母配伍，既能增强清热泻火作用，又能增强生津养阴作用，其功效既能使火热之邪从内而消散，又可使邪热向外而散发，善于治疗邪热内盛而兼有阴津不足者。白虎汤、白虎加人参汤、白虎加桂枝汤为代表方例，尤其是《金匮要略》中白虎加桂枝汤除可治疗温疟，临床还常用于治疗湿热痹证，主症为关节红肿、疼痛，遇热则甚，伴口干、口渴、舌红苔黄、脉数等。

29. 当归配伍芍药

当归补血活血，温经通脉；芍药补血敛阴，缓急止痛。当归补血之中有活血，活血则血运行于经脉，芍药补血之中有收敛，收敛则血滋养于经脉，一活一敛，相互为用，以治疗血虚诸证。典型方例为当归四逆汤，临床常用于痹之血虚寒厥证，症见关节疼痛、遇寒加重、手足清冷、皮色苍白或青紫、舌质淡苔白、脉细者。

30. 麻黄配伍附子

麻黄辛温发汗，既能解表散寒治疗风寒表实证，又能通利关节，治疗肌肉关节疼痛。附子温壮阳气、驱散阴寒，又能治疗阳虚寒凝痹证。麻黄与附子相用，既能增强散寒作用，又能增强通利关节作用，重用附子以温阳散寒，用麻黄重在透邪外散。麻黄配伍附子可用于治疗痹证阳虚寒凝者，代表方如麻黄附子细辛汤，常用于治疗寒湿凝滞兼见阳虚之寒湿痹证。

31. 熟地黄配伍细辛

熟地黄味甘，性微温，入心、肝、肾经，为补血生精、滋肾养肝之要药。正气乃固卫御邪之动力，但需以阴精为其养分，而熟地黄为浊中浊品，可补肝壮肾，肝肾阴精得补，则振奋一身活力，可祛致痹之外邪。熟地黄能通利血脉，解筋脉失养所致的屈伸不利、拘急疼痛。细辛为辛温之品，入肺、肾经，其气味香窜，升散之力较强，可上行颠顶发散在表之风寒，又可下行温肾，散肾经之风寒，用于风湿痹痛的治疗，效果显著，为宣通内外、发散风寒之要药。二药伍用，一守一走，一滋一散，熟地的滋腻为细辛之辛散所制；细辛的辛散又以熟地的滋腻制之，相互制约，互展所长，起补真阴、养肝肾、填骨髓、止痹痛之妙用。

32. 白芥子配伍蜈蚣

白芥子为辛温之品，归肺胃二经，善搜剔经络筋膜间的痰瘀，可祛痰散结、利气消肿。痰在胁下，非此不能达，其化顽痰之效显著。蜈蚣辛温，走窜之力强，可内达脏腑、外通经络，宣通气血凝聚之处。白芥子配伍蜈蚣，善搜剔经络关节，解气血痰瘀，既能外达经络又可内通筋骨，无所不至，增强祛风止痛、化痰祛瘀之力。

33. 续断配伍䗪虫

续断辛苦而温，辛温补肝，苦温补肾，为少阳阳明火土之气化，可调养筋脉之不足，散血脉之壅滞且强筋壮骨。䗪虫性味咸寒，能活血散瘀，消肿破坚。《长沙药解》说其"善化瘀血，最补损伤"，破而不峻，能行能和，气血虚弱之人亦能使用。二药配伍，能通行血脉，以增破瘀之力，且二药有补益之功效，对于年老体弱久病之人，其损伤正气之力也相对较低。

34. 补骨脂配伍菟丝子

补骨脂辛甘大温，可祛寒散结，入肾、脾经，补益肝肾，温化肾阳之功显著，且本品"能暖水脏，阴中生阳，壮火益土之要药也"。菟丝子甘辛和平，性温而不燥，滋而不腻，补而不峻，入肝肾经，既能补肾壮阳健筋骨，又能强阴益精养肌肉，两药相须为用，同入肝肾一温一平，使药效虽温而不燥，虽补而不腻。菟丝子益三阴而强卫气，补骨脂助命火而暖丹田，相互配伍则阴阳互补，共奏温肾阳、益精气、暖肝脾之功。

35. 穿山龙配伍当归

穿山龙味苦性平，有扶正气、祛风湿、通血脉、通痹止痛之功。《中华本草》谓其能祛风除湿，活血通络，止咳定喘。现代药理研究表明，穿山龙对细胞免疫和体液免疫具有调节作用，是治疗痹病的主要药物之一。该药性平，无论寒热虚实，均可应用，用于痹病各期和各种证型。穿山龙是一味祛风湿良药，药性纯厚，力专功捷，所含主要成分甾体皂苷是生产非甾体抗炎药的原料，临床实践也证明其有类似激素样作用，而无后者的副作用。痹病久则兼夹血虚，当归功能补血活血，调经止痛，用于血虚诸证，《名医别录》载其能除"湿痹"。现代药理研究证明，当归具有免疫调节和镇痛、抗炎作用，因而也可以用于痹病的治疗。穿山龙与当归合用，有益气养血、祛风除湿、活血通络之功，能调整机体免疫功能，改善疼痛等主要症状和血沉、类风湿因子等指标，是痹病治疗的基础用药。

36. 露蜂房配伍土鳖虫

露蜂房、土鳖虫均为虫类药，性善走窜，通络搜剔。露蜂房有祛风除痹、通络止痛之功，可治风湿痹证，若关节僵硬，久而不消，甚至变形，参用本品更具卓效，所以《名医别录》谓其治"历节肿出"。露蜂房还有益肾助阳之功，顽痹之病因病机多为肾督亏虚，精髓不足，风寒湿乘虚而袭，或日久痰瘀内生，交阻关节、经络，气血不畅，殊难治疗，用露蜂房则可益肾壮督，颇为合拍。土鳖虫有活血化瘀、通络止痛之功，兼能通督脉，强关节，补益肝肾，强壮身体，为伤科、内科常用之品。各种痹证所致的肌肉疼痛、酸沉肿胀、麻木、活动障碍或强直变形，土鳖虫均有效。从仲景大黄䗪虫丸主治"五劳虚极羸瘦……经络荣卫气伤，内有干血，肌肤甲错，两目黯黑，缓中补虚"可知，土鳖虫乃破血而不伤血，祛邪而不伤正之活血化瘀、舒经通络止痛良药。露蜂房与土鳖虫组成的药对，祛风搜剔作用更强，又兼活血通络，更能益肾壮督，为顽痹所常用。上述二药作为通痹通络的基本用药使用。一些本草书云露蜂房、土鳖虫均有小毒，但只要严格掌握适应证和药量，无明显毒性反应，土鳖虫破而不峻，能行能和，《长沙药解》谓其"善化瘀血，最补损伤"。

37. 乌梢蛇配伍豨莶草

乌梢蛇功能祛风通络，定惊止痉。《本草纲目》云其："内走脏腑，外彻皮肤，透骨搜风。"《太平圣惠方》载乌蛇丸用于治疗风湿痹痛。现代药理研究发现，乌梢蛇有镇痛和抗炎作用，用于风湿顽痹、筋肉麻木拘急者。豨莶草有祛风湿、通经络、清热解毒之功。治疗风湿痹证，骨节疼痛，肢体麻木，脚软无力，不能步履。《本草纲目》载："治肝肾风气，四肢麻痹，骨痛膝软，风湿诸疮。"豨莶草有祛除风湿，强健筋骨，清热解毒之功。《本草正》载："气味颇酸，善逐风湿诸毒，用蜜酒层层和洒，九蒸九曝……善治中风口眼歪斜，除湿痹，腰脚酸软麻木。"乌梢蛇和豨莶草合用，对痹病之四肢疼痛、麻木有显著疗效。

38. 天南星配伍延胡索

对痹病关节痛剧者临床常用制天南星配伍延胡索治疗。久痛多痰、多瘀，乃病邪与痰浊、瘀血凝聚经隧，胶着难解所致。痹病日久，常规用药，恒难奏效，须予透骨搜络、涤痰化瘀之品，始可搜剔深入经隧骨髓之痰瘀，以蠲肿痛。天南星能燥湿化痰，祛风定惊，消肿散结，专走经络，善治骨痛，对各种骨关节疼痛，颇有佳效。《神农本草经》谓："治筋痹拘挛"，《开宝本草》谓："除麻痹"，均是此意。延胡索为止痛要药，功效活血散瘀，行气止痛。李时珍言其："能行血中气滞，气中血滞，故专治一身上下诸痛，用之中的，妙不可言。"现代药理研究证明，延胡索所含的生物碱有明显的中枢神经系统镇痛作用。将天南星和延胡索合用于关节剧痛，既符合中医学理论，又结合现代药理研究成果，诚可谓浑然天成。

39. 泽泻配伍泽兰

关节肿胀的主要病机是湿胜则肿，早期治疗可以祛湿消肿。湿肿日久则由湿生痰，终致痰瘀交阻，肿胀僵持不消。在祛湿之时参用涤痰化瘀，始可奏效。伤科治肿，重在化瘀，痹病治肿，重在祛湿。泽泻和泽兰组成药对，两者同用，可相得益彰。泽泻功在淡渗利湿。《神农本草经》言其"主风寒湿痹。"张山雷谓："《本经》称其治风寒湿痹，亦以轻能入络，淡能导湿耳。"泽兰功能活血化瘀，行水消肿。《本草经疏》谓其主"骨节中水"。《本草求真》进一步指出："是以九窍能通，关节能利。"两者相须为用，利水活血，可消除关节肿胀之痹痛。

40. 青风藤配伍忍冬藤

关节僵直、拘挛乃痹病晚期之征象，不仅疼痛加剧，而且功能严重障碍，生活多不能自理，称之为顽痹，而投予青风藤、忍冬藤疗效甚佳。《本草便读》谓："凡藤蔓之属，皆可通经入络。"青风藤功能祛风除湿，通络止痛，主治风湿痹痛，经脉拘挛。《药品化义》载："主治风湿痰壅滞经络中，致成痛风走注，骨节疼痛，或肿或麻木。以此疏通经络，则血滞痰阻无不立豁。"忍冬藤即金银花藤，具清热解毒、疏风通络之功，用于风湿热痹，关节红肿热痛。《药性切用》言其乃"清经活络良药，痹证夹热者宜之"。青风藤和忍冬藤，两者均善于祛风通络，用于治疗风湿痹病所致关节疼痛、屈伸不利等，取藤茎类祛风湿药通行经络、疏利关节、舒挛缓痛之功，可缓解疼痛与拘挛。但青风藤性偏温，适用于风寒重而无热象者。二药忍冬藤性偏寒，偏用于风湿痹痛兼有热象者。二药寒热各异，治痹病之偏寒偏热，各有所别，组成药对则制其寒热之性，适应证更为广泛。

41. 鸡血藤配伍夜交藤

鸡血藤，《本纲拾遗》载其"活血"，《饮片新参》言其"祛瘀生新"，此两者是就其活血而言；后世也有将其列为补血药的，诸如《现代实用中药》中所说的"强壮补血"。以上说明鸡血藤可补血也可活血，故可称其为"和血"之剂。鸡血藤还可以舒筋，用治肢体由于血虚而致的麻木疼痛。夜交藤即首乌藤，首乌之峻补精血本较地黄多出几分流通之性，其藤之取象绵绵舒展，自然在补益的同时，更具通利。鸡血藤与夜交藤合用，基于二者可补可通的共性，石志超教授认为，鸡血藤补肝血，侧重在筋；夜交藤养心血，侧重于脉。藤类药物大多具有舒筋通脉之用，二藤也是如此。遇有外邪引起的经脉痹阻或者因自身血虚引起的肢体疼痛麻木之痹病，以对证之方佐以二藤为引经，可获捷效。二藤的作用在通补而不在祛邪。

第三节　痹病古今治疗方药

一、常用方药总结

1. 麻黄加术汤

《金匮要略·痉湿暍病脉证治》：湿家身烦疼，可与麻黄加术汤发其汗为宜，慎不可以火攻之。

麻黄（去节，三两），桂枝（二两，去皮），甘草（二两，炙），杏仁（七十个，去皮尖），白术（四两）。

上五味，以水九升，先煮麻黄，减二升，去上沫，内诸药，煮取二升半，去滓，温服八合，覆取微似汗。

2. 桂枝附子汤

《伤寒论·辨太阳病脉证并治》：伤寒八九日，风湿相抟，身体疼烦，不能自转侧，不呕、不渴、脉浮虚而涩者，桂枝附子汤主之。

桂枝（四两，去皮），附子（三枚，炮，去皮，破），生姜（三两，切），大枣（十二枚，擘），甘草（二两，炙）。

上五味，以水六升，煮取二升，去滓，分温三服。

3. 甘草附子汤

《伤寒论·辨太阳病脉证并治》：风湿相抟，骨节疼烦，掣痛不得屈伸，近之则痛剧，汗出短气，小便不利，恶风不欲去衣，或身微肿者，甘草附子汤主之。

甘草（二两，炙），附子（二枚，炮，去皮，破），白术（二两），桂枝（四两，去皮）。

上四味，以水六升，煮取三升，去滓，温服一升，日三服。初服得微汗则解，能食。汗止复烦者，将服五合。恐一升多者，宜服六七合为始。

4. 白虎加桂枝汤

《金匮要略·疟病脉证并治》：温疟者，其脉如平，身无寒但热，骨节疼烦，时呕，白虎加桂枝汤主之。

知母（六两），甘草（二两，炙），石膏（一斤），粳米（二合），桂枝（三两）。

上剉，每五钱，水一盏半，煎至八分，去滓，温服，汗出愈。

5. 桂枝芍药知母汤

《金匮要略·中风历节病脉证并治》：诸肢节疼痛，身体魁羸，脚肿如脱，头眩短气，温温欲吐，桂枝芍药知母汤主之。

桂枝（四两），芍药（三两），知母（四两），防风（四两），麻黄（二两），附子（二两炮），白术（五两），甘草（二两），生姜（五两）。

九味，以水七升，煮取二升，温服七合，日三服。

6. 乌头汤

《金匮要略·中风历节病脉证并治》：病历节，不可屈伸，疼痛，乌头汤主之。

麻黄、芍药、黄芪（各三两），甘草（炙，三两），川乌（㕮咀，以蜜二升，煎取一升，即出），乌头（五枚）。

上五味，㕮咀四味，以水三升，煮取一升，去滓，内蜜煎中，更煎之，服七合，不知，尽服之。

7. 大乌头煎

《金匮要略·腹满寒疝宿食病脉证治》：腹痛，脉弦而紧，弦则卫气不行，即恶寒，紧则不欲食，邪正相搏，即为寒疝，绕脐痛，若发则白汗出，手足厥冷，其脉沉弦者，大乌头煎主之。

乌头大者五枚，熬去皮，不㕮咀。

上以水三升，煮取一升，去滓，纳蜜二升，煎令水气尽，取二升。强人服七合，弱人服五合。不愈，明日更服，不可一日再服。

8. 越婢加术汤

《金匮要略·水气病脉证并治》：里水者，一身面目黄肿，其脉沉，小便不利，故令病水。假如小便自利，此亡津液，故令渴也。越婢加术汤主之。

麻黄六两，石膏半斤，甘草二两，生姜二两，大枣十五枚擘，白术六两。

风湿热痹初起，内热，身痛汗出，下焦脚弱之证。

9. 独活寄生汤

夫腰背痛者，皆由肾气虚弱，卧冷湿地当风所得也，不时速治，喜流入脚膝，为偏枯冷痹缓弱疼重，或腰痛挛脚重痹，宜急服此方。独活（三两），寄生（《古今验录》用续断）、杜仲、牛膝、细辛、秦艽、茯苓、桂心、防风、芎䓖、人参、甘草、当归、芍药、干地黄（各二两）。上十五味，㕮咀，以水一斗，煮取三升，分三服，温身勿冷也。喜虚下利者，除干地黄。服汤，取蒴藋叶火燎，厚安席上，及热眠上，冷复燎之。冬月取根，春取茎熬，卧之佳。其余薄敷，不及蒴藋蒸也。诸处风湿亦用此法。新产竟便患腹痛不得转动，及腰脚挛痛不得屈伸痹弱者，宜服此汤，除风消血也。（《备急千金要方》）

10. 小续命汤

麻黄、防己、人参、桂心、芍药、川芎、杏仁、防风、生姜。先煮麻黄，去上沫，纳诸药，煮取三升，分三服。治痹病兼气虚者为宜。（《千金翼方》）

11. 附子汤

附子、芍药、桂心、甘草、茯苓、人参、白术。治湿痹缓风，身体疼痛如折，肉如锥刺刀割。（《备急千金要方》）

12. 甘草汤

治背强不得转动，名曰风痉方。甘草、干地黄、麦门冬、麻黄（各二两），瓜蒌根、川芎、黄芩（各三两），杏仁（五十枚）。上药㕮咀，以水一斗五升、酒五升合煮葛根，取八升，去滓，纳诸药，煮取三升，去滓，分再服，一剂不瘥，更合良。

13. 防风汤

治身体四肢节解如堕、脱肿，按之皮陷、头眩短气，温温闷乱欲吐者方。防风、白术、知母、桂心（各四两），川芎、芍药、杏仁、甘草（各三两），半夏、生姜（各五两）。上十味，㕮咀，以水一斗，煮取三升，分四服，日三夜一。（《备急千金要方》）

14. 羌活汤

治身体疼痛，四肢缓弱不遂。羌活、桂心、芍药、葛根、麻黄、干地黄（各三两），甘草（二两），生姜（五

两）。上八味，㕮咀，以清酒三升、水五升，煮取三升，温服五合，日三服。（《备急千金要方》）

15. 防己汤

治风历节，四肢疼痛，如槌锻不可忍者方。防己、茯苓、白术、桂心、生姜（各四两），甘草（三两），人参（二两），乌头（七枚）。上八味，㕮咀，以苦酒一升、水一斗，煮取三升半，一服八合，日三夜一。当觉焦热痹忽忽然，慎勿怪也。若不觉复合服，以觉乃止。凡用乌头皆去皮，熬令黑乃堪用。不然至毒人，宜慎之。《翼方》中不用苦酒。（《备急千金要方》）

16. 大枣汤

治历节疼痛方。大枣（十五枚）、附子（一枚）、甘草（一尺）、黄芪（四两）、生姜（二两）、麻黄（五两）。上六味，㕮咀，以水七升，煮取三升，每服一升，日三。（《备急千金要方》）

17. 犀角汤

治热毒流入四肢、历节肿痛方。犀角（二两），羚羊角（一两），前胡、黄芩、栀子、射干（各三两），大黄、升麻（各四两），豉（一升）。上九味，㕮咀，以水九升，煮取三升，去滓，分三服。（《备急千金要方》）

18. 石膏汤

逐风毒方。石膏（鸡子大三枚）、鸡子（二枚）、甘草（一尺）、麻黄（三两）、杏仁（四十枚）。上五味，㕮

咀，以水三升，破鸡子纳水中烊，令相得，纳药煮取一升。服之覆取汗，汗不出，烧石熨，取汗出为佳。(《备急千金要方》)

19. 松膏

治历节诸风百节酸痛不可忍方。松脂三十斤炼五十遍，酒煮十遍，不能五十遍，二十遍亦可，炼酥三升，温和松脂三升，熟搅令极调匀。且空腹酒服方寸匕，日三。数数食面粥为佳，慎血腥生冷物、醋、果子，百日以后瘥。(《备急千金要方》)

20. 松节酒

治历节风四肢疼痛犹如解落方。松节(三十斤)，猪椒叶(三十斤，碎剉，各用水四石煮，取一石)。上二味澄清合渍，干曲五斤候发，以糯米四石五斗酿之，根据家酝法四，勿令伤冷热，第一时下后诸药。柏子仁、天雄、萆薢、川芎(各五两)，秦艽(六两)，人参、茵芋(各四两)，防风(十两)，磁石(十二两末)，独活(十五两)。上十味，㕮咀，纳饭中炊，如常法，足讫封，头四七日压取清，适性服之。(《备急千金要方》)

21. 松膏酒、松叶酒

治历节风方。松膏一升，酒三升，浸七日，每服一合，日再，数剂愈。

松叶酒。治历节风方。松叶三十斤，酒二石五斗，渍三七日，服一合，日五六度。(《备急千金要方》)

22. 杜仲酒

治腰脚疼痛不遂风虚方。杜仲（八两）、石南（二两）、羌活（四两）、大附子（五枚）。上四味，㕮咀，以酒一斗渍三宿，每服二合，日再。偏宜冷病妇人服之。（《备急千金要方》）

23. 葛根汤

治四肢缓弱、身体疼痛不遂、妇人产后中柔风及气满方。葛根、芍药、桂心、干地黄、羌活（各三两），麻黄、甘草（各二两），生姜（六两）。上八味，㕮咀，以清酒三升，水五升，煮取三升，温服五合，日三。（《备急千金要方》）

24. 麻子汤

治大风周身四肢挛急，风行在皮肤，身劳强服之不虚人，又治精神蒙昧者方。秋麻子（三升，净择，水渍一宿），防风、桂心、生姜、石膏（碎绵裹）、橘皮（各二两），麻黄（三两），竹叶、葱白（各一握），香豉（一合）。上十味，㕮咀，先以水二斗半煮麻子，令极熟，漉去滓，取九升。别煮麻黄两沸掠去沫，纳诸药汁中煮取三升去滓，分三服，空腹服。当微汗，汗出以粉涂身，极重者不过两三剂，轻者一两剂瘥。有人患大风贼风刺风，加独活三两，比之小续命汤，准当六七剂。（《备急千金要方》）

25. 仲景三黄汤

治中风手足拘挛、百节疼痛、烦热心乱、恶寒、经日不欲饮食方。麻黄（三十铢），黄芩（十八铢），黄芪、细辛（各十二铢），独活（一两）。上五味，哎咀，以水五斗，煮取二升，分二服，一服小汗，两服大汗。心中热加大黄半两，胀满加枳实六铢，气逆加人参、心悸加牡蛎、渴加瓜蒌各十八铢，先有寒加附子一枚。（《备急千金要方》）

26. 白蔹薏苡汤

治风湿挛不可屈伸方。白蔹、薏苡仁、芍药、桂心、酸枣仁、牛膝、干姜、甘草（各一升），附子（三枚）。上九味，哎咀，以醇酒二斗渍一宿，微火煎三沸，每服一升，日三，扶杖起行。不耐酒五合（《翼方》有车前子）。（《备急千金要方》）

27. 独活煮散

治诸风痹方。独活（八两），川芎、芍药、茯苓、防风、防己、葛根（各一两），羚羊角、当归、人参、桂心、麦门冬、石膏（各四两），磁石（十两），甘草（三两），白术（三两）。上十六味各切剉，分为二十四份，每份入生姜、生地黄（切）一升，杏仁二七枚，以水二升，煮取七合。或日晚，或夜中，或日一服，或间日服，无所忌。（《备急千金要方》）

28. 石南汤

治六十四种风,注走入皮肤中如虫行,腰脊强直、五缓六急、手足拘挛,瘾疹搔之则作疮、风尸身痒,猝风面目肿起,手不出头、口噤不能言方。石南、干姜、黄芩、细辛、人参(各一两),桂心、麻黄、当归、芎䓖(各一两半),甘草(二两),干地黄(十八铢),吴茱萸(三十铢)。上十二味,㕮咀,以水六升、酒三升,煮取三升,分三服,大汗勿怪。(《备急千金要方》)

29. 五石汤

治产后卒中风,发疾口噤,倒闷吐沫,眩冒不知人,及湿痹缓弱,身体痉,妊娠百病方。紫石英(三两),钟乳、赤石脂、石膏、白石英、牡蛎、人参、黄芩、白术、甘草、瓜蒌根、芎䓖、桂心、防己、当归、干姜(各二两),独活(三两),葛根(四两)。上十八味,末五石,㕮咀诸药,以水一斗四升煮取三升半,分五服,日三夜二。一方有滑石、寒水石各二两,枣二十枚。(《备急千金要方》)

30. 败酱汤

治产后疹痛引腰,腹中如锥刀所刺方。败酱(三两),桂心、芎䓖(各一两半),当归(一两)。上四味,㕮咀,以清酒二升,水四升,微火煮取二升,去滓,适寒温服七合,日三,食前服之。(《备急千金要方》)

31. 独活汤

治产后腹痛引腰痛拘急痛方。独活、当归、桂心、芍药、生姜（各三两），甘草（二两），大枣（二十枚）。上七味，㕮咀，以水八升，煮取三升，去滓，分三服，服后相去如人行十里久再进。（《备急千金要方》）

32. 独活酒

治八风十二痹方。独活、石南（各四两），防风（三两），附子、乌头、天雄、茵芋（各二两）。上七味，㕮咀，以酒二斗渍七日，每服半合，日三，以知为度。（《备急千金要方》）

33. 续命煮散

主风无轻重，皆治之方。麻黄、芎䓖、独活、防己、甘草、杏仁（各三两），桂心、附子、茯苓、升麻、细辛、人参、防风（各二两），石膏（五两），白术（四两）。上十五味，粗筛下，以五方寸匕，纳小绢袋子中，以水四升，和生姜三两，煮取二升半，分三服，日日勿绝，慎风冷，大良。吾尝中风，言语謇涩，四肢疼曳，处此方日服四服，十日十夜，服之不绝，得愈。（《备急千金要方》）

34. 金牙酒

疗积年八风五痓，举身弹曳、不得转侧，行步跛躃，不能收摄。又暴口噤失音，言语不正，四肢背脊筋急肿痛，流走不常，劳冷积聚少气，乍寒乍热，三焦不调，脾胃不磨，饮澼结实，逆害饮食，醋咽呕吐，食不生肌，医所不能治者方，悉主之方。金牙（碎如米粒，用小绢袋盛）、干地黄、地肤子（无子用茎，《苏恭》用蛇床子）、蒴藋根、附子、防风、细辛、莽草（各四两）、羌活（一斤，《胡洽》用独活）、蜀椒（四合）。上十味，哎咀，盛以绢袋，用酒四斗，瓷罂中渍，密闭头，勿令泄气。春夏三四宿，秋冬六七宿，酒成去滓，日服一合。此酒无毒，及可小醉，常令酒气相接，下尽一剂，病无不愈，又令人肥健。酒尽自可加诸药各三两，唯蜀椒五两，用酒如前，勿加金牙也。冷加干姜四两。（《备急千金要方》）

35. 常山太守马灌酒

除风气，通血脉，益精华，定六腑，聪耳目，悦泽颜色，头白更黑，齿落更生，服药二十日力势倍，六十日志气充盈，八十日能夜书，百日致神明，房中强壮如三十时，力能引弩。年八十人服之，亦当有子。病在腰膝，悉主之方。天雄（二两，生用），商陆根、蹢躅、蜀椒（各一两），乌头（一枚，大者），附子（五枚），桂心、白蔹、茵芋、干姜（各一两）。上十味，哎咀，以绢袋盛，酒三斗渍，春夏五日，秋冬七日，去滓。初服半合，稍加至两三合。捣滓为散，酒服方寸匕，日三，以知为度。夏日恐酒酸，以油单覆之，下井中，近水令不酸也。（《备急千金要方》）

36. 芍药黄汤

治产后心腹痛方。芍药（四两），黄芪、白芷、桂心、生姜、人参、芎䓖、当归、干地黄、甘草（各二两），茯苓（三两），大枣（十枚）。上十二味，㕮咀，以酒水各五升，合煮取三升，去滓，先食服一升，日三。（《备急千金要方》）

37. 八风散

主八风十二痹，猥退，半身不遂，历节疼痛，肌肉枯燥，皮肤瞤动，或筋缓急痛，不在一处，卒起目眩，失心恍惚，妄言倒错，身上痦瘰，面上起疱，或黄汗出，更相染渍，或燥或湿，颜色乍赤乍白，或青或黑，角弓反张，乍寒乍热方。麻黄、白术（各一斤），羌活（二斤），黄芩（一斤五两），大黄（半斤），瓜蒌根、甘草、栾荆、天雄、白芷、防风、芍药、天冬、石膏（各十两），山茱萸、吴茱萸、踯躅（各五升），茵芋（十四两），附子（三十枚），细辛、干姜、桂心（各五两），雄黄、朱砂、丹参（各六两）。上二十五味，治下筛，酒服方寸匕，日一，三十日后，日再。五十日知，百日瘥，一年平复。长服不已佳，先食服。（《备急千金要方》）

38. 补肾圆

熟地、石斛、牛膝、菟丝子、肉苁蓉、附子、麦门冬、柏子仁、巴戟、黄芪、人参、茯苓、桂心、山茱萸、防风、羌活、丹参、五味子、磁石、甘草、远志。治疗虚劳痿痹，百节沉重，四肢不举，食饮渐少，羸瘦乏力方。
（《太平圣惠方》）

39. 细辛散

细辛、茯苓、川芎、柴胡、当归、附子、甘草、桂心、杏仁、麻黄、石膏、干姜、防风、独活。治中风痹，头目昏闷，肢节疼痛方。（《太平圣惠方》）

40. 虎骨散

虎胫骨、败龟、乌蛇、附子、牛膝、麝香、天麻、白附子、防风、羌活、川芎、干姜、萆薢、海桐皮、桂心、骨碎补、熟地、当归。治风腰脚冷痹疼痛，行李不得方。（《太平圣惠方》）

41. 仙灵脾丸方

治风湿痹，肢节疼痛，身体手足不随。仙灵脾（三分），防风（去叉，半两），羌活（去芦头），白附子（炮），犀角屑，羚羊角屑，乳香（细研），虎胫骨（酥炙黄），附子（炮裂，去皮、脐），当归（切，焙），牛膝（去苗，酒浸，切，焙），鹿茸（酥炙，去毛），石斛（去根，细剉），海桐皮（细剉）（各三分），干蝎（去土，炒，半两），槟榔（剉，半两），木香（半两），天麻（一两），天南星（炮，半两），白僵蚕（微炒，半两）。炼蜜和捣五七百杵，丸如梧桐子大。每服三十丸，食前温酒下。（《太平圣惠方》）

42. 当归拈痛汤

当归拈痛汤，治湿热未病，肢节烦疼，肩背沉重，胸不利，及遍身疼痛，下注于足胫，痛不可忍。羌活、甘草（炙）、黄芩（酒浸）、茵陈（酒炒，各五钱），人参（去芦）、升麻、苦参（酒洗）、葛根、苍术（各二钱），防风（去芦）、当归身、知母（酒洗）、茯苓（炒）、泽泻、猪苓（各三钱）。上㕮咀，每服一两，水二盏，煎至一盏，去滓，空心服。（《仁斋直指方论》）

43. 蠲痹汤

治身体烦疼，项背拘急，或痛或重，举动艰难，及手足冷痹，腰腿沉重，筋脉无力。当归（去芦，酒浸）、赤茯苓、黄芪（去芦）、片子姜黄、羌活（各一两半）、甘草（炙，半两）。上㕮咀，每服四钱，水一盏半，生姜五片，枣子一枚，煎至八分，去滓，温服，不拘时候。（《严氏济生方》）

44. 肉苁蓉丸方（补骨髓，治寒湿）

肉苁蓉（酒浸，切，焙，一两）　獭肝（一具，涂酥炙，切）　柴胡（去苗）　秦艽（去苗、土）（各三分）巴戟天（去心）　黄耆（锉）（各一两）　人参（半两）白茯苓（去黑皮，三分）　熟干地黄（切，焙，半两）　泽泻附子（炮裂，去皮脐）（各三分）　远志（去心，一两）山芋　蒺藜子（炒，去角）（各半两）　石斛（去根，三分）　厚朴（去粗皮，姜汁炙）　五味子　桂（去粗皮）

桃仁（汤浸，去皮尖、双仁，炒，别研）　丁香　木香
（各半两）　当归（切，焙，三分）　芍药　陈橘皮（汤
浸，去白，焙）　赤石脂　槟榔　白术　干姜（炮）　郁
李仁（汤浸，去皮尖，炒，研）　甘草（炙，剉）　牡丹
皮　蜀椒（去目并闭口者，炒出汗）　山茱萸芎藭　牡蛎
（炒）（各半两）。上三十五味，捣研为末，再和匀，炼蜜
和杵数百下，丸如梧桐子大。每服温酒下三十丸，不拘
时，日三服。（《圣济总录》）

45. 防风汤方（治风湿脉痹，皮肤不仁）

防风（去叉）　当归（切，焙）　秦艽（去苗、土）
赤茯苓（去黑皮）　茵芋（去粗茎）　甘草（炙）　杏仁
（去皮尖、双仁，麸炒）　桂（去粗皮）　独活（去芦头）
（各一两）。上九味，粗捣筛。每服五钱匕，以酒、水各
半盏，入生姜半分，切，煎取八分，去滓温服，不拘时
候。（《圣济总录》）

46. 石斛丸方（治肾虚骨痹，肌体羸瘦，腰脚酸痛，
饮食无味，小便滑数）

石斛（去根）　牛膝（酒浸，切，焙）　续断（各三
分）　菟丝子（酒浸，别捣）　石龙芮（炒）　桂（去粗
皮）（各一两）　肉苁蓉（酒浸，切，焙，三分）　鹿茸
（去毛，酥炙，一两）　杜仲（去粗皮，炙，剉）　白茯苓
（去黑皮）　熟干地黄（切，焙）（各三分）　附子（炮
裂，去皮脐，一两）　巴戟天（去心，半两）　防风（去

叉，三分）　桑螵蛸（炙）　芎劳（各半两）　山茱萸（三分）　覆盆子（半两）　补骨脂（微炒）　荜澄茄（各三分）　五味子（半两）　泽泻（一两）　沉香　茴香子（微炒）（各三分）　薏苡仁（炒，一两）。上二十五味，捣罗为末，炼蜜和杵数百下，丸如梧桐子大。每服空心，以温酒下三十丸，日二服。（《圣济总录》）

47. 熟干地黄丸方（治肾虚骨痹，面色萎黑，足冷耳鸣，四肢羸瘦，脚膝缓弱，小便滑数）

熟干地黄（切，焙）　肉苁蓉（酒浸，切，焙）　磁石（煅，醋淬）（各二两）　山茱萸（三分）　桂（去粗皮）　附子（炮裂，去皮脐）（各一两）　山芋（三分）　牛膝（酒浸，切，焙，一两）　石南白茯苓（去黑皮）　泽泻　黄耆（剉）（各三分）　鹿茸（去毛，酥炙，二两）　五味子（三分）　石斛（去根，剉，一两）　覆盆子　远志（去心）（各三分）　补骨脂（微炒，一两）　萆薢（剉）　巴戟天（去心）（各三分）　杜仲（去粗皮，炙，剉，一两）　菟丝子（二两，酒浸，别捣）　白龙骨（一两）。上二十三味，捣罗为末，炼蜜和杵数百下，丸如梧桐子大。每服空心，以温酒下三十丸，日三服。（《圣济总录》）

48. 附子独活汤方（治肾脏中风寒湿成骨痹，腰脊疼痛，不得俯仰，两脚冷痛，缓弱不遂，头昏耳聋，语音浑浊，四肢沉重）

附子（炮裂，去皮脐）　独活（去芦头）（各一两）

防风（去叉）　芎䓖　丹参　萆薢　菖蒲（各半两）　天麻　桂（去粗皮）（各一两）　黄耆（半两）　当归（切，焙，一两）　细辛（去苗叶）山茱萸　白术　甘菊花　牛膝（酒浸，切，焙）　枳壳（去瓤，麸炒）　甘草（炙，剉）（各半两）。上一十八味，剉如麻豆。每服三钱匕，以水一盏，生姜三片，煎至七分，去滓，不计时候温服。（《圣济总录》）

49. 鹿茸天麻丸方（治肾脏气虚，骨痹缓弱，腰脊酸痛，脐腹虚冷，颜色不泽，志意昏愦）

鹿茸（去毛，酥炙，二两）　天麻（一两半）　附子（炮裂，去皮脐）　巴戟天（去心）　菖蒲（各一两）　石斛（去根，剉，一两半）　干蝎（去土，炒）　萆薢（剉）桂（去粗皮）　牛膝（酒浸，切，焙）　天雄（炮裂，去皮脐）　独活（去芦头）　丹参　当归（切，焙）杜仲（去粗皮，炙，剉）（各一两）　肉苁蓉（酒浸，切，焙，一两半）　磁石（醋淬，细研，水飞过，一两）。上一十七味，捣罗为末，炼蜜和匀，捣三五百下，丸如梧桐子大。每服二十丸，加至三十丸，空心及晚食前以温酒下。（《圣济总录》）

50. 肾沥汤方（治肾脏久虚，骨疼腰痛足冷，少食无力）

磁石（煅，醋淬，二两）　肉苁蓉（酒浸，切，焙）黄耆　人参　白茯苓（去黑皮）　芎䓖　桂（去粗皮）

菖蒲　当归（切，焙）　熟干地黄（切，焙）　石斛（去根）　覆盆子　干姜（炮）　附子（炮裂，去皮脐）　五味子（各一两）。上一十五味，剉如麻豆。每服三钱匕，用羊肾一只，去脂膜，先用水二盏，煮肾，取汁一盏，去肾，入药末，煎至七分，去滓温服，空心、日午、夜卧共三服。（《圣济总录》）

51. 天麻丸方（治筋风，四肢挛痹）

天麻（二两）　苦参（三两）　细辛（去苗叶，二两）　菖蒲（二两）　牛膝（去苗，酒浸，焙，二两）　赤箭（二两）　附子（炮裂，去皮脐，一两）　地榆（二两）　人参（二两）　芎䓖（一两）　桂（去粗皮，一两半）　木香（一两）　陈橘皮（汤浸，去白，焙干，一两半）　当归（切，焙）　赤芍药　酸枣仁（微炒）　威灵仙（去土）　藁本（去苗、土）　防风（去叉，剉）　独活（去芦头）（各二两）。上二十味，捣罗为细末，炼蜜和杵为丸如梧桐子大。每服温酒下二十丸，日二服，加至三十丸。（《圣济总录》）

52. 牛膝汤方（治筋痹，以筋虚为风所伤，故筋挛缩，腰背不伸，强直时痛）

牛膝（去苗，酒浸，剉，焙）　防风（去叉）　丹参　前胡（去芦头）（各二两）　石斛（去根，二两半）　杜仲（去粗皮，涂酥炙，剉）　秦艽（去苗、土）　续断（各一两半）　陈橘皮（汤去白，焙）（各一两）　大麻仁

（研，一合）。上一十味，除大麻仁外，粗捣筛。每服五钱匕，水一盏半，煎五七沸，别下麻仁末一钱匕，煎至一盏，去滓，空腹服，日二。（《圣济总录》）

53. 独活散方（治筋痹，肢体拘急，不得伸展）

独活（去芦头，三两） 附子（炮裂，去皮脐） 薏苡仁 苍耳 防风（去叉） 蔓荆实 芎䓖。上一十味，捣罗为细散。每服一钱匕，空腹以温酒调下，日二。（《圣济总录》）

54. 茯神散方（治肝痹，多惊悸，神思不安）

茯神（去木） 酸枣仁（微炒） 黄耆（剉） 人参（各一两） 熟干地黄（焙） 远志（去心） 五味子（各半两） 白茯苓（去黑皮，一两） 丹砂（别研，半两）。上九味，除丹砂外，捣罗为散，入丹砂末再研匀。每服一钱匕，以温酒调下，不计时候。（《圣济总录》）

55. 补肝汤方（治肝痹，两胁下满，筋急不得太息，疝瘕四逆，抢心腹痛，目不明）

白茯苓（去黑皮，一两二钱） 乌头（四枚，炮裂，去皮脐） 菽仁（研） 柏子仁（研） 防风（去叉） 细辛（去苗叶）（各二两） 山茱萸 桂（去粗皮）（各三分） 甘草（炙，剉，半两）。上九味，剉如麻豆，入研药拌匀。每服五钱匕，水一盏半，入大枣二枚，擘开，同煎数沸，去滓，取一盏服，不计时。（《圣济总录》）

56. 细辛汤方（治肝虚气痹，两胁胀满，筋脉拘急，

不得喘息，四肢少力，眼目不明）

细辛（去苗叶）　防风（去叉）　白茯苓（去黑皮）
柏子仁（研）　桃仁（汤浸，去皮尖、双仁，麸炒微黄）
山茱萸　甘草（炙，剉）（各三分）　蔓荆实　枳壳（去
瓤，麸炒）（各半两）。上九味，粗捣筛。每服三钱匕，
水一盏，大枣三枚，擘破，同煎数沸，去滓，取七分温
服，不计时候。（《圣济总录》）

57. 防风汤方（治肝痹，头目昏塞，四肢不利，胸膈
虚烦）

防风（去叉，一两）　芎䓖　黄耆（剉）　五味子
人参　茯神（去木）　独活（去芦头）　羚羊角（镑屑）
前胡（去芦头）（各三分）　细辛（去苗叶）　酸枣仁
（微炒）　甘草（炙）（各半两）。上一十二味，粗捣筛。
每服三钱匕，水一盏，大枣三枚，擘破，同煎，取七分，
去滓温服，不计时候。（《圣济总录》）

58. 五加皮酒方（治筋痹，多悲思，颜色苍白，四肢
不荣，诸筋拘挛，伸动缩急，腹中转痛）

五加皮　枳刺（炒）　猪椒根皮（各八两）　丹参
（八两）　桂（去粗皮，三两）　当归（切，焙，三两）
甘草（炙）　天雄（炮裂，去皮脐）　秦椒（去闭口及目，
炒出汗）　白鲜皮　木通（剉）（各四两）　芎䓖　干姜
（炮）（各五两）　薏苡仁（半升）　大麻仁（三升）。上
一十五味，剉如麻豆大，以夹绢囊盛贮，清酒三斗渍之，

春夏三四宿，秋冬六七宿。初服二三合，稍加，以知为度。（《圣济总录》）

59. 导痹汤方（治脉痹，血道壅涩）

黄耆（剉，四两）　当归（切，焙）　人参　白茯苓（去黑皮）　龙齿　远志（去心）　甘草（炙）（各三两）桂（去粗皮）　半夏（汤浸洗七遍，焙）（各五两）　枳实（去瓤，麸炒）　桔梗（去芦头，剉，炒）　茯神（去木）（各二两）。上一十二味，粗捣筛。每服先以水二盏，煮粳米半合，米熟去米，即入药五钱匕，生姜五片，大枣二枚（擘破），同煎数沸，去滓，取一盏，温服，不计时候。（《圣济总录》）

60. 人参丸方（治脉痹，通行血脉）

人参　麦门冬（去心，焙）　茯神（去木）　龙齿远志（去心）　黄耆（剉）　菖蒲　赤石脂（各一两）熟干地黄（焙，二两）。上九味，捣罗为末，炼蜜和捣三二百杵，丸梧桐子大。每服食后良久，以清粥饮下三十丸。（《圣济总录》）

61. 黄耆汤方（治脉痹，身体不仁）

黄耆（剉）　芍药　桂（去粗皮）（各三两）　当归（切，焙）　白茯苓（去黑皮）　菖蒲　人参（各二两）。上七味，粗捣筛。每服五钱匕，水一盏半，生姜五片，大枣二枚，擘破，同煎，去滓，取一盏，温服，不计时。（《圣济总录》）

62. 升麻汤方（治脉痹，面颜脱色，脉空虚，口唇色赤，干燥，消痹蠲热，润悦颜色）

升麻　射干　芎䓖　人参（各三两）　赤小豆（五合）　生姜（二两半）　麦门冬（去心，焙）　萎蕤（各四两）　生地黄（二两半）　甘草（炙，二两）　竹叶（切，一升）。上一十一味，剉如麻豆。每服五钱匕，水一盏半，煎至一盏，去滓温服，不计时，日三。（《圣济总录》）

63. 芍药汤方（治脉痹，营卫不通，四肢疼痹）

芍药　熟干地黄（焙）　当归（切，焙）（各二两）防风（去叉）　秦艽（去苗、土）　羌活（去芦头）　防己　芎䓖　白术（各一两）　桂（去粗皮）　甘草（炙）（各三分）。上一十一味，粗捣筛。每服五钱匕，以水一盏半，煎至八分，去滓温服，日二服。（《圣济总录》）

64. 干地黄丸方（治血痹。去邪益心，悦颜色，壮筋力）

生干地黄（焙，二两半）　五味子　桂（去粗皮）秦艽（去苗、土）　独活（去芦头）　附子（炮裂，去皮脐）　石斛（去根）（各一两半）　远志（去心，一两）肉苁蓉（酒浸，切，焙）　草薢（炒）　菟丝子（酒浸，别捣）　蛇床子（炒）　牛膝（酒浸，切，焙）　狗脊（去毛）　桃仁（去皮尖、双仁，炒）（各一两半）　诃黎勒皮槟榔（各三两半，剉）。上一十七味，捣罗为末，炼

蜜和丸如梧桐子大。每日空心食前，温酒下二十丸。（《圣济总录》）

65. 萆丸方（治血痹，手足瘖麻不仁，游走无定）

萆薢（炒）　山芋　牛膝（酒浸，切，焙）（各一两）　白术（半两）　泽泻（一两）　地肤子（炒，半两）　干漆（炒令烟出）　蛴螬（生，研）　天雄（炮裂，去皮脐）（各三分）　熟干地黄（焙，一两）　狗脊（去毛，半两）　茵芋（去粗茎，一分）　山茱萸（一两）　车前子（炒，三分）。上一十四味，除蛴螬研入外，捣罗为末，和令匀，炼蜜和丸如梧桐子大。空心食前，温酒下十丸至十五丸，日二夜一。（《圣济总录》）

66. 黄耆酒方（治血痹及诸痹甚者四肢不随）

黄耆　独活（去芦头）　防风（去叉）　甘草（炙）　蜀椒（去目并闭口者，炒出汗）　附子（炮裂，去皮脐）　白术　牛膝　芎劳　细辛（去苗、叶）（各三两）　干姜（炮，三两半）　当归（切，焙）　桂（去粗皮）（各二两半）　葛根　秦艽（去苗、土）　乌头（炮裂，去皮脐）　山茱萸（各二两）　大黄（一两，生，剉）。上一十八味，剉如麻豆，用夹绢囊盛贮，以清酒一斗浸之，春夏五日，秋冬七日。初服一合，日再夜一，渐增之，以知为度。虚弱者，加苁蓉二两；下利者，加女萎三两；心下有水，加茯苓二两。一方加石斛、菖蒲各二两。（《圣济总录》）

67. 萆薢酒方（治血痹及五脏、六腑、皮肤、骨髓、

肌肉、筋脉等疾，不问新久）

萆薢　防风（去叉）　菟丝子　杜仲（去粗皮，剉，炒）　黄耆　菊花　天雄（炮裂，去皮脐）　石斛（去根）生干地黄（焙）　地骨皮　续断　金牙（煅，醋淬）　石南　肉苁蓉（酒浸，切，焙）　蜀椒（去目及闭口者，炒出汗）（各一两）。上一十五味，哎咀如麻豆，夹绢囊盛贮，以无灰酒五升浸二七日。每日任性服。候减一升，即旋添酒一升，药力薄即别制，年老者亦可服。（《圣济总录》）

68. 茵芋酒方（治风血痹，肌体手足痿弱，四肢拘挛）

茵芋（去粗茎）　附子（炮裂，去皮脐）　天雄（炮裂，去皮脐）　乌头（炮裂，去皮脐）　秦艽（去苗、土）女萎　防风（去叉）　羊踯躅　防己　石南　细辛（去苗叶）　桂（去粗皮）（各一两）。上一十二味，哎咀如麻豆，夹绢囊盛贮，以清酒五升浸之，冬七日，夏三日，春秋五日。初服一合，日三，渐增之。（《圣济总录》）

69. 茵芋散方（治肾脏中风湿，腰痛，脚膝偏枯，皮肤痛痹，语声謇涩，两耳虚鸣，举体乏力，面无颜色，志意不乐，骨节酸疼）

茵芋（去茎）　杜仲（去粗皮，炙，剉）　石南　石龙芮　羊踯躅（微炒）　麝香（研）　狗脊（去毛）　当归（剉，炒）　干蝎（微炒）　桑螵蛸（微炒）　菖蒲

（各半两） 赤箭 独活（去芦头） 附子（炮裂，去皮脐） 天雄（炮裂，去皮脐） 甘菊花 牛膝（去苗，酒浸，切，焙） 木香 麻黄（去根节，煮，掠去沫，焙） 芎䓖（各三分） 萆薢（剉，一两）。上二十一味，捣罗为散。每服二钱匕，食前温酒调下，日再服。（《圣济总录》）

70. 远志丸方（治肾脏虚乏，久感寒湿，因而成痹，补损益气）

远志（去心） 山芋 肉苁蓉（去皱皮，酒浸，切，焙） 牛膝（去苗，酒浸，切，焙）（各一两） 石斛（去根） 天雄（炮裂，去皮脐） 巴戟天（去心） 人参 山茱萸 泽泻 菟丝子（酒浸一宿，别捣） 茯神（去木） 覆盆子 续断 生干地黄（焙） 桂（去粗皮） 鹿茸（酒炙，去毛） 甘草（炙，剉） 附子（炮裂，去皮脐） 牡丹皮 白茯苓（去黑皮） 五味子 杜仲（去粗皮，炙，剉）（各一分） 蛇床子 楮实（微炒） 黄耆（各一两）。上二十六味，捣罗为末，炼蜜和捣数百下，丸如梧桐子大。每服空心温酒下二十丸，加至三十丸。（《圣济总录》）

71. 白附子丸方（治肾脏中风，脚膝麻痹，腰背强直疼痛，言语不利，面色萎黑，肌体羸瘦）

白附子（炮裂） 干蝎（微炒） 防风（去叉） 天麻 天雄（炮裂，去皮脐） 黄耆（剉） 萆薢 独活

（去芦头）　丹参　当归（剉，炒）　肉苁蓉（去皱皮，酒浸一宿，焙）　海桐皮（剉）　补骨脂　仙灵脾（各三分）

白花蛇（酒浸，去皮、骨，炙）　桂（去粗皮）　安息香　牛膝（去苗，酒浸，切，焙）（各一两）　雄黄（研，水飞过）　麝香（研）（各半两）。上二十味，捣罗为末，炼蜜和捣三五百下，丸如梧桐子大。每服三十丸，空心温酒下，日再服。（《圣济总录》）

72. 石龙芮汤方（治肾脏气虚，外邪杂至，脚膝缓弱，腰脊不可转侧，日加疼痹）

石龙芮　独活（去芦头）　防风（去叉）　茯神（去木）　杜仲（去粗皮，炙，剉）　萆薢　丹参　羌活（去芦头）　五味子　细辛（去苗叶）　牛膝（酒浸，切，焙）　当归（剉，炒）　人参（各三分）　天雄（炮裂，去皮脐）　麻黄（去根节，煎，掠去沫，焙）　桂（去粗皮）（各一两）　枳壳（去瓤，麸炒，半两）。上一十七味，剉如麻豆。每服四钱匕，水一盏，入生姜五片，同煎至六分。去滓温服，不计时候。（《圣济总录》）

73. 麻黄汤方（治肾虚中风湿，腰脚缓弱，顽痹不仁，颜色苍黑，语音浑浊，志意不定，头目昏，腰背强痛，四肢拘急，体重无力）

麻黄（去根节，煎，掠去沫，焙）　羌活（去芦头）　桂（去粗皮）　附子（炮裂，去皮脐）　侧子（炮裂，去皮脐）（各一两）　防己　当归（剉，炒）　海桐皮　牛膝

（酒浸，切，焙） 甘菊花 羚羊角（镑） 茵芋（去茎）五加皮（各三分） 甘草（炙，剉，半两） 防风（去叉） 白术（各三两）。上一十六味，剉如麻豆。每服四钱匕，水一盏，入生姜五片，同煎至七分，去滓温服，不计时候。（《圣济总录》）

74. 牛膝酒方（治肾气虚冷，复感寒湿为痹）

牛膝 秦艽（去苗、土） 芎䓖 防风（去叉） 桂（去粗皮） 独活（去芦头） 丹参 白茯苓（去黑皮）（各二两） 杜仲（去粗皮，剉，炒） 附子（炮裂，去皮脐） 石斛（去根） 干姜（炮） 麦门冬（去心） 地骨皮（各一两半） 五加皮（五两） 薏苡仁（一两） 大麻子（炒，半两）。上一十七味，剉切如麻豆，以生绢袋盛，酒一斗浸，春夏三日，秋冬五日。每服半盏，空心温服，日再。（《圣济总录》）

75. 风引汤方（治脾痹，四肢解惰，皮肤不通，外不得泄）

独活（去芦头，四两） 当归（切，焙） 白茯苓（去黑皮）（各三两） 干姜（炮） 甘草（炙） 人参 黄耆 防风（去叉）（各二两） 桂（去粗皮） 附子（炮裂，去皮脐）（各一两） 大豆（二升，熬，去皮）。上一十一味，剉如麻豆。每服五钱匕，水一盏，酒半盏，煎至一盏，去滓温服，日三夜一。（《圣济总录》）

76. 薏苡仁汤方（治肝痹，筋脉不利，拘挛急痛，夜

卧多惊，上气烦满）

薏苡仁　羌活（去芦头）　蔓荆实　荆芥穗（各二两）　白术　木瓜（去核）　防风（去叉）牛膝（酒浸，切，焙）　甘草（炙）（各一两）。上九味，剉如麻豆。每服五钱匕，水一盏半，入生姜五片，煎至一盏，去滓，稍热服。（《圣济总录》）

77. 人参散方（治肝痹气逆，胸胁引痛，眠卧多惊，筋脉挛急，镇肝去邪）

人参（二两）　酸枣仁（微炒）　杜仲（去皮，剉，微炒）　黄耆（蜜炙，剉）　茯神（去木）（各一两）　五味子　熟干地黄　芎藭　细辛（去苗叶）　秦艽（去苗、土）　羌活（去芦头）　丹砂（飞，研）（各半两）。上一十二味，除丹砂外，同捣罗为散，入丹砂研匀。每服一钱匕，温酒调下，不拘时候，日三。（《圣济总录》）

78. 茯苓汤方（治风湿痹，四肢疼痹，拘挛浮肿）

赤茯苓（去黑皮）　桑根白皮（各二两）　防己　桂（去粗皮）　芎藭　芍药　麻黄（去根节）（各一两半）。上七味，粗捣筛。每服五钱匕，水一盏半，枣一枚，去核，煎取一盏，去滓温服。连三服后，以热姜粥投之，汗出为度。（《圣济总录》）

79. 天雄丸方（治风湿痹，皮肉不仁，骨髓疼痛不可忍者）

天雄（炮裂，去皮脐）　附子（炮裂，去皮脐）（各

一两）桂（去粗皮，一两半）干姜（炮，三两）防风
（去叉，三两）。上五味，为细末，炼蜜丸如梧桐子大。
每服二十丸，温酒下，日三夜一。（《圣济总录》）

80. 天雄浸酒方（治寒湿著痹，皮肉不仁，甚至骨髓
疼痛者）

天雄（炮裂，去皮脐）附子（炮裂，去皮脐）（各
一两）防风（去叉）独活（去芦头）当归（切，焙）
白术（各二两）五加皮芎䓖桂（去粗皮）干姜
（炮）（各一两半）。上一十味，剉如麻豆，以夹绢囊盛，
用无灰清酒一斗浸，春夏五日，秋冬七日。每温饮一盏，
任性加减，以知为度。（《圣济总录》）

81. 去毒丸方（治风湿痹，腰脚疼痛不可忍，久不
差者）

天雄（炮裂，去皮脐）附子（炮裂，去皮脐）（各
一两）桂（去粗皮，一两半）干姜（炮，三两）防风
（去叉，三两）。上五味，为细末，炼蜜丸如梧桐子大。
每服二十丸，温酒下，日三夜一。（《圣济总录》）

82. 附子丸方（治寒湿痹，留著不去，四肢缓弱，皮
肤不仁，精神昏塞）

附子（炮裂，去皮、脐，一两）莽草（微炙，半
两）白花蛇（酒浸，去皮、骨，炙，二两）天南星
（炮，三分）乌头（炮裂，去皮脐，半两）天麻（三
分）干蝎（炒，半两）桂（去粗皮，三分）防风

（去叉，半两）　薏苡仁　枫香脂（各一两）　芎䓖（三分）　萆薢（一两）　羌活（去芦头，三分）　仙灵脾（一两）。上一十五味，捣罗为末，以糯米粥和捣数百杵，丸绿豆大。每服十丸，荆芥汤或温酒吞下，不拘时。（《圣济总录》）

83. 白花蛇丸方（治寒湿著痹，皮肤不仁，或肢节疼痛）

白花蛇（酒浸，去皮、骨，炙）　仙灵脾　干蝎（炒）（各一两）　茵芋　乌头（炮裂，去皮脐）　天南星（炮）（各半两）　天雄（炮裂，去皮脐）　天麻　桂（去粗皮）　麻黄（去根节）　鹿角（镑）　萆薢（各一两）　桑螵蛸（炒，半两）　雄黄（研）　麝香（研）（各一分）。

上一十五味，捣研为末，拌和令匀，别用天麻末三两，以无灰酒一大碗，慢火熬成膏，和前药末，更捣五七百杵，丸梧桐子大。每服薄荷酒下二十丸，不拘时。（《圣济总录》）

84. 当归摩膏方（治诸风寒湿，骨肉痹痛）

当归（切，焙）　细辛（去苗叶）（各一两半）　桂（去粗皮，一两）　生地黄（一斤，切，研，绞取汁）　天雄（十枚，去皮脐，生用）　白芷（三分，留一块不剉全用）　芎䓖（半两）　丹砂（研，一两）　干姜（炮，三分）　乌头（去皮脐，生用，一两三分）　松脂（四两）　猪脂（五斤，别炼，去滓）。上一十二味，先将八味剉如

大豆粒，以地黄汁浸一宿，与猪脂、松脂同慢火煎，候前
留者一块白芷黄色，以厚绵滤去滓，瓷合盛，入丹砂末，
不住搅，至凝即止。每用药用火炙，手摩病处千遍。
（《圣济总录》）

85. 摩风膏摩之方（治风湿著痹，服药虽多，肌肉犹
痛痹）

防风（去叉）　羌活（去芦头）　芎䓖　细辛（去苗
叶）　蜀椒（去目并闭口者，炒出汗）　当归　踯躅花
（各半两）　白蔹　白及　丹参　苦参　黑参　桂（去粗
皮）　附子（去皮脐）　乌头（去皮脐）　皂荚（去皮）
莽草（各一分）　杏仁（去皮尖并双仁，半两）。上一十
八味，细剉如麻豆，以米醋二升拌匀，浸三宿，熬干，同
腊月猪脂二斤，以文武火煎一日，绵滤去滓，瓷瓶贮。每
用少许，点摩痛痹处。兼治一切风毒。其膏年岁深久者，
尤佳。（《圣济总录》）

86. 龙虎膏方（治风湿著痹，肌肉痛厚，不知痛痒）

龙骨（二两）　虎骨（三两，酥涂，焙）　当归（切，
焙）　桂（去粗皮）（各一两）　皂荚（半斤，肥者，去
子）。上五味，捣罗为末，先别用好肥皂荚十挺，以苦酒三
升，挼取汁，去滓，入铛中，煎减半，即入前药同煎如稀
饧，入瓷合盛。每用少许，揩摩痛痹处。（《圣济总录》）

87. 侧子汤方（治寒湿痹，留著不去，皮肤不仁，手
足无力）

侧子（炮裂，去皮脐）　五加皮（各一两）　磁石（煅，醋淬七遍）　羚羊角（镑）　防风（去叉）　薏苡仁　麻黄（去根节）　杏仁（汤浸，去皮尖、双仁，麸炒）（各一两）　甘菊花　防己　葛根　赤芍药　芎䓖　秦艽（去苗、土）　甘草（炙）（各半两）。上一十五味，剉如麻豆。每服三钱匕，水一盏，煎七分，去滓温服，不拘时。（《圣济总录》）

88. 侧子浸酒方（治寒湿著痹，四肢皮肤不仁，以至脚弱不能行）

侧子（炮裂，去皮脐）　牛膝（去苗）　丹参（去苗、土）　山茱萸　杜仲（去粗皮）　石斛（去根）　蒴藋根（各二两）　防风（去叉）　蜀椒（去合口并目，炒出汗）　细辛（去苗叶）　独活（去芦头）　秦艽（去苗、土）　桂（去粗皮）　芎䓖　当归（切，焙）　白术　茵芋（去粗茎）（各一两半）　干姜（炮，一两）　五加皮（二两半）　薏苡仁（炒，半升）。上二十味，细剉如麻豆，以夹生绢囊盛贮，清酒二斗，春夏浸三日，秋冬五日。初服温半盏，日再；未知，稍加服。（《圣济总录》）

89. 赤箭丸方（治肺感外邪，皮肤痛痹，项强背痛，四肢缓弱，冒昧昏塞，心胸短气）

赤箭　羌活（去芦头）　细辛（去苗叶）　桂（去粗皮）　当归（剉，炒）　甘菊花　防风（去叉）　天雄（炮裂，去皮脐）　麻黄（去根节）　蔓荆实（去皮）　白

术　杏仁（汤浸，去皮尖、双仁，炒，研）　萆薢（剉）
茯神（去木）　山茱萸　羚羊角（镑）　芎䓖　犀角
（镑）　五加皮（剉）　五味子　阿胶（炙令燥）　人参
枫香脂（研）　天南星（炮）　白附子（炮）（各半两）
龙脑（研）　麝香（研）　牛黄（研）（各一钱）。上二十
八味，捣罗二十三味极细，与研者五味拌匀，炼蜜和捣三
二百杵，丸如梧桐子大。每服十五丸，荆芥汤下，不拘
时。（《圣济总录》）

90. 羌活汤方（治皮痹，皮中如虫行，腹胁胀满，大
肠不利，语声不出）

羌活（去芦头）　蒺藜子（炒，去角）　沙参　丹参
麻黄（去根节）　白术　羚羊角（镑）　细辛（去苗叶）
萆薢　五加皮　五味子　生干地黄（焙）　赤茯苓（去黑
皮）　杏仁（汤浸，去皮尖、双仁，炒）　菖蒲（去毛）
枳壳（去瓤，麸炒）　郁李仁（汤浸，去皮尖，炒）　附
子（炮裂，去皮脐）　桂（去粗皮）（各三分）　木通
槟榔（各半两）。

上二十一味，剉如麻豆。每服四钱匕，水一盏半，生
姜五片，煎至七分。去滓温服，不拘时。（《圣济总录》）

91. 天麻散方（治皮痹，肌肉不仁，心胸气促，项背
硬强）

天麻　附子（炮裂，去皮脐）　麻黄（去根节）　白
花蛇肉（酥拌炒）　防风（去叉）细辛（去苗叶）　芎䓖

菖蒲　荆芥穗　黄耆（剉）　桑根白皮（剉）　蒺藜子
（炒，去角）　杏仁（汤浸，去皮尖、双仁，炒，研）（各
三分）　牛黄（研）　麝香（研）（各一分）。上一十五
味，捣罗十二味为散，与研者三味拌匀，再罗。每服一钱
匕，薄荷酒调下，不拘时。（《圣济总录》）

92. 蒴藋蒸汤方（治皮痹）

蒴藋根（并叶）　桃皮（并叶）　菖蒲叶（各剉三
升）　细糠（一斗）　秫米（五升）。上五味，以水一石五
斗，煮取米熟为度，以大盆盛，做小竹床子罩盆，人坐床
上，四面将席荐障风，别以被衣盖覆身上，觉气急，即旋
开孔取气，如两食久，通身汗出，凡经三蒸。非唯治风寒
湿痹，但是皮肤中一切冷气，皆能治之。（《圣济总录》）

93. 蔓荆实丸方（治皮痹不仁）

蔓荆实（去浮皮，三分）　防风（去叉）　羌活（去
芦头）　桔梗（炒）　白附子（炮）　枳壳（去瓤，麸炒）
蒺藜子（炒，去角）（各半两）　皂荚（半斤，不蚛者，
新水浸一宿，揉熟，绢滤去滓，入面少许，同煎成膏）。
上八味，捣罗七味为末，入膏中和捣，丸如梧桐子大。每
服二十丸，食后熟水下。（《圣济总录》）

94. 西州续命汤方（治肌痹，津液开泄，时复不仁，
或四肢急痛）

麻黄（去根节，煎，掠去沫，焙干）　当归（切，
焙）　石膏（碎）（各二两）　芎䓖　桂（去粗皮）　甘草

（炙）　黄芩（去黑心）　防风（去叉）　芍药（各一两）
杏仁（汤浸，去皮尖、双仁，炒，四十枚）。上一十味，
粗捣筛。每服四钱匕，水一盏，入生姜一枣大，切，煎至
六分，去滓温服，不计时候。（《圣济总录》）

95. 巴戟天散方（治周痹，肢体痿弱，不能行履）

巴戟天（去心，半两）　芎䓖（一分）　附子（炮裂，
去皮脐，三分）　白蔹（一分）　黄耆（炙，剉）　桂
（去粗皮）　细辛（去苗叶，炒）（各半两）　桔梗（炒，
一两）　人参（半两）　芍药（一分）　牡荆实　天雄
（炮裂，去皮脐）（各半两）　肉苁蓉（酒浸，切，焙，一
分）　萆薢（炒，半两）　赤茯苓（去黑皮）　牛膝（去
苗，酒浸，切，焙）（各一两）　山芋　菊花（未开者，
微炒）　秦艽（去苗、土）（各半两）　乌喙（炮裂，去
皮脐）　远志（去心）（各一两）　山茱萸　黄芩（去黑
心）　白术（微炒）　石斛（去根，剉）　白矾（研如粉）
（各半两）　五味子（三分）　龙胆（去苗、土）　蜀椒
（去目并闭口，炒汗出）（各一分）　厚朴（去粗皮，生姜
汁炙，剉，半两）　菖蒲（九节者，去须、节，先用米泔
浸后切，焙用，一两）。上三十一味，除白矾别研外，将
三十味捣罗为末，次入白矾末拌匀重罗。每服半钱匕，渐
加至一钱匕；温酒调下，日二夜一。未觉身唇口痹热，即
渐加至一钱半匕；如觉大痹心烦，以少许豉汤解之。
（《圣济总录》）

96. 黄芩汤方（治周痹，身体不仁）

黄芩（去黑心）　甘草（炙，剉）　防风（去叉）
（各半两）　秦艽（去苗、土）　葛根（剉）　杏仁（去皮
尖、双仁，麸炒）（各一分）　桂（去粗皮）　当归（切，
焙）　赤茯苓（去黑皮）（各半两）。上九味，粗捣筛。每
服六钱匕，以水、酒各一盏，枣二枚（擘破），生姜一枣
大，切，同煎至一盏，去滓温服，日二夜一。

97. 白术散方（治积年周痹，头发秃落，瘾胗生疮，
气脉不通，搔之不觉痛痒）

白术（微炒，三两）　附子（炮裂，去皮脐，二两）
石斛（去根，剉，半两）　蜀椒（去目并闭口，炒出汗）
干姜（炮）　天雄（炮裂，去皮脐）　细辛（去苗叶，轻
炒，三分）　羊踯躅（微炒，半两）　乌头（炮裂，去皮
脐，一两）　石南（用叶，洒醋微炒，三分）　桂（去粗
皮，一两）　防风（去叉，二两半）。上一十二味，捣罗
为散。每服半钱至一钱匕，渐加至一钱半，温豆淋酒三合
调下，空心临卧各一服。每服药后，宜以少白羊脯嚼汁下
药，续更用三合温豆淋酒冲涤，令接药力，常令有酒气。
其药以韦皮袋贮，勿泄其气。初服，身与腿膝有汗。宜避
外风。（《圣济总录》）

98. 金牙散方（治周痹，脚胫细瘦，痿弱不能行立）

金牙（别研细，一两）　防风（去叉）　侧子（炮裂，
去皮脐）　当归（切，焙）　石膏（别研细）　桂（去粗

皮）（各二两） 芎劳（一两半） 白术（微炒，三两）
泽泻 细辛（去苗叶，轻炒） 黄芩（去黑心） 赤茯苓
（去黑皮）（各一两半） 石南叶（洒酒炒） 人参（二
两）。上一十四味，除金牙、石膏别研外，将十二味捣罗
为散，方入金牙、石膏末，拌匀重罗。每服一钱半匕，渐
加至二钱匕。空心温酒调下，日二夜一；未觉，更增药至
二钱半。（《圣济总录》）

99. 六生散方（治周痹身体拘痛，腰膝痹痛）

生菖蒲（九节者，去毛、节，切，焙） 生干地黄
（焙） 生枸杞根 生商陆根（净洗，切，焙）（各一斤）
生乌头（剉，去皮脐，四两） 生姜（去皮，切，焙，二
斤）。上六味，先焙了，各秤及本方分两，复以醇酒一斗
五升淹浸一宿，漉出暴干，复内酒中，令酒尽再暴干，捣
罗为散。每服半钱匕，以清酒一盏调下，渐加至一钱匕，
空心临卧各一。（《圣济总录》）

100. 续命汤方（治八风十二痹）

羌活（去芦头，三两） 茯神（去木） 薏苡仁
（炒）（各一两）。上三味，粗捣筛。每服六钱匕，水二
盏，煎取一盏，别入竹沥一匙许，更煎数沸，去滓温服，
日二夜一。（《圣济总录》）

101. 白石英浸酒方（治风湿周痹，肢节中痛，不可
持物，行动无力，耳聋及肾脏虚损。益精髓，保神守中）

白石英（碎如大麻粒） 磁石（火煅令赤，醋淬，如

此五遍，捣）（各五两）。上二味，粗捣筛，生绢囊贮，以酒一升浸，经五六日。每服不计时，随性温服；服将尽，可更添酒浸之。（《圣济总录》）

102. 醍醐方（治寒湿周痹）

醍醐（一两）。上一味。每日空心，以温酒五合，和一匙许服之。（《圣济总录》）

103. 大豆糵方（治周痹，除五脏留滞、胃中结聚，益气止毒，润皮毛，补肾脏。）

大豆糵（一斤，炒令香熟）。上一味，捣为末。每空腹温酒调下半匙，渐加至一匙。（《圣济总录》）

104. 野驼脂方（治周痹）

野驼脂（炼了滤过，一斤）。上一味，别入好酥四两，同炼搅匀。每服半匙，以热酒半盏和化服之，渐加至一匙，空心食前各一。（《圣济总录》）

105. 虎骨散方（治中诸风毒，冷痹，偏枯不随，骨节疼痛，手足挛拳）

虎骨（酥炙黄） 败龟（酥炙黄）（各一两） 何首乌（酒蘸，去黑皮） 羌活（去芦头）（各半两）当归（细切，焙干） 芎蒡 牛膝（去苗，酒浸，切，焙） 秦艽（去苗、土）（各三分） 附子（炮裂，去皮脐，半两） 威灵仙（洗，焙） 原蚕砂（炒）（各三分） 延胡索（与糯米同炒，米赤为度，半两） 皂荚（去黑皮并子，炙黄，一两） 槟榔（煨，三分） 生干地黄（焙，

一两）。上一十五味，捣罗为散。每服温酒调下三钱匕，不拘时。（《圣济总录》）

106. 白蔹散方（治风冷痹肿筋急，展转移易不常）

白蔹（二两）　附子（炮裂，去皮脐，一两）。上二味，捣罗为散。每服空心温酒调下二钱匕。（《圣济总录》）

107. 羌活饮方（治风冷痹，膝冷疼，颇觉无力）

羌活（去芦头，一两半）　防风（去叉，二两）　五加皮（剉，一两）　赤芍药（二两）　薏苡仁（一两）　羚羊角（镑，三分）　槟榔（一枚，鸡心者，煨）　磁石（火煅，醋淬，五两）。上八味，粗捣筛。每服五钱匕，水一盏半，入生姜五片，煎至一盏，去滓，空心温服。（《圣济总录》）

108. 楮实丸方（治风冷痹，下焦虚寒，腰脚不随）

楮实（微炒，三两）　桂（去粗皮，二分）　枳壳（去瓤，麸炒，三分）　牛膝（去苗，酒浸，切，焙）　槟榔（煨，剉）　干姜（炮）（各一两半）。上六味，捣罗为末，炼蜜丸如梧桐子大。空心晚食前温酒下三十丸。（《圣济总录》）

109. 防己汤方（治风湿痹，肌肤不仁，体常汗出，恶风）

防己（二两）　白术（一两半）　桂（去粗皮）　茵芋　丹参　五加皮（剉）（各一两）　牛膝（酒浸，切，焙） 细辛（去苗叶） 甘草（炙）（各半两）。上九味，粗捣筛。每服五钱匕，水一盏半，入生姜五片，煎至八分，去滓温服，不拘时候，日二。（《圣济总录》）

110. 海桐皮汤方（治风湿痹不仁，肢体疼痛）

海桐皮 丹参 桂（去粗皮） 防己（各一两） 甘草（炙） 麻黄（去根节） 天门冬（去心，焙）（各二两） 侧子（炮裂，去皮脐，半两）。上八味，剉如麻豆。每服四钱匕，水一盏，入生姜五片，煎至七分，去滓温服，不拘时。（《圣济总录》）

111. 苍耳饮方（治风寒湿痹，四肢拘挛）

苍耳（微炒，三两）。上一味，为末。每服二钱匕，水一盏，煎至七分。去滓温服。（《圣济总录》）

112. 大黄丸方（治男女恶风湿痹，周身不仁，小腹拘急，绕脐疠痛，头目昏眩，时吐涎沫，咳嗽，背强，难以俯仰，心下懊恼，而目脱色，喉咽不利，耳聋恶寒，饮食失味，膀胱忽满，大小便不利，两胫酸痛，手足厥逆，吸吸短气，时复失精，白汗自出，梦寐不安，心神恍惚，肌肤瘾胗）

五味子（炒） 䗪虫（熬） 芎䓖 肉苁蓉（酒浸，切，焙） 白薇 黄连（去须） 牡丹皮（各三分） 阿胶（炒燥） 麦门冬（去心，焙） 续断 石斛（去根） 甘草（炙，剉） 吴茱萸（汤洗，焙，炒） 商陆根（切） 芒硝 细辛（去苗叶） 厚朴（去粗皮，生姜汁炙，剉）

黄芩（去黑心）（各半两）　桂（去粗皮）　蜀椒（去目并闭口，炒出汗）　干姜（炮裂）　当归（切，焙）（各一两）　乌头（炮裂，去皮脐）　生干地黄（焙）（各一两一分）　大黄（二两半）　附子（炮裂，去皮脐，一分）。上二十六味，捣罗为末，炼蜜和丸如梧桐子大。每服五丸，日三夜再，温水下，渐加至十丸，以知为度。（《圣济总录》）

113. 乳香丸方（治风寒湿气留于血脉，痛痹不仁）

乳香（研）　没药（研）　五灵脂（研）（各一分）　乌头（炮裂，去皮脐）　草乌头（炮）　白僵蚕（炒）　附子（炮裂，去皮脐）　自然铜（醋炒）（各半两）　黑牵牛（瓦上炒）　天麻（酒浸，切，焙）（各一两）。上一十味，捣罗为末，酒煮面糊和丸如梧桐子大。每服十丸至十五丸，薄荷酒下。（《圣济总录》）

114. 菖蒲散方（治风湿冷痹，身体俱痛）

菖蒲　生地黄　枸杞根　商陆根（生者）（各四两）　乌头（炮裂，去皮脐，二两）　生姜（半斤）。上六味，细剉，以清酒二斗渍一宿，暴干，复内酒中，如此以酒尽为度，暴干，捣罗为散。每空腹暖酒调一钱匕，日二服。（《圣济总录》）

115. 巨胜浸酒方（治风湿痹，脚膝无力，筋挛急痛）

巨胜（炒，一升半）　薏苡仁（炒，半升）　生干地黄（二两）。上三味，剉令匀细，生绢囊贮，以酒二斗

浸，春夏三五日，秋冬六七日。每服五合，空心临卧温服。（《圣济总录》）

116. 牛膝大豆浸酒方（治久患风湿痹，筋挛膝痛，兼理胃气结聚，止毒热，去黑痣面䵟，润皮毛）

牛膝（酒浸，切，焙，一斤） 大豆（紧小者，炒熟，一斤） 生地黄（洗，切，一斤）。上三味，拌匀，同蒸一馈，倾出，绢囊贮，以酒三斗浸经宿。每服三合至五合，空心日午夜卧温服。（《圣济总录》）

117. 麦盐方（治风湿痹，脚膝痹厥，腰脚不随，兼治一切风脚膝之疾方）

麦曲末（一升） 盐（三升）。上二味，蒸令气馏，毡袋盛之。以足踏践袋上，冷则易之。

118. 陈元膏方（治风湿痹）

当归（生） 附子（生，去皮脐） 天雄（生，去皮脐） 乌头（生，去皮脐）（各一两半）生地黄（一斤，捣取汁） 细辛（去苗叶） 干姜（生） 芎䓖（各一两）桂（去粗皮） 白芷（生用，留一块不剉） 丹砂（别研）（各半两） 雄黄（别研，一两一分） 醋（一升半）松脂（四两）猪肪（不中水者，去筋、膜，别炼，五斤）。上一十五味，除二味研者并地黄汁、猪肪、松脂、醋等相次入外，余剉切如豆粒，先将地黄汁与醋拌匀，浸一宿，取猪肪、松脂同于净器中煎，常令小沸，候白芷色黄，停温，用厚绵滤去滓，瓷合盛，入雄黄、丹砂末，熟

搅至凝止，每用涂摩病处。凡修合，无令小儿、妇人及鸡犬见。(《圣济总录》)

119. 涂摩膏方 (治风湿痹、肌肉痛痹，四肢挛急疼痛，日久不差，令机关纵缓，不能维持身体，手足不随)

牛膝 (去苗) 芍药 芎䓖 当归 白术 白芷 蜀椒 (去目并合口) 厚朴 (去粗皮) 雷丸 半夏 (汤浸七遍，去滑) 桔梗 (炒) 细辛 (去苗叶) 吴茱萸 桂 (去粗皮) 附子 (炮裂，去皮脐) 木香 大腹 槟榔 (各一两) 酥 (二两) 驼脂 (三两) 腊月猪脂 (三斤)。上二十一味，除后三味外，并细切，量药多少，以酒渍一宿，先炼猪脂成膏，去滓，后尽入众药，以慢火从旦煎至晚，其膏成，以绵裹滤去滓，再入铛中，投酥并驼脂，候消搅匀，以瓷器盛。每不拘多少，以药摩之，摩经七日，即歇三两日，再摩之。(《圣济总录》)

120. 仙灵脾丸方 (治风湿痹，肢节疼痛，身体手足不随)

仙灵脾 (三分) 防风 (去叉，半两) 羌活 (去芦头) 白附子 (炮) 犀角屑 羚羊角屑 乳香 (细研) 虎胫骨 (酥炙黄) 附子 (炮裂，去皮脐) 当归 (切，焙) 牛膝 (去苗，酒浸，切，焙) 鹿茸 (酥炙，去毛) 石斛 (去根，细剉) 海桐皮 (细剉) (各三分) 干蝎 (去土，炒，半两) 乌蛇 (酒浸，去皮、骨，炙，二两) 麝香 (细研，一两) 桂 (去粗皮，半两) 槟榔 (剉，半两） 木香（半两） 天麻（一两） 天南星（炮，半两）白僵蚕（微炒，半两）。上二十三味，除研二味，余二十一味捣罗为末，与研者拌和令匀，炼蜜和捣五七百杵，丸如梧桐子大。每服三十丸，食前温酒下。（《圣济总录》）

121. 温补鹿茸丸方（治阳气虚，阴气盛，痹气内寒，如从水中出）

鹿茸（去毛，酥炙，四两） 人参 天雄（炮裂，去皮脐） 五加皮（剉） 五味子 牛膝（酒浸，切，焙） 防风（去叉） 远志（去心） 石斛（去根） 山芋 狗脊（去毛）（各一两） 肉苁蓉（去皱皮，酒浸，切，焙） 熟干地黄（焙）（各三两） 白茯苓（去黑皮） 菟丝子（酒浸，别捣）（各一两一分） 覆盆子 石龙芮（各二两） 萆薢 石南 蛇床子（炒，去皮） 白术（各三分） 巴戟天（去心，酒浸，焙） 天门冬（去心，焙） 杜仲（剉，炒）（各一两半） 干姜（炮裂） 桂（去粗皮） 吴茱萸（炒） 附子（炮裂，去皮脐） 细辛（去苗叶） 蜀椒（去目及闭口者，炒出汗）（各三分）。上三十味，除菟丝子别捣外，捣罗为末，再拌匀，炼蜜丸如梧桐子大。每服温酒下二十丸，稍加至三十丸，空心食前，日三。（《圣济总录》）

122. 补益黄耆丸方（治阴盛阳虚痹气，身寒如从水中出）

黄耆（剉） 鹿茸（去毛，酥炙） 白茯苓（去黑皮） 乌头（炮裂，去皮脐） 干姜（炮裂）（各三分） 桂（去粗皮） 芎䓖 当归（切，焙） 熟干地黄（焙）（各一两） 白术 菟丝子（酒浸一宿，别捣） 五味子 柏子仁 枸杞根皮（剉）（各一两半） 大枣（去核，二十枚，焙）。上一十五味，除菟丝子别捣外，同捣罗，再拌匀，炼蜜丸如梧桐子大。每服空心温酒下十五丸，日三。（《圣济总录》）

123. 石南散方（治热痹，肌肉热极，体上如鼠走，唇口反坏，皮肤色变，兼治诸风）

石南叶（酒醋微炒） 山芋（各一两） 黄耆（剉三分） 天雄（炮裂，去皮脐，一两） 山茱萸（一两半） 桃花（生用） 菊花（未开者，炒）（各三分） 真珠（别研，一分） 石膏（别研） 升麻（各一两） 甘草（炙，剉，三分） 萎蕤（剉，一两） 丹砂（一分，别研，仍与真珠、石膏末一处，同研极细）。上一十三味，别研外，将十味捣罗为末，次入所研者药拌匀。每服一钱匕，空心温酒调下，日二夜一，渐加至二钱匕。（《圣济总录》）

124. 生地黄汤方（治热痹）

生地黄（研取汁） 竹沥 荆沥（各一升） 羌活（去芦头） 防风（去叉）（各三两） 附子（一枚，重者，炮，去皮脐，八破之）。上六味，除前三味外，余三

味剉如麻豆。每服三钱匕,水一盏半,地黄汁、竹沥、荆沥各少许,同煎数沸,去滓,取一盏,温服,不计时候。(《圣济总录》)

125. 薄荷煎圆

消风热,化痰涎,利咽膈,清头目。治遍身麻痹,百节酸疼,头昏目眩,鼻塞脑痛,语言声重,项背拘急,皮肤瘙痒,或生瘾疹,及治肺热喉腥,脾热口甜,胆热口苦。又治鼻衄、唾血,大小便出血,及脱着伤风。并沐浴后,并可服之。龙脑薄荷(取叶,十斤) 防风(去苗)川芎(各三十两) 缩砂仁(五两) 桔梗(五十两)甘草(炙,四十两)。上为末,炼蜜为圆,每两做三十圆。每服一圆。细嚼,茶、酒任下。(《太平惠民和剂局方》)

126. 何首乌散

治脾肺风毒攻冲,遍身癣疥瘙痒,或生瘾疹,搔之成疮,肩背拘倦,肌肉顽痹,手足皴裂,风气上攻,头面生疮,及治紫癜、白癜、顽麻等风。荆芥穗 蔓荆子(去白皮) 蚵蚾草(去土) 威灵仙(净洗) 何首乌 防风(去芦、叉)。上件各五斤,捣罗为末。每服一钱,食后温酒调下,沸汤亦得。(《太平惠民和剂局方》)

127. 没药降圣丹

治打仆闪胁,筋断骨折,挛急疼痛,不能屈伸,及荣卫虚弱,外受游风,内伤经络,筋骨缓纵,皮肉刺痛,肩背拘急，身体倦怠，四肢少力。自然铜（火煅，醋淬十二次，研为末，水飞过，焙） 川乌头（生，去皮、脐） 骨碎补（燃，去毛） 白芍药 没药（别研） 乳香（别研） 当归（洗，焙）（各一两） 生干地黄 川芎（各一两）。上并生用，为细末，以生姜自然汁与蜜等分炼熟和圆，每一两做四圆。每服一圆，捶碎，水、酒各半盏，入苏木少许，同煎至八分，去苏木，热服，空心，食前。（《太平惠民和剂局方》）

128. 青州白圆子

治男子、妇人半身不遂，手足顽麻，口眼歪斜，痰涎壅塞，及一切风，他药所不能疗者。小儿惊风，大人头风，洗头风，妇人血风，并宜服之。半夏（白好者，水浸洗过，七两，生用） 川乌头（去皮、脐，生用，半两） 南星（生，三两） 白附子（生，二两）。上捣罗为细末，以生绢袋盛，用井花水摆，未出者更以手揉令出。如有滓，更研，再入绢袋摆尽为度，放瓷盆中，日中晒，夜露至晓，弃水，别用井花水搅，又晒，至来日早，再换新水搅。如此春五日，夏三日，秋七日，冬十日，去水晒干，候如玉片，碎研，以糯米粉煎粥清为圆，如绿豆大。初服五圆，加至十五圆，生姜汤下，不计时候。如瘫缓风，以温酒下二十圆，日三服，至三日后，浴当有汗，便能舒展。服经三五日，呵欠是应。常服十粒已来，永无风痰隔壅之患。小儿惊风，薄荷汤下两三圆。（《太平惠民

和剂局方》)

129. 防风圆

治一切风，及痰热上攻，头痛恶心，项背拘急，目眩旋运，心怔烦闷，手足无力，骨节疼痹，言语謇涩，口眼眴动，神思恍惚，痰涎壅滞，昏愦健忘，虚烦少睡。防风（洗）　川芎　天麻（去苗，酒浸一宿）　甘草（炙）（各二两）　朱砂（研，为衣，半两）。上为末，炼蜜为圆，每两作十丸，以朱砂为衣。每服一圆，荆芥汤化服，茶、酒嚼下亦得，不拘时候。(《太平惠民和剂局方》)

130. 川芎圆

消风壅，化痰涎，利咽膈，清头目。治头痛旋运，心松烦热，颈项紧急，肩背拘倦，肢体烦疼，皮肤瘙痒，脑昏目疼，鼻塞声重，面上游风，状如虫行。川芎　龙脑薄荷（叶，焙干）（各七十五两）　细辛（洗，五两）　防风（去苗，二十五两）　桔梗（一百两）　甘草（爁，三十五两）。上为细末，炼蜜搜和，每一两半分作五十圆。每服一圆，细嚼，腊茶清下，食后、临卧。(《太平惠民和剂局方》)

131. 皂角圆

治风气攻注，头面肿痒，遍身拘急，痰涎壅滞，胸膈烦闷，头痛目眩，鼻塞口干，皮肤瘙痒，腰脚重痛，大便风秘，小便赤涩，及咳嗽喘满，痰唾稠浊，语涩涎多，手足麻痹，暗风痫病，偏正头痛，夹脑风。妇人血风攻注，遍身疼痛，心忪烦躁，瘾疹瘙痒，并宜服之。皂角（捶碎，以水一十八两六钱揉汁，用蜜一斤，同熬成膏）　干薄荷叶　槐角（燀）（各五两）　青橘皮（去瓤）　知母　贝母（去心，炒黄）　半夏（汤洗七次）　威灵仙（洗）　白矾（枯过）　甘菊（去枝）（各一两）　牵牛子（燀，二两）。上为末，以皂角膏搜和为圆，如梧桐子大。每服二十圆，食后，生姜汤下。痰实咳嗽，用蛤粉薤汁下。手足麻痹，用生姜薄荷汤下。语涩涎盛，用荆芥汤下。偏正头疼、夹脑风，用薄荷汤下。（《太平惠民和剂局方》）

132. 小续命汤

治卒暴中风，不省人事，渐觉半身不遂，口眼歪斜，手足战掉，语言謇涩，神情气乱，头目眩重，痰涎并多，筋脉拘挛，不能屈伸，骨节烦疼，不得转侧，及治诸风，服之皆验。若治脚气缓弱，久服得瘥。久病风人，每遇天色阴晦，节候变更，宜预服之，以防喑哑。防己　肉桂（去粗皮）　黄芩　杏仁（去皮、尖，炒黄）　芍药（白者）　甘草（燀）　芎䓖　麻黄（去根、节）　人参（去芦）（各一两）　防风（去芦，一两半）　附子（炮，去皮、脐，半两）。上除附子、杏仁外，捣为粗末，后入二味令匀。每服三钱，水一盏半，生姜五片，煎取一盏，去滓，稍热服。食前，加枣一枚尤好。（《太平惠民和剂局方》）

133. 排风汤

男子、妇人风虚冷湿，邪气入脏，狂言妄语，精神错乱。肝风发则面青心闷，吐逆呕沫，胁满头眩重，耳不闻人声，偏枯筋急，曲拳而卧。心风发则面赤翕然而热，悲伤嗔怒，目张呼唤。脾风发则面黄，身体不仁，不能行步，饮食失味，梦寐倒错，与亡人相随。肺风发则面白，咳逆唾脓血，上气奄然而极。肾风发则面黑，手足不随，腰痛难以俯仰，痹冷骨疼。若有此候，令人心惊，志意不定，恍惚多忘。服此汤安心定志，聪耳明目，通脏腑诸风疾。白鲜皮　当归（去芦，酒浸一宿）　肉桂（去粗皮）芍药（白者）　杏仁（去皮、尖，麸炒）　甘草（炒）防风（去芦）　芎䓖　白术（各二两）　独活（去芦）麻黄（去根、节）　茯苓（去皮，白者）（各三两）。上为粗末。每服三钱，水一盏半，入生姜四片，同煎至八分，去滓，温服，不计时候。（《太平惠民和剂局方》）

134. 大通圣白花蛇散

大治诸风，无问新久，手足瘫曳，腰脚缓弱，行步不正，精神昏冒，口面歪斜，语言謇涩，痰涎壅盛，或筋脉挛急，肌肉顽痹，皮肤瘙痒，骨节烦疼，或痛无常处，游走不定，及风气上攻，面浮耳鸣，头痛目眩，下注腰脚，腰疼腿重，肿痒生疮，并宜服之。海桐皮（去粗皮）　杜仲（剉，炒）　天麻（去苗）　干蝎（炒）　郁李仁　赤箭　当归（去芦头，酒浸）　厚朴（生姜汁制）　蔓荆子（去白皮）　木香　防风（去苗）　藁本（去土）　白附子（炮）　肉桂（去粗皮）　羌活（去芦头）　草薢（酒浸一宿）　虎骨（醋炙）　白芷　山药　白花蛇（酒浸，炙，去皮、骨用肉）　菊花（去枝、梗）　牛膝（去苗）　甘草（炙）　威灵仙（去土）（各一两）。上等分，为末。每服一钱至二钱，温酒调下，荆芥汤亦得，空心服之。常服祛逐风气，通行荣卫，久病风人尤宜常服，轻可中风不过二十服，平复如故。（《太平惠民和剂局方》）

135. 羌活散

治风气不调，头目昏眩，痰涎壅滞，遍身拘急，及风邪寒壅，头痛项强，鼻塞声重，肢节烦疼，天阴风雨，预觉不安。前胡（去芦）　羌活（去芦）　麻黄（去根、节）　白茯苓（去皮）　川芎　黄芩　甘草（燂）　蔓荆子（去白皮）　枳壳（去瓤、麸炒）　细辛（去苗）　石膏（别研）　菊花（去梗）　防风（去芦）（各一两）。上为末，入石膏研匀。每服二钱，水一大盏，入生姜三四片，薄荷三两叶，同煎至七分，稍热服，不拘时候。（《太平惠民和剂局方》）

136. 骨碎补圆

治肝肾风虚，上攻下注，筋脉拘挛，骨节疼痛，头面浮肿，手臂少力，腰背强痛，脚膝缓弱，屈伸不利，行履艰难，并宜服。荆芥穗　白附子（炮）　牛膝（酒浸，焙干）　肉苁蓉（酒浸一宿，切作片，焙）（各一两）　骨碎补（去毛，炒）　威灵仙（去苗）　缩砂仁（各半两）地龙（去土，微炒）　没药（各二钱半）　自然铜（酒淬九遍） 草乌头（炮，去皮、脐） 半夏（汤洗七次）（各半两）。上同为细末，酒煮面糊圆如梧桐子大。每服五圆至七圆，温酒下，妇人醋汤或当归酒下，妊娠不宜服之，不计时候。（《太平惠民和剂局方》）

137. 乌荆圆

治诸风缓纵，手足不遂，口眼㖞斜，言语謇涩，眉目瞤动，头昏脑闷，筋脉拘挛，不得屈伸，遍身麻痹，百节疼痛，皮肤瘙痒，抓成疮疡。又治妇人血风，浑身痛痒，头疼眼晕。又肠风脏毒，下血不止，服之尤效。久服令人颜色和悦，力强轻健，须发不白。川乌（炮，去皮、脐，一两） 荆芥穗（二两）。上为细末，醋面糊圆如梧桐子大。每服二十粒，酒或热水下。有疾食空时，日三四服，无疾早晨一服。有少府郭监丞，少病风挛搐，头额宽弹不收，手承额，然后能食，服此六七服即瘥。遂长服之，已五十余年。年七十余，强健，须发无白者。此药疗肠风下血尤妙，累有人得效。予所目见，下血人服而瘥者，一岁之内，已数人矣。（《太平惠民和剂局方》）

138. 加减三五七散

治八风五痹，瘫痪𬴂曳，口眼㖞斜，眉角牵引，项背拘强，牙关紧急，心中愦闷，神色如醉，遍身发热，骨节烦痛，肌肉麻木，腰膝不仁，皮肤瞤动或如虫行。又治阳虚头痛，风寒入脑，目旋运转，有似舟船之上，耳内蝉鸣或如风雨之声。应风寒湿痹，脚气缓弱等疾，并能治之

（即系大三五七散）。山茱萸　干姜（炮）　茯苓（去皮）（各三斤）　附子（炮，去皮、脐，三十五个）　细辛（一斤八两）　防风（去芦，四斤）。上为细末。每服二钱，温酒调下，食前。（《太平惠民和剂局方》）

139. 乳香没药圆

治男子、妇人一切风气，通经络，活血脉。治筋骨疼痛，手足麻痹，半身不遂，暗风头旋，偏正头风，小中急风，手足疼痛，牙关紧急，四肢软弱。肾脏风毒，上攻头面，下注腰脚，生疮，遍体疼酸，并宜服之。抚芎（一百八两）　踯躅花（炒）　木鳖仁　白胶香（拣净）　藿香（拣，炒）　白僵蚕（洗，焙）　五灵脂（拣）　白芷（拣）　当归（各七十二两）　地龙（一百四十四两）何首乌（二百四十四两）　威灵仙（洗，二百二十二两）草乌头（炒，六百四十八两）。上为末，醋糊圆如梧桐子大。每服五圆，不可多服，食后，用薄荷茶吞下，温酒亦得。有孕妇人不可服。（《太平惠民和剂局方》）

140. 七圣散

治风湿流注经络间，肢节缓纵不随，或脚膝疼痛，不能步履。续断　独活　防风　杜仲　草薢　牛膝（酒浸一宿）　甘草（等分）。上件各修事净，焙干半两，为细末。每服二钱，温酒调下。（《太平惠民和剂局方》）

141. 活血应痛圆

治风湿客于肾经，血脉凝滞，腰腿重疼，不能转侧，皮肤不仁，遍身麻木，上攻头面虚肿，耳内常鸣，下注脚膝重痛少力，行履艰难。亦治项背拘挛，不得舒畅。常服活血脉，壮筋骨，使气脉宣流。狗脊（去毛，四斤） 苍术（米泔浸一宿，去皮，六斤） 香附子（去毛，炒，七斤半） 陈皮（洗，去蒂，五斤半） 没药（别研，一十二两） 威灵仙（洗，二斤） 草乌头（一斤半，半炮）。上为细末，用酒煮面糊为圆，如梧桐子大。每服十五粒至二十粒，温酒或熟水任下，不拘时候。久服忌桃、李、雀、鸽、诸血物。（《太平惠民和剂局方》）

142. 四斤圆

治肾经不足，下攻腰脚，腿膝肿痒，不能屈伸，脚弱少力，不能踏地，脚心隐痛，行步喘乏，筋脉拘挛，腰膝不利，一应风寒湿痹，脚气缓弱，并宜服之。宣州木瓜（去瓤） 牛膝（去芦，剉） 天麻（去芦，细剉） 苁蓉（洗净，切，各焙干称，一斤）。以上四味，如前修事了，用无灰酒五升浸，春秋各五日，夏三日，冬十日足，取出焙干。再入：附子（炮，去皮、脐） 虎骨（涂酥炙）（各二两）。上同为细末，用浸前药酒打面糊为圆，如梧桐子大。每服三五十圆，空心煎木瓜酒下，或盐汤吞下亦得。此药常服，补虚除湿，大壮筋骨。（《太平惠民和剂局方》）

143. 铁弹圆

治卒暴中风，神志昏愦，牙关紧急，目睛直视，手足瘫疯，口面歪斜，涎潮语塞，筋挛骨痛，瘫痪偏枯，或麻木不仁，或瘙痒无常，应是风疾及打仆伤损，肢节疼痛皆治之。通经络，活血脉。乳香（另研） 没药（另研）（各一两） 川乌头（炮，去皮、尖、脐，为末，一两半）麝香（细研，一钱） 五灵脂（酒浸，淘去砂石，晒干，四两，为末）。上先将乳香、没药于阴凉处细研，次入麝香，次入药末再研，滴水和药，如弹子大。每服一圆，薄荷酒磨化下，食后、临卧服。（《太平惠民和剂局方》）

144. 乳香应痛圆

治一切风气，左瘫右痪，口眼歪斜，半身不遂，语言謇涩，精神恍惚，痰涎壅塞，筋脉拘挛，或遍身顽痹，走注疼痛，脚膝缓弱，行步艰难。又治打仆伤损，瘀血不散，痛不可忍，或行路劳伤，脚膝浮肿疼痛，或肾脏风毒上攻面肿耳鸣，下注，脚膝沉痛，及治偏正头痛，攻注眼目，并皆疗之。龙骨（酒浸一宿，焙干，研粉，水飞三度，晒干，四两半） 蜈蚣（六条，去尾针，以薄荷叶裹，煨熟） 赤小豆（生用） 虎骨（酥炙焦）（各六两）白僵蚕（炒，去丝、嘴） 草乌头（炮，去皮、尖）（各十二两） 白胶香（拣净，炼过） 天麻（去芦，洗） 川牛膝（酒浸，去芦） 川当归（去芦，酒浸）（各三两）全蝎（去尾针，微炙，七十个） 乳香（研，六钱） 木鳖仁（七十二只，别研）。上为细末，用醋糊圆，如梧桐子大。每服五圆至七圆，冷酒吞下，或冷茶清下亦得，不

计时候，忌诸热物一时辰久。此药但临睡服尤妙，忌湿面、炙煿、鲊脯、发热、动风等物。（《太平惠民和剂局方》）

145. 省风汤

治卒急中风，口噤全不能言，口眼歪斜，筋脉挛急，抽挛疼痛，风盛痰实，眩晕僵仆，头目眩重，胸膈烦满，左瘫右痪，手足麻痹，骨节烦疼，步履艰辛，恍惚不定，神志昏愦，应一切风证可预服之。防风（去芦） 南星（生用）（各四两） 半夏（白好者，水浸洗，生用） 黄芩（去粗皮） 甘草（生用）（各二两）。上咬咀，每服四大钱，用水二大盏，生姜十片，煎至一中盏，去滓温服，不拘时候。（《太平惠民和剂局方》）

146. 追风散

治年深、日近偏正头痛，又治肝脏久虚，血气衰弱，风毒之气上攻头痛，头眩目晕，心忪烦热，百节酸疼，脑昏目痛，鼻塞声重，项背拘急，皮肤瘙痒，面上游风，状若虫行，及一切头风。兼治妇人血风攻注，头目昏痛，并皆治之。常服清头目，利咽膈，消风壅，化痰涎（又方见后）。川乌（炮，去皮、脐、尖） 防风（去芦、叉）川芎（洗） 白僵蚕（去丝、嘴，微炒） 荆芥（去梗）石膏（煅，烂研） 甘草（炙）（各一两） 白附子（炮）羌活（去芦，洗，剉） 全蝎（去尾针，微炒） 白芷 天南星（炮） 天麻（去芦） 地龙（去土，炙）（各半两）

乳香（研）　草乌（炮，去皮、尖）　没药（细研）　雄黄（细研）（各一分）。上为细末，每服半钱，入好茶少许同调，食后及临睡服。（《太平惠民和剂局方》）

147. 乳香圆

治一切风疾，左瘫右痪，口眼歪斜，半身不遂，语言謇涩，精神恍惚，痰涎壅塞，手足掸曳，筋脉拘挛，或遍身顽痹，走注疼痛，脚膝缓弱，行步艰辛。又治打仆损伤，瘀血不散，痛不可忍，或行路劳伤，脚膝浮肿疼痛，或肾脏风毒，上攻面肿耳鸣，下注脚膝沉重，并皆治之。糯米（炒）　川乌头（炮，去皮、尖）　五灵脂（去砂土）（各二两）　乳香（研）　白芷（剉）　藿香叶（洗）　天南星（炮）　没药（研）　荆芥（去枝、梗）　赤小豆（生）　骨碎补（去毛）　白附子（炮）（各一两）　松脂（研，半两）　香墨（煅）　草乌头（炮，去皮、脐）（各五两）。上为细末，酒煮面糊圆，如梧桐子大。每服十圆至一十五圆，冷酒吞下，茶清亦得，不拘时。忌热物一时辰。（《太平惠民和剂局方》）

148. 黑神圆

治男子女人左瘫右痪，脚手顽麻，腰膝疼痛，走注四肢百节皆痛，并宜服之（又方见后）。熟干地黄（净洗）　赤小豆（生）　干姜（炮）　藁本（洗，去芦）　麻黄（剉，去节，汤去沫）　川乌（炮，去皮、脐）　甘草（剉）（各十八两）　藿香（洗去土）　香墨（烧醋淬）

（各半斤）　草乌（炮，去皮、尖，一斤）　白芷（十二两）。上为细末，以水煮面糊圆如龙眼大。每服一二粒，细嚼，茶、酒任下。如妇人血风，脚手疼痛，打仆损伤，亦宜服之。（《太平惠民和剂局方》）

149. 大醒风汤

治中风痰厥，涎潮昏运，手足搐搦，半身不遂，及历节痛风，筋脉挛急，并皆治之。南星（生，八两）　防风（生，四两）　独活（生）　附子（生，去皮、脐）　全蝎（微炒）　甘草（生）（各二两）。上㕮咀，每服四钱重，水二大盏，生姜二十片，煎至八分，去滓温服，不拘时候，日进二服。（《太平惠民和剂局方》）

150. 五痹汤

治风寒湿邪，客留肌体，手足缓弱，麻痹不仁，或气血失顺，痹滞不仁，并皆治之。片子姜黄（洗去灰土）　羌活　白术　防己（各一两）　甘草（微炙，半两）。上㕮咀，每服四钱重，水一盏半，生姜十片，煎至八分，去滓。病在上，食后服；病在下，食前服。（《太平惠民和剂局方》）

151. 活络丹

治丈夫元脏气虚，妇人脾血久冷，诸般风邪湿毒之气，留滞经络，流注脚手，筋脉挛拳，或发赤肿，行步艰辛，腰腿沉重，脚心吊痛，及上冲腹胁膨胀，胸膈痞闷，不思饮食，冲心闷乱，及一切痛风走注，浑身疼痛。川乌

（炮，去皮、脐） 草乌（炮，去皮、脐） 地龙（去土）
天南星（炮）（各六两） 乳香（研） 没药（研）（各二
两二钱）。上为细末，入研药和匀，酒面糊为圆，如梧桐
子大。每服二十圆，空心、日午冷酒送下，荆芥茶下亦
得。（《太平惠民和剂局方》）

152. 七生圆

治丈夫、妇人三十六种风，五般腰疼，打仆伤损，入
骨疼痛，背膊拘急，手足顽麻，走注不定，筋脉挛缩，久
患风疾，皆疗之。地龙（去土） 五灵脂（去石） 松脂
（去木） 荆芥（去枝、梗） 川乌（炮，去皮、脐） 天
南星（炮）（各一两） 草乌（炮，去皮、尖，二两）。
上为细末，醋煮面糊为圆，如梧桐子大。每服五圆至七
圆，茶、酒任下。孕妇不可服。（《太平惠民和剂局方》）

153. 乳香宣经圆

治体虚为风、湿、寒、暑进袭，四气相搏，半身不
遂，手足顽麻，骨节烦疼，足胫浮肿，恶寒发热，渐成脚
气。肝肾不足，四肢挛急，遍身攻注，或闪䐃打仆，内伤
筋骨，男子疝气，妇人经脉不调。常服活血止痛，补虚壮
筋骨。川楝子（剉，炒） 牵牛子（炒） 乌药（去木）
茴香（淘去砂土，炒） 橘皮（去白） 草薢（微炙）
防风（各二两） 乳香（研） 草乌（乌豆一合同煮，竹
刀切透黑，去皮、尖，焙） 五脂灵（酒浸，淘去砂石晒
干，研）（各半两） 威灵仙（去芦、洗，二两）。上为细

末，酒糊为圆，如梧桐子大。每服五十圆，盐汤、盐酒任下，妇人醋汤下。（《太平惠民和剂局方》）

154. 换腿圆

治足三阴经虚，为风、寒、暑、湿进袭，挛痹缓弱，上攻胸胁肩背，下注脚膝疼痛，渐成风湿脚气，行步艰辛，足心如火，上气喘急，食不思食。薏苡仁（炒）　石南叶　石斛（去苗，酒浸）　萆薢（微炙）　川牛膝（去苗，酒浸）　天南星（炮）　羌活（去芦）　防风（去芦、叉）　黄芪（去芦头，蜜炙）　当归（去苗，酒浸）　天麻（去苗）　续断（各一两半）　槟榔（二两半）　木瓜（四两）。上为末，酒煮面糊圆如梧桐子大。每服五十圆，温酒、盐汤任服。（《太平惠民和剂局方》）

155. 乌药顺气散

治男子、妇人一切风气，攻注四肢，骨节疼痛，遍身顽麻，头目旋晕，及疗瘫痪，语言謇涩，筋脉拘挛。又治脚气，步履艰难，脚膝软弱。妇人血风，老人冷气，上攻胸臆，两胁刺痛，心腹膨胀，吐泻肠鸣。麻黄（去根、节）　陈皮（去瓤）　乌药（去木）（各二两）　白僵蚕（去丝、嘴，炒）　川芎　枳壳（去瓤，麸炒）　甘草（炒）　白芷　桔梗（各一两）　干姜（炮，半两）。上为细末。每服三钱，水一盏，姜三片，枣一枚，煎至七分，温服。如四时伤寒，憎寒壮热，头痛肢体倦怠，加葱白三寸，同煎并服，出汗见效。如闪挫身体疼痛，温酒调服。

遍身瘙痒，抓之成疮，用薄荷三叶煎服。孕妇不可服。常
服疏风顺气。（《太平惠民和剂局方》）

156. 左经圆

治左瘫右痪，手足颤掉，言语謇涩，浑身疼痛，筋脉
拘挛，不得屈伸，项背强直，下注脚膝，行履艰难，骨节
烦痛，不能转侧；跌仆闪肭，外伤内损，并皆治之。常服
通经络，活血脉，疏风顺气，壮骨轻身。生黑豆（一斤，
以斑蝥二十一个，去头、足同煮，候豆胀为度，去斑蝥不
用，取豆焙干） 川乌（炮，去皮、脐，二两） 乳香
（研，二两） 没药（一两半） 草乌（炮，四两）。上为
末，醋糊为圆，如梧桐子大。每服三十圆，温酒下，不拘
时。（《太平惠民和剂局方》）

157. 木瓜圆

治肾经虚弱，下攻腰膝，沉重少力，腿脚肿痒，疰破
生疮，脚心隐痛，筋脉拘挛，或腰膝缓弱，步履艰难，举
动喘促，面色黧黑，大小便秘涩，饮食减少，无问久新，
并宜服之。熟干地黄（洗，焙） 陈皮（去瓤） 乌药
（各四两） 黑牵牛（三两，炒） 石南藤 杏仁（去皮、
尖） 当归 苁蓉（酒浸，焙） 干木瓜 续断 牛膝
（酒浸）（各二两） 赤芍药（一两）。上为细末，酒糊为
圆，如梧桐子大。每服三五十圆，空心木瓜汤吞下，温酒
亦可。（《太平惠民和剂局方》）

158. 追风应痛圆

一切风疾，左瘫右痪，半身不遂，口眼歪斜，牙关紧急，语言謇涩，筋脉挛急，百骨节痛，上攻下注，游走不定，腰腿沉重，耳鸣重听，脚膝缓弱，不得屈伸，步履艰难，遍身麻痹，皮肤顽厚。又，妇人血风攻注，身体疼痛，面浮肌瘦，口苦舌干，头旋目眩，昏困多睡；或皮肤瘙痒，瘾疹生疮，暗风夹脑，偏正头疼，并治之。威灵仙　狗脊（去毛）（各四两）　何首乌　川乌（炮，去皮、脐）（各六两）　乳香（研，一两）　五灵脂（酒浸，淘去砂石，五两半）。上为末，酒糊为圆。每服十五圆，加至二十圆，麝香温酒吞下，只温酒亦得，食稍空服。常服轻身体，壮筋骨，通经活络，除湿去风。孕妇不可服。（《太平惠民和剂局方》）

159. 磁石圆

治肾脏风毒上攻，头面浮肿，耳鸣眼暗，头皮肿痒，太阳穴痛，鼻塞脑闷，牙齿摇动，项背拘急，浑身瘙痒，瘾疹生疮，百节疼痛，皮肤麻痹，下注脚膝，筋脉拘挛，不能屈伸，脚下隐痛，步履艰难，并宜服之。常服能补益，去风明目，活血驻颜。磁石（烧，醋淬二十遍，捣罗如粉，一十两）　牛膝（酒浸，焙，六两）　黄蜀葵（炒，八两）　川芎　肉桂（去粗皮）　赤芍药　黑牵牛（炒）（各四两）　草乌（炮，去皮、脐，十四两）。上为细末，酒糊为圆。每服三十圆，煨葱盐酒吞下，煨葱茶下亦得。偏正头疼，生葱茶下。妇人血风，浑身疼痛，头目眩晕，面浮体瘦，淡醋汤下。日进三服，大有神效。（《太平惠民和剂局方》）

160. 黑神圆

治一切风疾，及瘫痪风，手足颤掉，浑身麻痹，肩背拘急，骨节疼痛。兼治妇人血风，头旋眼晕，精神困倦。牡丹皮　白芍药　川芎　麻黄（去根、节）（各四两）赤芍药　甘草（各十两）　荆芥　草乌（炮）（各六两）乌豆（八两）　何首乌（米泔浸，切，焙，十二两）。上为细末，水糊为圆，如鸡头大。每服一圆，细嚼，茶、酒任下，不计时候。妇人血风流注，用黑豆淋酒下。小儿惊风，煎金银汤下。伤风咳嗽，酒煎麻黄下。头痛，葱茶下。（《太平惠民和剂局方》）

161. 虎骨散

治风毒邪气乘虚攻注皮肤骨髓之间，与血气相搏，往来交击，痛无常处，游走不定，昼静夜甚，少得眠睡，筋脉拘挛，不得屈伸（一名乳香趁痛散）。苍耳子（微炒）骨碎补　自然铜（酒淬，细研）　麒麟竭（细研）　白附子（炮）　赤芍药（各三两）　当归（去苗）　肉桂（去粗皮）　白芷　没药　防风（去苗）（各三分）　牛膝（去苗，酒浸一宿）　五加皮　天麻（去芦）　槟榔　羌活（去芦）（各一两）　虎胫骨（酥炙）　败龟（酥炙）（各二两）。上件捣罗为末，入研药匀。每服一钱，温酒调

下，不拘时候。(《太平惠民和剂局方》)

162. 麝香天麻丸

治风痹手足不随，或少力颤掉，血脉凝涩，肌肉顽痹，遍身疼痛，转侧不利，筋脉拘挛，不得屈伸。紫背干浮萍草、麻黄、防风、天麻、没药、朱砂、安息香、乳香、麝香、血竭、槐胶。(《太平惠民和剂局方》)

163. 续断圆

治风湿四肢浮肿，肌肉麻痹，甚则手足无力，筋脉缓急。川续断（洗，推去节，剉，焙）草薢 当归（洗去芦，薄切，微炒）附子（焙，去皮脐）防风（去钗股）天麻（各一两）乳香（乳钵坐水盆中，研）没药（各半两）川芎（三分）。上为细末，炼蜜圆如梧桐子大。每服三四十圆，酒或饮下，空心食前。(《普济本事方》)

164. 增损续断圆

治荣卫涩少，寒湿从之痹滞，关节不利而痛者。川续断（洗，推去，焙筋，剉）薏苡仁 牡丹皮 山芋 桂心（不见火）白茯苓（去皮）黄芪（蜜炙）山茱萸（连核）石斛（去根，净洗，细剉，酒炒）麦门冬（用水浥去心）（各一两）干地黄（九蒸九曝，焙干，秤，三两）人参（去芦）防风（去钗股，炙）白术（炮）鹿角胶（各七钱）。上为细末，炼蜜圆如梧子大。每服三四十圆，温酒下，空心食前。(《普济本事方》)

165. 川乌粥

治风寒湿痹，麻木不仁。川乌（生，去皮尖，为末）。上用香熟白米作粥半碗，药末四钱，同米用慢火熬熟，稀薄，不要稠，下姜汁一茶脚许，蜜三大匙，搅匀，空腹啜之，温为佳。如是中湿，更入薏苡仁末二钱，增米作一中碗服。此粥大治手足四肢不随，痛重不能举者，有此证预服防之。左氏云：风淫末疾。谓四肢为四末也，脾主四肢，风邪客于肝则淫脾，脾为肝克，故疾在末。谷气引风湿之药，径入脾经，故四肢得安，比汤剂极有力。予常制此方以授人，服者良验。（《普济本事方》）

166. 薏苡仁散

治湿伤肾，肾不养肝，肝自生风，遂成风湿，流注四肢筋骨，或入在肩髃，肌肉疼痛，渐入在指中。薏苡仁（一两） 当归（洗去芦，薄切，焙干） 小川芎 干姜（炮） 甘草（炙） 官桂（去粗皮，不见火） 川乌（炮，去皮尖） 防风（去钗股） 茵芋（去梗，剉，炒用） 人参（去芦） 羌活（去芦） 白术 麻黄（去根节） 独活（黄色如鬼眼者，洗去芦，焙，秤）（各半两）。上为细末。每服二钱，空心临卧酒调下，日三服。（《普济本事方》）

167. 芎附散

治五种痹，腿并臂间发作不定，此脾胃虚，卫气不温分肉，为风寒湿所着。小川芎 附子（炮，去皮脐） 黄芪（蜜炙） 白术 防风（去钗股） 当归（洗去芦，薄切，焙干） 熟干地黄（酒洒，九蒸九曝，焙，秤） 桂心（不见火） 柴胡（去苗，净洗） 甘草（炙）（各等分）。上为粗末。每服四钱，水一盏半，生姜三片，枣一个，同煎至七分，去滓，食前，日三服。常服不生壅热，兼消积冷。（《普济本事方》）

168. 麝香圆

治白虎历节，诸风疼痛，游走无定，状如虫啮，昼静夜剧，及一切手足不测疼痛。川乌（大八角者三个，生） 全蝎（二十一个，生） 黑豆（二十一粒，生） 地龙（半两，生）。上为细末，入麝香半字，同研匀，糯米糊为圆，如绿豆大。每服七圆，甚者十圆，夜卧令膈空，温酒下，微出冷汗一身，便瘥。

予得此方，凡是历节及不测疼痛，一二服便瘥。在歙川日，有一贵家妇人，遍身走注疼痛，至夜则发，如虫啮其肌，多作鬼邪治。予曰：此正历节病也，三服愈。（《普济本事方》）

169. 麻黄散

历节宜发汗。麻黄（一两一分，去根节） 羌活（一两，去芦） 黄芩（三分，去皮） 细辛（真华阴者，去叶） 黄芪（各半两）（蜜炙）。上为粗末。每服五钱，水二盏，煎至八分，去滓温服，接续三四服，有汗畏风。（《普济本事方》）

170. 茵芋圆

治历节肿满疼痛。茵芋（去梗，剉用）　朱砂（水飞）　薏苡仁（各一分）　牵牛子（一两半）　郁李仁（半两，去皮尖，微炒）。上为细末，炼蜜杵，圆如梧子大，轻粉滚为衣。每服十圆至十五圆至二十圆，五更初温水下，到晚未利，可再一二服，快利为度，白粥将息。（《普济本事方》）

171. 牛蒡子散

治风热成历节，攻手指，作赤肿麻木，甚则攻肩背两膝，遇暑热或大便秘即作。牛蒡子（三两，隔纸炒）　新豆豉（炒）　羌活（去芦）（各一两）　干生地黄（二两半）　黄芪（一两半，蜜炙）。上为细末。汤调二钱服，空心食前，日三服。

此病多胸膈生痰，久则赤肿，附着肢节，久而不退，遂成厉风，此孙真人所预戒也，宜早治之（厉风，即怒厉贼风伤于五脏也。《千金方》第八卷贼风第三篇中载，皆云五脏虚寒，厉风所损，随其病状，各有灸治甚详）。（《普济本事方》）

172. 蓖麻法

治厉风手指挛曲，节间疼不可忍，渐至断落。蓖麻（去皮）　黄连（剉如豆）（各一两）。上以小瓶子入水一升同浸，春夏三日，秋冬五日，后取蓖麻子一粒，擘破，面东以浸药水吞下，平旦服，渐加至四五粒，微利不妨，

水少更添，忌动风物，累用得效神良。（《普济本事方》）

173. 柏叶散

治厉风。柏叶　麻黄（去根节）　山栀子（去皮）　枳壳（去瓤，剉，麸炒）　羌活（去芦）　羊肝石　白蒺藜（炒，去角）　升麻　子芩（去皮）　防风（去钗股）　牛蒡子（隔纸炒）　荆芥穗　茺蔚子　大黄（湿纸裹，甑上蒸）（各半两）　苦参（一两）　乌蛇（一条，酒浸，去皮、骨，焙干）。上为细末。每服二钱，温水调下，日七八服（庞老方）。（《普济本事方》）

174. 趁痛圆

治走注历节，诸风软痛，卒中倒地，跌仆伤损。草乌头（三两，不去皮尖）　熟地黄（酒洒，九蒸九曝，焙干）　南星（炮）　半夏曲　白僵蚕（去丝、嘴）　乌药（各半两）（并日干）。上为细末，酒糊圆如梧子大，日干。每服五七粒，空心夜卧温酒下。如跌仆痛，用姜汁和酒研十数粒搽之；如卒中倒地，姜汁茶清研五六圆，灌下立醒（大知禅师方）。（《普济本事方》）

175. 乌头圆

治宿患风癣，遍身黑色，肌体如木，皮肤粗涩，及四肢麻痹，宜服乌头圆。草乌头一斤，入竹箩子内以水浸，用瓦子于箩内，就水中泷洗，如打菱角法，直候泷洗去大皮及尖，控起令干，用麻油四两，盐四两，入铫内炒令深黄色，倾出油，只留盐并乌头，再炒令黑色，烟出为度，取一枚劈破，心内如米一点白恰好也，如白多再炒，趁热杵罗为末，用醋糊圆如梧子大，干之。每服三十圆，空心晚食前，温酒下。（《普济本事方》）

176. 乌头汤

大乌头、细辛、川椒、甘草、秦艽、附子、官桂、白芍药、干姜、白茯苓、防风、当归、川独活。治寒冷湿痹留于筋脉，挛缩不得转侧。（《普济本事方》）

177. 羚羊角汤

羚羊角、肉桂、附子、独活、白芍药、防风、芎䓖。治筋痹肢节束痛。（《普济本事方》）

178. 三痹汤

治血气凝滞，手足拘挛，疗风痹、气痹等疾。川续断 杜仲（去皮，切，姜汁炒） 防风 桂心 华阴细辛 人参 白茯苓 当归 白芍药 甘草（各一两） 秦艽 生地黄 川芎 川独活（各半两） 黄芪 川牛膝（各二两）。上剉散，每服五钱，水二盏，姜三片，枣一枚，煎至一盏。去滓热服，不拘时，但腹稍空服。（《世医得效方》）

179. 鹿茸丸

治寒痹。鹿茸、干地黄、菟丝子、杜仲、牛膝、萆薢、附子、干漆。（《全生指迷方》）

180. 活血丹

干地黄（二两） 当归（洗） 芍药 续断 白术

（各一两）。上为细末，酒糊为丸，如梧桐子大。温酒下
三十丸，食前服，加至五十丸。若一边足膝无力，渐渐瘦
细，肌肉不泽，上牵胁肋，下连筋急，不能行步，此由大
病之后，数亡津液，血少不荣，气弱不运，肝气亏损，无
血以养筋，筋不荣则干急而痛，亦不能举，活血丹主之。
如痛甚，足痿不能行，去术，加杜仲一两，乳香、威灵仙、
木鳖子仁、草乌头、白芥子各半两。（《全生指迷方》）

181. 鲁公酒

茵芋　川乌头（炮，去皮脐）　踯躅花　天雄（炮，
去皮脐）　防己　石斛（去根）（各一两）。痹不已，舍之
于肾，其状善胀，尻以代踵，脊以代头。上证虽多，必先
肌肉不仁。其始，治当以增损小续命汤，症状小不同者，
当根据本法。病久入深，鲁公酒主之。（《全生指迷方》）

182. 臂痛方

主治诸风臂痛。苍术（一钱半）　半夏　南星　白术
酒芩（炒）　香附（各一钱）　陈皮　茯苓（各半钱）
威灵仙（三钱）　甘草（少许，别本加羌活一钱）。上㕮
咀，作一服，入生姜二三片。（《丹溪心法》）

183. 二妙散

治筋骨疼痛因湿热者。有气加气药，血虚者加补药，
痛甚者加生姜汁，热辣服之。黄柏（炒）　苍术（米泔
浸，炒）。上二味为末，沸汤，入姜汁调服。二物皆有雄
壮之气，表实气实者，加酒少许佐之。若痰带热者，先以

舟车丸，或导水丸、神芎丸下伐，后以趁痛散服之。
（《丹溪心法》）

184. 趁痛散

疗遍身疼痛不休。乳香　没药　桃仁　红花　当归
地龙（酒炒）　牛膝（酒浸）　羌活　甘草　五灵脂（酒
淘）　香附（童便浸）（或加酒芩、炒酒柏）。上为末，酒
调二钱服。（《丹溪心法》）

185. 八珍丸

治痛风走注脚疾。乳香　没药　代赭石　穿山甲
（生用）（各三钱）　羌活　草乌（生用）（各五钱）　全
蝎（二十一个，炒）　川乌（生用，一两，不去皮尖）。
上为末，醋糊丸如梧子大。每二十一丸，温酒送下。
（《丹溪心法》）

186. 四妙散

痛风走注。威灵仙（酒浸，五钱）　羊角灰（三钱）
白芥子（一钱）　苍耳（一钱半，一云苍术）。上为末，
每服一钱，生姜一大片，擂汁，入汤调服。又二妙散同调
服。（《丹溪心法》）

187. 龙虎丹

治走注疼痛，或麻木不遂，或半身痛。草乌　苍术
白芷（各一两，碾粗末，拌发酵，盦过，入后药）　乳香
没药（各二钱，另研）　当归　牛膝（各五钱）。上为末，
酒糊丸如弹大。每服一丸，温酒化下。（《丹溪心法》）

188. 乳香丸

遍身骨节疼痛，昼静夜剧。白附子（炮） 南星 白芷 没药 赤小豆 荆芥 藿香（去土） 骨碎补（去毛） 乳香（另研）（各一两） 五灵脂 川乌（炮，去皮、脐、尖） 糯米（炒）（各二两） 草乌头（去皮、尖，炮） 京墨（煅）（各五两） 松脂（半两，研）。上为末，酒糊丸梧子大。每服十丸至十五丸，冷酒吞下，茶亦得，不拘时。忌热物。（《丹溪心法》）

189. 茯苓汤

治寒胜为痛痹，肿痛拘挛，无汗。赤苓（一钱半） 桑皮 防风（各一钱） 官桂（五分） 川芎（一钱二分） 芍药 麻黄（各一钱）。姜、枣煎。茯苓川芎汤。治着痹，四肢重着，流注于经，拘挛浮肿。即上茯苓汤加苍术、炙草、大枣。温服，欲出汗，以温粥投之。（《证治汇补》）

190. 续断丸

治风湿流注，四肢浮肿，肌肉麻痹。当归 续断 草薢（各一两） 川芎（七钱半） 乳香（五钱） 天麻 防风 附子（各一两） 没药（五钱）。蜜丸、温酒下。（《证治汇补》）

191. 风病省麻换肌收功丸方

当归（酒洗） 枸杞（各四两） 草胡麻 甘菊 苦参 白蒺藜（炒） 白鲜皮（各三两） 五加皮 何首乌

（人乳蒸）　明天麻（酒煨）　乌梢蛇（净肉）　白花蛇（净肉）（各二两）。嫩桑枝捣汁煎膏为丸，如梧子大，每服三钱，空心，药酒下。（《证治汇补》）

192. 药酒仙方

白鲜皮　地骨皮　乌梢蛇　白花蛇　白蒺藜（炒去刺）（各五钱）　草胡麻（打碎，一两）　何首乌　荆芥穗　甘菊（各四钱）　风藤（三钱）　皂角刺（二钱）。无灰酒一埕，入药在内，封固。隔水煮熟，窨七日，开饮。（《证治汇补》）

193. 风病擦药秘方

治风症肿热，或如云头，或如癣，或成块，或斑疹不穿烂者。真柏油（二两，煎滚黑色，去楂）　大枫子（净肉，一两，捣）　桃仁（五钱，去皮）　杏仁（五钱，去皮尖）　水银（一钱五分，研三味内）。以上四味，候油冷未冻，调和轻粉（一钱半）　樟脑（一钱）　牛黄（一分）　冰片（一分）　麝香（半分）。以上五味研细，候油冻，捣和合好，埋土中一日夜，去火气，用指蘸擦患处，一日擦二次，十日见效。（《证治汇补》）

194. 风病遍身穿烂敷药方

柏油（六两，煎法如前）　芝麻（三合，炒焦研）　大枫子（肉，六两，研）　桃仁（一两，去皮）水银（三钱，研）　杏仁（一两，去皮尖）。以上五味，候油未冻，调和乳香　没药（各一钱，箸上炙）　樟脑面（二钱）

牛黄（三分）　冰片（二分）　麝香（一分）。以上七味研细，候油冻捣和，埋土中如前用。（《证治汇补》）

195. 鹿角胶丸

治血气虚弱，两足痿软不能行动，久卧床褥之证神效。鹿角胶、鹿角霜、熟地、川牛膝、茯苓、菟丝子、人参、当归身、白术、杜仲、虎胫骨、龟板，姜盐汤下。（《医学正传》）

196. 鹅掌风方

先以麻油四两煎微滚，入黄蜡再煎，以无黄沫为度，取起。入轻粉一钱五分，黄丹、朱砂各一钱，敷手心患处，以火熏之，即愈。（《证治汇补》）

197. 防风汤

治风痹、血痹。防风（一钱半）　当归（一钱）　赤茯苓（八分）　秦艽（八分）　赤芍药（八分）　黄芩（八分）　独活（八分）　桂心（五分）　杏仁（十四粒）甘草（五分）。姜水煎服。（《明医指掌》）

198. 茯苓川芎汤

湿胜，脉沉缓，留住不去，四肢麻木拘急，浮肿。赤茯苓（一两）　桑白皮（一两）　防风（半两）　肉桂（半两）　麻黄（去节，半两）　川芎（半两）　芍药（半两）　当归（半两）　甘草（半两）。每用五钱，姜、枣煎服。（《明医指掌》）

199. 薏苡仁汤

寒湿痹痛。当归（一两） 芍药（炒，一两） 薏苡仁（一两） 麻黄（一两） 肉桂（一两） 甘草（炙，一两） 苍术（米泔浸，炒，四两）。上剉，每服七钱，生姜三片，煎服。自汗减麻黄，热减桂。（《明医指掌》）

200. 苍术散

治湿热成痹。苍术（四两，泔浸） 黄柏（四两，酒炒） 虎胫骨（酥炙，二两） 防风（一两）。末之，每服二钱，白汤调下。（《明医指掌》）

201. 加味五痹汤

治五脏痹证。人参 茯苓 当归（酒洗） 白芍药（煨） 川芎（各一钱，肝、心、肾痹倍之） 五味子（十五粒） 白术（一钱，脾痹倍之） 细辛（七分）甘草（五分）。水二盅，姜一片，煎八分，食远服。

肝痹，加酸枣仁、柴胡。心痹，加远志、茯神、麦门冬、犀角。脾痹，加厚朴、枳实、砂仁、神曲。肺痹，加半夏、紫菀、杏仁、麻黄。肾痹，加独活、官桂、杜仲、牛膝、黄芪、萆薢。（《证治准绳》）

202. 石南散

治热痹，肌肉热极，体上如鼠走，唇口反坏，皮肤色变，兼治诸风。石南叶（醋炙） 山芋 蒌蕤（剉） 天雄（炮，去皮脐） 升麻（各一两） 黄芪（剉） 桃花（生用） 菊花（未开者，炒） 甘草（各五钱） 石膏

（另研，一两） 珍珠（另研，二钱半） 山茱萸（去核，一两半） 丹砂（二钱半，别研，仍与珍珠、石膏末一处同研极细）。上为细末，入别研药，更研令匀。每服一钱，渐加至二钱，空心用温酒调服。（《证治准绳》）

203. 人参散

治肝痹气逆，胸胁引痛，眠卧多惊，筋脉挛急，此药镇肝祛邪。人参（二两） 杜仲（去粗皮，炒） 黄芪（蜜炙） 酸枣仁（微炒） 茯神（去木）（各一两） 五味子 细辛（去苗） 熟地黄 秦艽（去苗土） 羌活（去芦） 丹砂（细研） 芎䓖（各半两）。上为细末，入丹砂再研令匀。每服一钱，不拘时，温酒调下，日三服。（《证治准绳》）

204. 防风丸

治热痹。防风（去叉） 羌活（去芦） 茯神（去木） 五加皮 枳壳（麸炒） 牛膝（酒浸） 桂心（去粗皮） 麦门冬（去心） 人参 玄参 薏苡仁 生地黄（焙） 芍药 丹参（各一两） 槟榔（二两） 磁石（火煅醋淬，四两） 大黄（剉，炒） 松子仁 木香（各半两）。上为细末，炼蜜为丸，如梧桐子大。每服三十丸，渐加至四十丸，空心温酒下。（《证治准绳》）

205. 巴戟天汤

治冷痹，脚膝疼痛，行履艰难。巴戟天（去心，三两） 附子（炮，去皮脐） 五加皮（各二两） 牛膝

（酒浸，焙）　石斛（去根）　甘草（炙）　萆薢（各一两半）　白茯苓（去皮）　防风（去叉）（各一两七钱半）。上剉如麻豆大，每服五钱，生姜三片，水一盏半，煎至一盏，去滓，空心温服。一方，无生姜。（《证治准绳》）

206. 补肝汤

治肝痹，两胁下满，筋急不得太息，疝瘕四逆，抢心腹痛，目不明。乌头（四枚，炮，去皮脐）　附子（二枚，炮，去皮脐）　山茱萸（去核）（各七钱半）　官桂（去粗皮，七钱半）　薏苡仁　甘草（炙）　独活（各半两）　白茯苓（去皮，一两二钱）　柏子仁（另研）　防风（去叉）　细辛（各二两）。上剉如麻豆大，入研药拌匀。每服五钱，水一盏半，大枣二枚去核，同煎至八分，去滓，不拘时温服。（《证治准绳》）

207. 萆薢丸

治肝痹，缓筋脉，祛邪毒，调荣卫。萆薢　羌活（去芦）　天麻（酒浸一宿，切，焙）（各一两）　附子（炮，去皮脐，半两）　乳香（别研）　没药（别研）（各二钱半）。上为细末，入乳香、没药同研匀，炼蜜丸，弹子大。每服一丸，空心温酒化下，日再服。（《证治准绳》）

208. 茯神汤

治心痹，神思昏塞，四肢不利，胸中烦闷，时复恐悸。茯神（去木）　羌活（去芦）　麻黄（去根节）　麦门冬（去心，焙）　龙齿（各一两）　远志（去心）犀角

屑　薏苡仁　人参（去芦）　蔓荆子　防风（各七钱五分）　赤芍药　甘草（炙）（各半两）。上咬咀，每服三钱，水一盏，生姜五片，同煎至七分，去滓，不拘时温服。（《证治准绳》）

209. 舒筋丸

治筋骨不能屈伸。海桐皮　没药　血竭　木香（各二钱）　肉桂　牛膝　虎骨　防风　木瓜　天麻（各二钱半）　乳香（三钱）　甜瓜仁（半两）　沉香　楮实子（各一钱半）　自然铜　当归（各一钱）。上为细末，炼蜜为丸，如弹子大。每服一丸，细嚼，用温酒送下。忌热物。未服药，先饮酒半盏，后服药。（《证治准绳》）

210. 如意通圣散

治走注风疼痛。当归（去芦）　陈皮（去白）　麻黄（去节）　甘草（炙）　川芎　御米壳（去顶膈）　丁香（各等分）。上用慢火炒令黄色，每服五钱，水二盏，煎至一盏，去渣温服。如腰脚走注疼痛，加虎骨、没药、乳香同煎。如心痛，加乳香、良姜同煎。如赤眼，加草龙胆、黄连同煎。此药治诸痛之仙药也，又可服一粒金丹。（《证治准绳》）

211. 虎骨散

治风毒走注，疼痛不定，少得睡卧。虎胫骨（醋炙）败龟（醋炙）（各二两）　麒麟竭（另研）　没药（另研）自然铜（醋淬）　赤芍药　当归（去芦）　苍耳子（炒）

骨碎补（去毛）　防风（各七钱半，去芦）　牛膝（酒浸）　天麻　槟榔　五加皮　羌活（去芦）（各一两）　白附子（炮）　桂心　白芷（各半两）。上为细末，每服二钱，温酒调下，不拘时候。（《证治准绳》）

212. 桂心散

治风走注疼痛。桂心　漏芦　威灵仙　芎劳　白芷　当归（去芦）　木香　白僵蚕（炒）　地龙（炒，去土）（各半两）。上为细末，每服二钱，温酒调下，不拘时候。（《证治准绳》）

213. 仙灵脾散

治风走注，往来不定。仙灵脾　威灵仙　芎劳　苍耳子（炒）　桂心（各一两）。上细末，每服一钱，温酒调，不拘时服。

治风走注疼痛。地龙（一两，去土，炒）　麝香（二钱半，另研）。上为细末，每服一钱，以温酒调下，不拘时。（《证治准绳》）

214. 没药散

治遍身百节风虚劳冷，麻痹困弱，走注疼痛，日夜不止。没药（二两，另研）　虎骨（四两，醋炙）。上为细末，每服五钱，温酒调下，不拘时候，日进二服。（《证治准绳》）

215. 小乌犀丸

治一切风走注，肢节疼痛不可忍者。乌犀角屑　干蝎

（炒） 白僵蚕（炒） 地龙（去土） 朱砂（水飞） 天麻 羌活（去芦） 芎䓖 防风（去芦） 甘菊花 蔓荆子（各一两） 干姜（炮） 麝香（另研） 牛黄（各半两，研） 虎胫骨（醋炙） 败龟（醋炙） 白花蛇（酒浸） 天南星（姜制） 肉桂（去粗皮） 附子（炮，去皮脐） 海桐皮 木香 人参（去芦） 当归（各七钱半，去芦）。上为细末，入研令匀，以炼蜜和丸，如弹子大。每服一丸，用温酒或薄荷汤嚼下。（《证治准绳》）

216. 没药丸

治风毒走注疼痛，四肢麻痹。没药（另研） 五加皮 干山药 桂心 防风（去芦） 羌活（去芦） 白附子（炮） 香白芷 骨碎补（去毛） 苍耳（炒） 自然铜（各半两，醋淬） 血竭（二钱半，另研） 虎胫骨（醋炙） 败龟（各一两，醋炙）。上为细末，同研令匀，以酒煮面糊为丸，如梧子大。每服二十丸，空心温酒送下，日进二服。（《证治准绳》）

217. 虎骨丸

治男子妇人走注疼痛，麻木困弱。虎骨（四两，醋炙） 五灵脂（炒） 白僵蚕（炒） 地龙（去土，炒） 白胶香（另研） 威灵仙（各一两） 川乌头（二两，炮，去皮脐） 胡桃肉（二两半，去内皮，捣研如泥）。为细末，同研令匀，以酒煮面糊和丸，如梧桐子大。每服十丸至十五丸，空心温酒送下，日进二服。妇人当归酒送下。

打仆损伤，豆淋酒送下。老幼加减服之。(《证治准绳》)

218. 十生丹

治风走注疼痛。天麻　防风（去芦）　羌活（去芦）　独活（去芦）　川乌　草乌头（去芦）　何首乌　当归（去芦）　川芎　海桐皮（各等分，并生用）。上为细末，以炼蜜为丸，每丸重一钱。每服一丸，细嚼，冷茶清送下，病在上食后服，病在下空心服。忌食热物一日。(《证治准绳》)

219. 骨碎补丸

治走注疼痛。骨碎补（一两半）　威灵仙　草乌头（各一两，炒）　天南星（姜制）　木鳖子（去壳）枫香脂（另研）　自然铜（醋淬）　地龙（各一两，去土，炒）没药（另研）　乳香（另研）（各半两）。上为细末，同研令匀，醋煮面糊为丸，如梧子大。每服五丸，加至十丸，用温酒下，不拘时候，日进二服。(《证治准绳》)

220. 定痛丸

治风虚走注疼痛。威灵仙　木鳖子（去壳）　川乌（炮，去皮脐）　防风（去芦）　香白芷　五灵脂　地龙（各半两，去土，炒）　水蛭（糯米炒熟）　朱砂（各三钱）（水飞）。上捣，研为细末，酒煮面糊和丸，如梧子大，以朱砂为衣。每服十丸，空心温酒送下。妇人红花酒下。常服轻身壮骨。(《证治准绳》)

221. 八神丹

治风虚走注疼痛,昏迷无力,四肢麻木。地龙(去土,炒) 五灵脂(炒) 威灵仙 防风(去芦) 木鳖子(去壳) 草乌头(各一两,炒) 白胶香(另研) 乳香(另研)(各三钱)。上为细末,酒煮面糊丸,如桐子大。每服五七丸至十丸,温酒送下,不拘时。若汗出,其酸麻自散,是其效也,老幼加减服之。(《证治准绳》)

222. 一粒金丹

治腰膝风走注疼痛。草乌头(剉,炒) 五灵脂(各一两) 地龙(去土,炒) 木鳖子(去壳)(各半两) 白胶香(一两,另研) 细墨(煅) 乳香(各半两,研) 没药(另研) 当归(各一两)(去芦) 麝香(一钱,另研)。上为细末,以糯米糊和丸,如桐子大。每服二丸至三丸,温酒下。服药罢,遍身微汗为效。(《证治准绳》)

223. 乳香应痛丸

治风走注疼痛。乳香(半两,另研) 五灵脂 赤石脂(各一两,研) 草乌头(一两半,炒) 没药(五钱,另研)。上为细末,醋糊和丸,如小豆大。每服十五丸,空心温酒送下,日进二服。(《证治准绳》)

224. 控涎散

治身及胁走痛,痰夹死血。加桃仁泥丸,治走注疼痛。威灵仙(一钱) 川芎(七分) 栀子(炒,一钱)

当归（一钱）　肉桂（一分）　苍术（一钱）　桃仁（七粒）　甘草（五分）。上用生姜五片，水二盏，煎半干，入童便半盏，竹沥半盏，沸热服。忌肉、面、鸡。（《证治准绳》）

225. 龙虎丹

治走注疼痛，或麻木不遂，或半身疼痛。草乌　苍术　白芷（各一两）。上研为末，水拌发热过，再入乳香二钱，当归、牛膝各半两，酒糊丸，弹子大。酒化下。（《证治准绳》）

226. 透骨丹

治男妇一切走注疼痛不可忍。地骨皮　甜瓜子（炒）芸薹子（葱捣为饼）（各三两）　乳香（另研）　没药（另研）　草乌头（各一两，剉，炒）　苍术　牛膝（酒浸）　赤芍药　当归（去芦）　川乌头（炮，去皮脐）　自然铜（醋煅）　五灵脂（各二两）。上为细末，醋糊丸，梧子大。每服十丸，加至十五丸，以温酒送下，不拘时候。先用甜瓜子一两，炒香研烂，酒煎数沸，量虚实调黑牵牛末五钱服之，以利为度，然后服此。（《证治准绳》）

227. 神效膏

治风走注疼痛，上下不定。牛皮胶（一两，水溶成膏）　芸薹子　安息香　川椒（生用）　生附子（各半两）。上为细末，入胶中和成膏，纸摊，随痛处贴之。（《证治准绳》）

228. 摩风膏

治风毒攻注，筋骨疼痛。蓖麻子（一两，去皮，研）草乌头（半两，生用）乳香（一钱，另研）。上以猪肚脂炼去沫成膏，方入药搅匀，涂摩攻注之处，以手心摩挲如火之热，却涂摩患处，大妙。（《证治准绳》）

229. 乌药顺气散

治风气攻注四肢，骨节疼痛，遍身顽麻。及疗瘫痪，步履艰难，脚膝痿弱。麻黄（去根节）陈皮 乌药（各二钱）白僵蚕（去丝嘴，炒）干姜（炮）（各五分）川芎 枳壳 桔梗 白芷 甘草（炒）（各一钱）。水二盅，姜三片，枣一枚，煎八分，食远服。（《证治准绳》）

230. 除湿蠲痛汤

苍术（米泔浸，炒，二钱）羌活 茯苓 泽泻 白术（各一钱半）陈皮（一钱）甘草（四分）。水二盅，煎八分，入姜汁、竹沥各三二匙服。在上痛者，加桂枝、威灵仙、桔梗；在下痛者，加防己、木通、黄柏、牛膝。（《证治准绳》）

231. 活血应痛丸

狗脊（去毛，六两）苍术（米泔浸一宿，十两）香附（炒，十二两）陈皮（九两）没药（一两二钱）草乌（炮，二两半）威灵仙（三两）。上为细末，酒煮面糊为丸，如桐子大。每服十五丸，温酒或热汤送下，不拘时候。常服和血脉，壮筋骨，使气脉宣通。忌桃、李、

雀、鸽诸血物。（《证治准绳》）

232. 经验九藤酒

治远年痛风，及中风左瘫右痪，筋脉拘急，日夜作痛，叫呼不已等证，其功甚速。青藤　钓钩藤　红藤（即理省藤）　丁公藤（又名风藤）　桑络藤　兔丝藤（即无根藤）　天仙藤（即青木香）　阴地蕨（名地茶，取根）（各四两）　五味子藤（俗名红内消）　忍冬藤（各二两）。上细切，以无灰老酒一大斗，用瓷罐一个盛酒，其药用真绵包裹，放酒中浸之，密封罐口，不可泄气，春秋七日，冬十日，夏五日。每服一盏，日三服，病在上食后及卧后服，病在下空心食前服。（《证治准绳》）

233. 加味二妙丸

治两足湿痹疼痛，或如火燎，从足胕热起，渐至腰胯，或麻痹痿软，皆是湿为病，此药主之。苍术（四两，米泔浸）　黄柏（二两，酒浸，日干）　川牛膝（去芦）　当归尾（酒洗）　川萆薢　防己　龟板（酥炙）（各一两）。上为细末，酒煮面糊为丸，如梧桐子大。每服一百丸，空心姜、盐汤下。（《证治准绳》）

234. 人参益气汤

治五六月间，两手麻木，四肢困倦，怠惰嗜卧，乃湿热伤元气也。黄芪（八钱）　人参　生甘草（各五钱）炙甘草（二钱）　五味子（一百二十粒）　升麻（二钱）柴胡（二钱半）　芍药（三钱）。上㕮咀，每服半两，水

二盏，煎一盏，去渣，空心服。服后少卧，于麻痹处按摩屈伸少时，午饭前又一服，日二服。（《证治准绳》）

235. 续断丸

治风湿流注，四肢浮肿，肌肉麻痹。川续断　当归（炒）　萆薢　附子　防风　天麻（各一两）　乳香　没药（各半两）　川芎（七钱半）。上为细末，炼蜜丸，如桐子大。每服四十丸，空心用温酒或米饮送下。（《证治准绳》）

236. 防风汤

治血痹，皮肤不仁。防风（二钱）　赤茯苓（去皮）川独活　桂心　秦艽（去芦）　赤芍药　杏仁（去皮尖）黄芩　甘草（炙）（各一钱）　川当归（去芦，洗，一钱半）。上作一服，用水二盏，生姜五片，煎至一盏，不拘时候服。一方，有葛根、麻黄，无独活、赤芍。（《证治准绳》）

237. 羌活散

治风痹，手足不仁。羌活　汉防己　防风　酸枣仁道人头　川芎（各一两）　附子（炮，去皮脐）　麻黄（去根节）　天麻（各一两半）　黄松节　薏苡仁（各二两）　荆芥（一握）。上为细末，每服二钱，不拘时，用温酒调下。（《证治准绳》）

238. 蔓荆实丸

治皮痹不仁。蔓荆实（去浮皮，七钱五分）　枳壳（麸炒）　蒺藜子（炒，去刺）　白附子（炮）　桔梗

（炒）　羌活（去芦）　防风（去杈）（已上各半两）　皂荚（不蛀者半斤，剉碎，用新汲水浸一宿，以熟绢滤去滓，入面少许，同煎成膏和药）。上为细末，以皂荚膏和丸，如梧桐子大。每服二十丸，食后用熟水送下。（《证治准绳》）

239. 黄芪酒（一名小黄芪酒）

治血痹及诸痹，甚者四肢不遂，风湿寒痹，举体肿满，疼痛不仁……心下有伏水，胁下有积饮，夜梦悲愁不乐，恍惚善忘，由风虚五脏受邪所致。或久坐腰痛耳聋，卒起眼眩头重，或举体肿疼，饮食恶冷，啬啬恶寒，胸中痰满，心下寒疝。及治妇人产后馀疾，风虚积冷之不除者。黄芪　独活　防风（去叉）　细辛（去苗）　牛膝　川芎　附子（炮，去皮脐）　甘草（炙）　蜀椒（去目并合口者，炒出汗）（已上各三两）　川乌（炮，去皮脐）　山茱萸（去核）　秦艽（去苗土）　葛根（各二两）官桂（去粗皮）　当归（切，焙）（各二两半）　大黄（生剉，一两）　白术　干姜（炮）（各一两半）。上剉如麻豆大，用夹绢囊盛贮，以清酒一斗浸之，春夏五日，秋冬七日。初服一合，日二夜一，渐增之，以知为度。虚弱者，加苁蓉二两；下痢者，加女萎三两；多忘，加石斛、菖蒲、紫石英各二两；心下多水，加茯苓、人参各二两，山药三两。酒尽，可更以酒二斗重渍服之；不尔，可曝滓捣下筛，酒服方寸匕，不知，稍增之。服一剂得力，令人耐寒

冷，补虚，治诸风冷，神妙。少壮人服勿熬炼，老弱人微熬之。（《证治准绳》）

240. 附子八物汤

治历节风，四肢疼痛，如锤锻，不可忍。附子（炮，去皮脐）　干姜（炮）　芍药　茯苓　半夏　桂心（各三两）　白术（四两）　人参（三两）。上剉散，每服四钱，水二盏，煎至七分，去渣，食前服。（《医学纲目》）

241. 和血散痛汤

治两手十指，一指疼了一指疼，疼后又肿，骨头里痛，膝痛，左膝痛了右膝痛，发时多则五日，少则三日，昼轻夜重，痛时觉热，行则痛轻，肿却重。解云，先血后气，乃先痛后肿，形伤气也。（《医学纲目》）

242. 史丞相遇仙方

治诸般痛风，手足艰难，筋骨疼痛，口眼歪斜，言语謇涩。附子（炮，去皮脐）　川乌（炮，去皮脐）　当归（酒浸，焙）　川芎　羌活　肉苁蓉（酒浸，炮）　杜仲（去皮，炒去丝，姜汁制）　黄芪　白蒺藜（炒，去刺）　白术　人参　川牛膝（酒浸，焙，去芦）　防风　天麻（去苗）　白茯苓　萆薢　狗脊（炒，去毛）　续断　独活　肉桂（去粗皮）　赤芍（各一两）　虎胫骨（二两半，酥炙）。上二十二味，切细，以生绢袋盛之，用无灰酒浸，密封瓶口，春三日，夏二日，秋七日，冬十日，取出晒，焙干为末，酒糊丸，如桐子大。用浸药酒一盏，送下五十

丸，空心服。忌生冷油腻豆腐面食发风之物。（《医学纲目》）

243. 拈痛散

治肢节疼痛，熨烙药。羌活　独活　细辛　肉桂　防风　白术　良姜　麻黄（不去节）　天麻（去苗）　川乌（生，去皮）　吴茱萸　乳香（研）　小椒（去目）　全蝎（生）　当归（各一两）　川姜（五钱）　葛根（一两）。上为粗末，入乳香研匀，每抄药一十钱，甚者十五钱，同细盐一升，炒令极热，绢袋盛熨烙痛处，不拘早晚频用，药冷再炒一次，用毕甚妙。（《医学纲目》）

244. 木瓜虎骨丸

治风寒湿合而成痹，脚重不仁，疼痛少力，足下瘾痛，不能踏地，脚膝筋拳，不能屈伸，及项背拘急，手足无力，耳内蝉鸣，头眩目运诸证。脚气行步艰难，并皆治之。木瓜　麒麟竭（研）　虎胫骨（酒炙）　木香　自然铜（醋淬七次）　枫香脂　龟板（醋炙）骨碎补（去毛）甜瓜子　桂皮　当归　没药（各一两）　乳香（研，半两）　地龙（去土）　安息香（重汤酒煮入药）（各二两）。上件十五味，除没药外，为细末，拌匀，酒面糊为丸，如桐子大。每服三十丸，温酒送下，煎木瓜汤送下亦得。渐加至五十丸，空心食前服。（《医学纲目》）

245. 解表升麻汤

治遍身壮热，骨节疼痛。升麻（一钱）　羌活（一钱）　苍术（一钱）　防风（八分）　柴胡（七分）　甘草（七分）　当归（五分）　藁本（五分）　陈皮（三分）　麻黄（三分）。上到一剂，生姜、葱白水煎热服，出微汗。(《古今医鉴》)

246. 灵仙除痛饮

肢节肿痛，痛属火，肿属湿，兼受风寒而发，动于经络之中，湿热流注于肢节之间，而无已也。麻黄　赤芍（各一钱）　防风　荆芥　羌活　独活　白芷　苍术　威灵仙　片黄芩　枳实　桔梗　葛根　川芎（各五分）　归尾　升麻　甘草（各等分）。上到一剂，水煎服。在下焦，加酒炒黄柏，妇人加红花，肿多加槟榔、大腹皮、泽泻，更加没药一钱住痛。一云脉涩数者，有瘀血，宜桃仁、红花、芎、归及大黄微利之。(《古今医鉴》)

247. 疏筋活血汤

患遍身走痛如刺，左足痛尤甚，及属血，多因酒色所伤，筋脉空虚，被风寒湿热感于内，热包于寒则痛，伤经络则夜重，宜以疏筋活血行湿，此非白虎历节风。川芎（六分）　当归（一钱二分，酒洗）　白芍（二钱半，酒洗）　生地黄（一钱半，酒洗）　羌活（六分）　白茯苓（七分，去皮）　苍术（一钱，米泔浸炒）　桃仁（一钱，炒）　牛膝（二钱，酒炒）　汉防己（六分）　陈皮（一钱，去苗）　白芷（六分）　龙胆草（八分，酒洗）　威灵仙（一钱，酒洗）　防风（六分）　甘草（四分，炙）。

有痰加南星、半夏各一钱，用姜汁、白矾、皂角煎汤，浸一日。如上体及臂疼，加薄桂三分。如下体并足疼，受风寒湿热所感，加木瓜、木通（盐炒）、黄柏、薏苡仁（炒）（各一钱）。如气虚，加人参、白术、龟板各七分。（《古今医鉴》）

248. 通经妙灵丸

治同前，兼治上下中疼痛。黄连（酒炒，一两）　苍术（米泔浸炒，二两）　黄柏（盐酒炒，二两）　肉桂（去皮，四两）　南芎（五分）　当归（酒洗，一两）　白芍（盐酒炒，一两三钱）　汉防己（酒洗，三钱）　白芷（二钱半）　桃仁（去皮尖，三钱）　威灵仙（一两，酒浸蒸晒九次）　羌活（酒洗，三钱）　龙胆草（酒洗，一钱）　红花（酒洗，五钱）　防风（酒洗，五钱）　龟板（酥炙，五钱）　杜仲（姜汁炒，八钱）。上为细末，酒糊为丸，如梧桐子大。每服百丸，空心陈酒下，盐汤亦可。（《古今医鉴》）

249. 加味二妙丸

治两足湿痹疼痛，或如火燎，从足跗热起，至腰胯，或麻痹痿软，皆是湿热为病，此药神效。苍术（四两，米泔浸）　黄柏（二两，酒浸晒干）　川牛膝（去芦，一两）　当归尾（一两，酒洗）　防己（一两）　川萆薢（一两）　龟板（酥炙，一两。龟板难得，败者，市货者多不效，不若以熟地黄代之，庶几可也）。上为末，酒煮

面糊为丸，如梧子大，每服百丸，空心盐汤下。（《古今医鉴》）

250. 舒筋立安散

治四肢百节疼痛，名曰白虎历节风。防风　羌活　独活　茯苓　川芎　白芷　生地黄　苍术　红花　桃仁　陈皮　半夏　南星　白术　威灵仙　牛膝　木瓜　防己　黄芩　连翘　木通　龙胆草（酒浸）　木香（少许）　大附子（少许）　甘草（各等分）。上剉一剂，水煎，入姜汁、竹沥服。痛甚加乳香、没药为末，调服。（《古今医鉴》）

251. 神通饮

治感风湿，得白虎历节风症，遍身抽掣疼痛，足不能履地者二三年，百方不效，身体羸瘦，服此神效。川木通二两，剉细，长流水煎汁，顿服，服后一时许，遍身发痒，或发红丹，勿惧，遍身上下出汗即愈。（《古今医鉴》）

252. 行湿滋筋养血汤

治遍身行痛，乃气血两虚，有火有湿。当归　川芎　白芍　生地黄（一钱，姜汁炒）　人参（六分）　白术　白茯苓　威灵仙　防己　红花（七分）　牛膝　黄连　黄柏　知母　甘草（四分）　苍术（各等分）。上剉一剂，姜、枣煎服。（《古今医鉴》）

253. 乳香定痛丸

治诸风，遍身骨节疼痛，或腿膝痛，及筋骨风。苍术

（米泔浸，二两）　川乌（炮，去皮，一两）　当归（一两）　川芎（一两）　乳香　没药（各三钱）　丁香（五钱）。上为末，枣肉为丸，如梧子大，每服五六十丸，陈酒送下。（《古今医鉴》）

254. 养血壮筋健步丸

治血气两虚，双足痿软。黄芪（盐水炒，一两）　山药（一两）　五味子（一两）　破故纸（盐水炒，一两）　人参（一两）　白芍（酒炒，一两五分）　熟地黄（四两）　枸杞子（一两）　牛膝（酒浸，二两）　菟丝子（酒炒，一两）　川归（二两，酒洗）　白术（一两，炒）　杜仲（姜汁炒，二两）　虎胫骨（酥炙，一两）　龟板（酥炙，一两）　苍术（米泔浸，三两）　黄柏（盐水炒，二两）　防风（六钱，酒洗）　羌活（五钱，酒洗）　汉防己（五钱，酒洗）。上为末，用猪脊髓七条，炼蜜为丸，如梧子大。每服百丸，空心盐汤下。（《古今医鉴》）

255. 加味二妙汤

治热痿，两足痪软热难当。防己、当归、川萆薢、黄柏、龟甲、牛膝、秦艽、苍术。（《医宗金鉴·杂病心法要诀》）

256. 三妙散

黄柏合苍术，名二妙散，治痿痹正药。加牛膝名三妙散。（《医方集解·东垣清燥汤》）

257. 薏苡仁汤

手屈而不能伸者，病在筋，薏苡仁汤。薏苡仁、归、芍、麻黄、官桂、苍术、甘草、姜。（《类证治裁·肩背手臂痛论治》）

258. 宣痹汤

湿聚热蒸，蕴于经络，寒战热炽，骨骸烦疼，舌色灰滞，面目萎黄，病名湿痹，宣痹汤主之。防己（五钱）杏仁（五钱）　滑石（五钱）　连翘（三钱）　山栀（三钱）　薏苡（五钱）　半夏（三钱，醋炒）　晚蚕砂（三钱）　赤小豆皮（三钱，赤小豆乃五谷中之赤小豆，味酸肉赤，凉水浸取皮用，非药肆中之赤小豆，药肆中之赤豆乃广中野豆，赤皮蒂黑肉黄，不入药者也）。水八杯，煮取三杯，分温三服。痛甚，加片子姜黄二钱，海桐皮三钱。（《温病条辨》）

259. 参五秦艽汤

当归（二钱）　赤芍（酒炒，七分）　苍术（童便浸，一钱）　生地黄（酒浸，一钱）　萆薢（一钱）　黑狗脊（去毛、根，二钱）　川芎（七分）　羌活（一钱五分）秦艽（去芦，一钱五分）　川独活（一钱）　五加皮（二钱）　黄连（姜汁炒，一钱）　黄柏（酒炒，一钱）　红花（酒洗，八分）　黄芩（酒炒，一钱五分）　黄芪（酒炒，二钱）　人参（二钱）　牛膝（去芦、酒浸，一钱五分）杜仲（每一两用小茴香一钱、盐一钱、水二盅拌炒，二

钱） 生甘草（三分）。上剉，桃枝七根，每长一寸半，灯心七根，水煎。临服入童便、好酒各一盏。（《寿世保元》）

260. 身痛逐瘀汤

主治痹痛兼瘀。秦艽（一钱） 川芎（二钱） 桃仁（三钱） 红花（三钱） 甘草（二钱） 羌活（一钱） 没药（二钱） 当归（三钱） 灵脂（二钱，炒） 香附（一钱） 牛膝（三钱） 地龙（二钱，去土）。若微热，加苍术、黄柏；若虚弱，量加黄芪一二两。（《医林改错》）

261. 如圣散

羌活 防风 白芷 柴胡 甘草 黄芩 半夏 川芎 芍药 当归 乌药。加姜煎。入姜汁、竹沥服。柔痉加白术、桂枝，刚痉则加苍术、麻黄，口噤、咬牙、大便实加大黄。活血祛风，化痰清热，刚柔二痉，加减亦有法。此节庵方之佳者。（《医方论》）

262. 上中下通用痛风丸

川芎 黄柏（酒炒） 苍术（泔洗） 南星（姜制） 桃仁（去皮尖，捣） 神曲（炒） 防己 白芷 羌活 威灵仙（酒拌） 龙胆草 桂枝 红花。面糊丸。此于风寒湿之外，又兼治痰与血。（《医方论》）

263. 史国公药酒方

羌活 防风 白术（土炒） 当归（酒洗） 川牛膝（酒浸） 川萆薢 杜仲（姜汁炒） 松节（杵） 虎胫骨

（酥炙）　鳖甲（酥炙）　晚蚕砂（炒）　秦艽　苍耳子（炮捶碎）　枸杞　茄根（蒸熟）。为粗末，绢袋盛，浸无灰酒三十斤，煮熟退火毒服，每日数次，常令醺醺不断。此酒祛风利湿颇有力，于实症为宜。若气虚者当加补气药，血虚者当加补血药。（《医方论》）

264. 三痹汤

人参　黄芪　茯苓　甘草　当归　川芎　白芍　生地黄　杜仲（姜汁炒）　桂心　川牛膝　川续断　细辛　秦艽　川独活　防风。等分，加姜枣煎。峻补气血，而祛风、除寒、利湿之法悉寓乎其中，本末兼该，诚治痹之上策也。（《医方论》）

265. 沉香天麻丸

羌活　独活　沉香　益智仁　川乌　附子（炮）　天麻　防风　半夏　当归　甘草　僵蚕。每服五钱，姜三片煎。以之治风寒痰厥则可，若因风化火，兼有痰涎者，断不可用。（《医方论》）

266. 蠲痹汤

通治风寒湿三气，合而成痹。羌活（行上力大）　独活（行下力专）　桂心　秦艽　当归　川芎（治风先治血）　甘草（炙）　海风藤　桑枝　乳香（透明者）　木香。止痛须理气，水煎服。风气胜者，更加秦艽、防风；寒气胜者，加附子；湿气胜者，加防己、萆薢、苡仁；痛在上者，去独活，加荆芥；痛在下者，加牛膝；间有湿热

者，其人舌干、喜冷、口渴、溺赤、肿处热辣，此寒久变热也，去肉桂，加黄柏。（《医学心悟》）

267. 松枝酒

治白虎历节风，走注疼痛，或如虫行，诸般风气。松节　桑枝　桑寄生　钩藤　续断　天麻　金毛狗脊　虎骨　秦艽　青木香　海风藤　菊花　五加皮（各一两）　当归（三两）。每药一两，用生酒二斤煮，退火七日饮。痛专在下，加牛膝。（《医学心悟》）

268. 虎骨膏丸

治鹤膝风，并治瘫痪诸证。虎骨（二斤，剉碎、洗净，用嫩桑枝、金毛狗脊去毛、白菊花去蒂，各十两，秦艽二两，煎水，熬虎骨成胶，收起如蜜样，和药为丸，如不足量加炼蜜）　大熟地（四两）　当归（三两）　牛膝　山药　茯苓　杜仲　枸杞　续断　桑寄生（各二两）　熟附子（七钱）　厚肉桂（去皮，不见火，五钱）　丹皮　泽泻（各八钱）　人参（二两，贫者以黄芪四两代之）。上为末，以虎骨胶为丸。每早开水下三钱。（《医学心悟》）

269. 普救万全膏

治一切风气，走注疼痛，以及白虎历节风、鹤膝风，寒湿流注，痈疽发背，疔疮瘰疬，跌打损伤，腹中食积痞块，多年疟母，顽痰瘀血停蓄，腹痛泄利，小儿疳积，女人癥瘕诸证，并贴患处。咳嗽、疟疾，贴背脊心第七椎。予制此膏普送，取效神速。倘贴后起疱出水，此病气本深，尽为药力拔出，吉兆也，不必疑惧，记之、记之。藿香 白芷 当归尾 贝母 大枫子 木香 白蔹 乌药 生地 萝菔子 丁香 白及 僵蚕 细辛 蓖麻子 檀香 秦艽 蜂房 防风 五加皮 苦参 肉桂 蝉蜕 丁皮 白鲜皮 羌活 桂枝 全蝎 赤芍 高良姜 元参 南星 鳖甲 荆芥 两头尖 独活 苏木 枳壳 连翘 威灵仙 桃仁 牛膝 红花 续断 花百头 杏仁 苍术 艾绒 藁本 骨碎补 川芎 黄芩 麻黄 甘草 黑山栀 川乌（附子） 牙皂 半夏 草乌 紫荆皮 青风藤（以上各一两五钱） 大黄（三两） 蜈蚣（三十五条） 蛇蜕（五条） 槐枝 桃枝 柳枝 桑枝 楝枝 榆枝 楮枝（以上各三十五寸） 男人血余（三两，以上俱浸油内）真麻油（十五斤，用二十两秤称） 松香（一百斤，棕皮滤净，） 百草霜（十斤，细研、筛过）。冬浸九宿，春秋七宿，夏五宿，分数次入锅，文武火熬，以药枯油黑、滴水成珠为度，滤去渣，重称，每药油十二两，下滤净片子松香四斤，同熬至滴水不散，每锅下百草霜细末六两，勿住手搅，俟火候成，则倾入水缸中，以棒搅和成块，用两人扯拔数次，瓷钵收贮。治一切风寒湿气、疮疽等证，其效如神。（《医学心悟》）

270. 羌活桂归酒（引《种福堂》）

治风寒湿痹。羌活 桂枝 秦艽 防风 续断 附子（各一钱） 归身 金毛狗脊 虎骨（各一钱五分） 杜仲晚蚕砂（各二钱）　川芎（八分）　桑枝（三分）　生姜（切片，一钱）　大枣（二枚）。陈酒二斤，浸一日夜煎服。（《医学实在易》）

271. 集宝疗痹膏（引《种福堂》）

川乌　草乌　南星　半夏　当归　红花　独活　羌活　大黄　桃仁（各四钱）　山甲　肉桂（各二两）　白芷（五钱）　陀僧（二两）　硫黄（半斤）　松香（一斤）　生姜汁（一碗）　麻油（一斤）。上收煎好，加乳香、没药、血竭、胡椒、樟冰、细辛、牙皂末（各二钱）。若加商陆根、凤仙、闹杨花、鲜烟叶、鲜蒜、鲜豨莶等汁，更妙。（《医学实在易》）

272. 苍术黑豆饮（引《种福堂》）

治痹方。茅山苍术（五斤）。洗净泥垢，先以米泔水浸三宿，后用蜜酒浸一宿，去皮，用黑豆一层，拌苍术一层，蒸二次，再用蜜酒蒸一次，用河水在砂锅内熬浓汁，去滓隔汤炖，滴水成珠为度，每膏一斤和炼蜜一斤，白汤调服。（《医学实在易》）

273. 七制松香膏（引《种福堂》）

治湿气第一神方。松香（三斤）。第一次姜汁煮，第二次葱汁煮，第三次白凤仙汁煮，第四次烧酒煮，第五次闹杨花汁煮，第六次商陆根汁煮，第七次红醋煮。桐油（三斤）　川乌　草乌　苍术　官桂　干姜　白芥子　蓖麻（以上各四两）　血余（八两）。上八味，共入桐油，熬至药枯发消，滴水成珠，滤去渣，入牛皮膏四两烊化，用前制过松香渐渐收之，离火加樟脑一两，好麝香三钱，厚纸摊之，贴患处，神效。（《医学实在易》）

274. 五积散

治感冒寒邪，外而皮毛经络，内而脏腑，上而头项，下而腰脚，无有不治，及痢后鹤膝风。当归　麻黄　苍术　陈皮（各一钱）　干姜　白芍　枳壳（各八分）　半夏　白芷（各七分）　桔梗　炙草　茯苓　人参（一本无此分）　肉桂（各五分）　川芎（四分）。加生姜三片、葱白二根。（《医学实在易》）

275. 虎骨木通汤（引《种福堂》）

治一切麻木痹证，痛风历节。虎骨　木通各等分。煎汤，频频多吃，即愈。（《医学实在易》）

276. 红花白芷防风饮（引《种福堂》）

治历节四肢疼痛。红花　白芷　防风（各五钱）　威灵仙（三钱）。酒煎服，取汁，三服痊愈。（《医学实在易》）

277. 山甲白薇泽兰饮（引《种福堂》）

治箭风（俗名鬼箭打），或头项、手足、筋骨疼痛，半身不遂等疾，照方一服即愈。山甲（一钱，炒研）　白薇（二钱）　泽兰（三钱）。照分量，好酒煎服。（《医学实在易》）

278. 硫黄敷痛膏（引《种福堂》）

治痛风历节，四肢疼痛。用醋磨硫黄敷之，或用葱白杵烂，炒热熨之。（《医学实在易》）

279. 三痹汤

治血气凝滞，手足拘挛，风、寒、湿三痹。人参　黄芪　当归　川芎　白芍药　生地黄　杜仲（姜汁炒）川续断　防风　桂心　细辛　白茯苓　秦艽　川牛膝　川独活　甘草（各等分）。上水三盏，生姜三片、枣一枚，煎五分，不拘时服。按：此用参芪四物，一派补药内加防风、秦艽以胜风湿，桂心以胜寒，细辛、独活以通肾气。（《医门法律》）

280. 健运汤（张锡纯）

治腿疼、臂疼因气虚者，亦治腰疼。生黄芪（六钱）野台参（三钱）　当归（三钱）　寸麦冬（带心，三钱）知母（三钱）　生明乳香（三钱）　生明没药（三钱）莪术（一钱）　三棱（一钱）。此方减麦冬、知母三分之一，合数剂为一剂，轧细炼蜜为丸，名健运丸，治同前证。

281. 活络祛寒汤（张锡纯）

治经络受寒，四肢发搐。妇女多有此证。生黄芪（五钱）　当归（四钱）　丹参（四钱）　桂枝尖（二钱）生杭芍（三钱）　生明乳香（四钱）　生明没药（四钱）生姜（三钱）。寒甚者，加干姜三钱。证寒在经络，不在脏腑。经络多行于肌肉之间，故用黄芪之温补肌肉者为君，俾其形体壮旺自能胜邪。又佐以温经络、通经络诸药品，不但能祛寒，且能散风，此所谓血活风自去也。

282. 活络效灵丹（张锡纯）

治气血瘀滞，疬癖癥瘕，心腹疼痛，腿疼臂疼，内外疮疡，一切脏腑积聚，经络湮瘀。当归（五钱） 丹参（五钱） 生明乳香（五钱） 生明没药（五钱）。上药四味作汤服。若为散，一剂分作四次服，温酒送下。腿疼加牛膝；臂疼加连翘；妇女瘀血腹疼加生桃仁（带皮尖，作散服炒用）、生五灵脂；疮红肿属阳者，加金银花、知母、连翘；白硬属阴者，加肉桂、鹿角胶（若恐其伪，可代以鹿角霜）；疮破后生肌不速者，加生黄芪、知母（但加黄芪恐失于热）、甘草；脏腑内痈，加三七（研细冲服）、牛蒡子。

283. 振中汤（张锡纯）

治腿疼、腰疼，饮食减少者。於白术（炒，六钱）当归身（二钱） 陈皮（二钱） 厚朴（钱半） 生明乳香（钱半） 生明没药（钱半）。此方重用白术以健补脾胃，脾胃健则气化自能旁达，且白术主风寒湿痹，《本经》原有明文，又辅以通活气血之药，不唯风寒湿痹开，而气血之痹作疼者，亦自开也。

284. 曲直汤（张锡纯）

治肝虚腿疼，左部脉微弱者。萸肉（去净核，一两）

知母（六钱）　生明乳香（三钱）　生明没药（三钱）
当归（三钱）　丹参（三钱）。服药数剂后，左脉仍不起
者，可加续断三钱，或更加生黄芪三钱，以助气分亦可。
觉凉者，可减知母。

285. 治久痹方（董建华）

黄芪 10g，五加皮 10g，党参 10g，炙甘草 5g，酒当
归 10g，桂枝 5g，红花 10g，鸡血藤 10g，牛膝 10g，桑枝
15g，桑寄生 10g，萆薢 10g，晚蚕砂 10g（包）。功效及
主治：补心气，调营卫，标本兼顾治久痹。

286. 治寒热错杂方（黄宗勖）

桂枝 12g，知母 12g，防风 12g，白术 15g，白芍 9g，
麻黄 6g，附子 6g，生姜 9g，炙甘草 6g，桑枝 20g，路路
通 15g，丝瓜络 20g，豨莶草 10g，徐长卿 15g。功效及主
治：寒热并用，温清并施治痹。

287. 治痛风方（李济仁）

土茯苓 20g，川萆薢 20g，忍冬藤 15g，连翘 15g，
赤、白芍各 15g，秦艽 15g，徐长卿 20g，威灵仙 15g，干
地龙 15g，白芥子 15g，白僵蚕 10g，虎杖 15g。功效及主
治：泻热化浊，通络止痛治痛风。

288. 治热痹方（李今庸）

苍术 10g，黄柏 10g，川牛膝 10g，薏苡仁 15g，桑枝
15g，老鹤草 10g，升麻 10g，射干 10g，木瓜 15g，威灵仙
10g。上 10 味，加水适量，煎汤，取汁，去渣，日 1 剂，

分 2 次，温服。功效及主治：清热利湿，疏风解毒，治疗热痹。

289. 关节骨质增生方（林沛湘）

薏苡仁 30g，白术 20g，苍术 10g，独活 10g，威灵仙 15g，当归 10g，川芎 10g，鸡血藤 15g，怀牛膝 15g。7 剂，水煎服，每日 1 剂。功效及主治：燥湿化痰，活血通络，兼补肝肾，治疗膝关节骨质增生。

290. 风湿性关节炎方（刘弼臣）

玄参 15g，板蓝根 15g，山豆根 5g，生甘草 5g，桔梗 5g，桑枝 10g，黄柏 10g，牛膝 10g，苍术 10g，寻骨风 10g，穿山龙 10g。功效及主治：清热除湿通络，治疗湿邪蒙上流下之痹证。

291. 指关节历节风组方（刘炳凡）

人参 15g，白术 12g，茯苓 10g，炙甘草 5g，半夏 5g，陈皮 5g，黄芪 15g，当归 12g，桑枝 30g，桂枝 10g，松枝节 30g，杉枝节 30g，竹枝节 30g，槐枝节 30g，苏枝节 15g（上 7 节用白酒炒香），砂仁 4g，鸡内金 5g。煎汤服，每日 1 剂。外用艾叶 4g，附子 10g。煎汤温浸手指，每晚临睡前浸洗 15 分钟，拭干水气保温。功效及主治：健脾益气，活血通络，治疗双手手指关节肿大疼痛。

292. 治痛痹方（王文彦）

桂枝、川芎、五灵脂、当归、姜黄、羌活、防己、苍术各 15g，秦艽 20g，木瓜 15g，牛膝 20g，杜仲 15g，豨莶草 20g，海桐皮 15g。功效及主治：温经散寒，通络除湿。

293. 痛风急性期方（杨继荪）

防风 12g，苍术 9g，黄柏 12g，知母 12g，秦皮 12g，忍冬藤 30g，徐长卿 30g，槟榔 12g，苏叶 6g，川芎 12g，王不留行 12g，晚蚕砂（包）20g，泽泻 30g，炒莱菔子 12g。功效及主治：清热解毒，活血通络。

294. 痛风慢性期方（杨继荪）

党参 15g，黄芪 15g，当归 9g，川芎 9g，白术 12g，牛膝 15g，石南叶 15g，姜黄 9g，桂枝 6g，大生地 20g，细辛 3g，威灵仙 12g。功效及主治：益气养血，疏经通络，治痛风日久。

295. 风湿性脊椎炎方（俞慎初）

忍冬藤 15g，鸡血藤 12g，海风藤 12g，络石藤 12g，威灵仙 12g，豨莶草 12g，羌独活各 9g，薏苡仁 15g，桑寄生 15g，汉防己 15g。水煎服，4 剂。另以七叶莲根 10g，金针头 15g，鸡屎藤 30g，合瘦肉炖服。功效：祛风散寒除湿、宣痹通络。

296. 豨莶四物汤（李旭蕃）

豨莶草 30g，当归身 10g，川芎 9g，赤芍 12g，生地黄 15g，秦艽 9g，防己 9g。水煎分 2~3 次温服。寒湿痹病，亦可用米双酒 1000mL，用上药 1 剂，浸泡半个月，每服 10~25mL，饭后服，每日 2 次。功效主治：补血活血，祛风湿，镇痹痛。用于风湿性关节炎、脊椎炎、肩周炎等证属血虚血瘀证者。

297. 治风湿病环形红斑方（周次清）

生石膏（打碎）30g，知母9g，甘草6g，粳米15g。水煎服。功效及主治：清热泻火，益气养阴。治疗风湿病程中，因气阴两虚，热郁血滞而成之环形红斑。

298. 类风湿关节炎方（周仲瑛）

秦艽、防己、鬼箭羽、白薇各12g，防风5g，黄柏、苍术、炙僵蚕、广地龙各10g，土茯苓15g，苍耳草20g，炮山甲6g，生地12g，炙全蝎3g，乌梢蛇10g。功效：祛痰逐瘀，清热化湿，解毒宣痹。

299. 地乌蠲痹汤（姜春华）

生地黄60g，制川乌（先煎15分钟）9g，威灵仙9g，蚕砂15g，秦艽15g，乌梢蛇6g，怀牛膝9g，豨莶草15g，五加皮15g，独活9g。每日1剂，水煎服，重者每日2剂，分4次服。功效主治：滋阴活血，温经散寒，通络止痛。用于行痹、痛痹、着痹，以及化热伤阴的热痹所致的肌肉、筋骨、关节疼痛、麻木、重着、肿胀（坐骨神经痛、风湿性关节炎、颈椎病、类风湿关节炎等病）。

300. 刘氏痹证方（刘仕昌）

秦艽15g、独活、防风、牛膝、川木瓜、威灵仙各12g，生薏苡仁30g，茯苓25g。每日1剂，清水4碗煎至1碗半，分2次温服。连服5~7剂为1疗程，一般治疗

4~6个疗程。功效主治：祛风祛湿，调和气血，通痹止痛。用于慢性痹病。

301. 通络息风汤（欧阳琦）

桑枝12g，忍冬藤12g，白芍12g，萆薢12g，秦艽10g，当归尾12g，蚕砂10g，豨莶草15g，薏苡仁15g，甘草5g。功效主治：柔肝息风，通络缓痉。用于慢性风湿痹病。

二、医家经验方药

（一）朱良春临证用方经验

1. 痛风汤

【药物组成】土茯苓、萆薢、薏苡仁、威灵仙、泽兰、泽泻、秦艽、赤芍、地鳖虫、桃仁、地龙等。

【功效】泄浊解毒，活血化瘀。

【适应证】目前，南通良春医院根据朱老经验已以"痛风汤"为基础开发成院内系列制剂——"痛风颗粒"（由中药材全蝎、血竭、桃仁、红花、威灵仙、赤小豆、赤芍、防己、土茯苓、薏米、当归、丝瓜络、臭梧桐等配方研成粉末包装成袋而成，用开水冲服）。经临床及实验观察，具有降低血尿酸含量、修复关节损伤、抗炎和镇痛作用，对痛风有较好的治疗作用。经过急毒、长毒实验证明，该药安全无毒，疗效好，治愈后复发率低，无毒副作用。

2. 痹通汤

【药物组成】当归、炙地鳖虫、鸡血藤、威灵仙、炙僵蚕、乌梢蛇、地龙、蜂房、甘草等。

【功效】补益气血，化瘀通络。

【适应证】风湿、类风湿疾病，如风湿免疫类硬皮病、类风湿关节炎等，结缔组织病、神经性头痛、妇科疾病之月经不调等。

3. 乌桂知母汤

【药物组成】川桂枝、制川乌、制草乌、生地黄、知母、生白芍、虎杖、生苡仁、熟薏苡仁、寒水石等。

【功效】化痰行瘀，清泄郁热，通络蠲痹。

【适应证】寒湿痰瘀交阻，郁久化热之风湿性关节炎、类风湿关节炎。

【随症加减】痛甚加用元胡、六轴子。

4. 浓缩益肾蠲痹丸

本方以益肾蠲痹丸为基本方，为良春中医院院内制剂。

【药物组成】骨碎补、熟地黄、当归、徐长卿、地鳖虫、僵蚕（麸炒）、蜈蚣、全蝎、蜂房（清炒）、广地龙（酒制）、乌梢蛇（酒制）、元胡、鹿衔草、仙灵脾、寻骨风、老鹳草、鸡血藤、葎草、生地黄、虎杖。

【用法】口服，每包4g，每日3次。

【功效】温补肾阳，益肾壮督，搜风剔邪，蠲痹通络。

【适应证】风湿性关节炎、类风湿关节疼痛、肿大、红肿热痛、屈伸不利、肌肉疼痛、瘦削或僵硬畸形、强直性脊柱炎等。

【随症加减】胃脘不适，可用温水加蜂蜜分两次送服以减轻或消除不适症状，可用生黄芪15g，莪术6g，怀山药20g，凤凰衣6g，煎汤服用。

5. 朱氏温经蠲痛膏

【药物组成】当归、川桂枝、乌梢蛇、鹿衔草、制川乌等。

【用法】外用，每12小时1次。

【功效】祛风散寒，除湿通络。

【适应证】各型风湿、类风湿免疫性疾病及关节痛、僵硬，甚至关节变形者。注：此为良春医院院内制剂。

6. 蝎蚣胶囊

【药物组成】全蝎、蜈蚣等量。

【用法】打粉，胶囊吞服，日2～3次。

【功效】祛风，解毒通络。

【适应证】各型风湿、类风湿免疫性疾病，强直性脊柱炎及关节痛、僵硬，甚至关节变形者。注：此为良春医院院内制剂。

（二）朱良春临证用药经验

1. 常用联药

（1）痛风三要药土茯苓、萆薢、威灵仙。

（2）治痹三联药蜂房、地鳖虫、乌梢蛇。

（3）治关节痛二联药全蝎、蜈蚣。

（4）痹证化热治疗二联药知母、寒水石。

（5）痹证三联主药穿山龙、川乌、鬼箭羽。

（6）阴阳两虚常用三联药仙灵脾、生地黄、熟地黄。

（7）气血两虚三联药炙牛角䚡、油松节、仙鹤草。

（8）降低风湿因子四联药青风藤、穿山龙、拳参、忍冬藤。

2. 痹证辨证用药经验

（1）益肾壮督：熟地黄、仙灵脾、骨碎补、鹿角片、桑寄生等补益肾督，熟附子、制川乌、川桂枝、细辛等温阳祛寒。

（2）通络止痛：全当归、威灵仙、赤芍、丹参、水蛭、地鳖虫、红花等。

（3）扶正：熟地黄、当归、桂枝、鹿角胶、仙灵脾、黄芪、白术等。

（4）补虚：补骨脂、仙灵脾、骨碎补、黄芪、地黄、鹿角霜、桑寄生、金毛狗脊、仙鹤草、枸杞子等。

（5）滋阴补阳：桂枝、补骨脂、仙灵脾、地黄、鹿角霜、生姜等。

（6）开痹：防风、赤芍、羌活、威灵仙、红花、炒白芥子等以祛风、活血、化痰、露蜂房。

（7）治疗沉寒痼冷：常以制川乌、草乌配以附子、桂枝、独活、干姜、细辛等温阳之品。

3. 痹证随症用药经验

（1）痛风急性发作期，多重用土茯苓、萆薢。痛风急性发作期偏寒者，加制川乌、制草乌、附子、川桂枝、细辛、仙灵脾。痛风急性发作期偏热者，配用生地黄、寒水石、知母，以清热通络；仙灵脾、鹿角霜等，以温经散寒。痛风见"僵肿"者，加炮山甲、蛴螬虫，以破结开瘀。痛风并体虚者，加补骨脂、骨碎补、鹿角片、生黄芪、仙灵脾、炙蜂房等，温经散寒，固本培元，预防发作。

（2）强直性脊柱炎（女性），多使用桂枝、吴茱萸、生姜、通草类温经散寒之品，少用乌附类的大辛大热之品。

（3）顽痹寒湿盛者，制川乌、草乌、附子、细辛配乌梢蛇、薏苡仁、白术、苍术、蚕砂等。化热者，以寒水石、地龙、僵蚕配以萆草、黄芩等。夹痰者，僵蚕配以胆星或白芥子或二妙散等。夹瘀者，用水蛭、地鳖虫配以桃仁、红花等。关节痛甚者，全蝎或蜈蚣常用。背部痹痛剧烈而他处不著者，九香虫配以葛根、秦艽等。关节僵肿变形，蜂房、僵蚕、蛴螬虫，配以泽兰、白芥子等。病变及腰脊者，合用蜂房、乌梢蛇、地鳖虫配以川续断、狗脊等。

（4）痹证局部症状用药经验。上肢痛，加葛根、宣木瓜、羌活。关节肿胀明显，加白芥子、半夏、泽兰、泽泻、穿山甲、蜣螂虫、苍术等。腰及下肢痛，加川续断、金毛狗脊等。

（5）痹证伴随症状。寒痛者，用制川乌、草乌、制附片，剧者加全蝎、蜈蚣、地鳖虫等虫类药，肿胀者，用白芥子、穿山甲、泽兰、泽泻等。腰背部僵硬不适，用葛根、赤芍、白芍。

4. 痹证临床经验用药

（1）痹证风、寒、湿偏重用药经验：寒甚，乌、附、桂用量加大。瘀阻甚，桃仁、红花偏多。风胜，用钻地风、防风等。湿胜，用薏苡仁、苍术、白术等。热痹，寒温并用：①风寒湿浊郁久化热，舌脉俱有热象表现者，桂枝、制川乌配寒水石、知母或地龙。②寒象重而热象轻，关节虽灼热，但仍以温通为宜，常用桂枝、制川乌、制草乌配土茯苓、知母等。③寒热并重者，桂枝、制川乌、制草乌配寒水石、地龙、忍冬藤等。癫痫久治不愈，脊髓空洞症而有风痰者：制乌头配伍半夏。

（2）激素不良反应用药经验：针对激素用量大易伤阳气，出现"阴虚火旺"者，酌加生地黄、麦冬、甘杞子、知母、玄参、甘草等。针对激素减量后出现精神不振等，证属脾气虚弱及脾肾阳虚者，酌加补骨脂、仙灵脾、地黄、鹿角霜、蜂房、菟丝子、附子、蜂房等。另外：①大剂量使用穿山龙、生地黄、熟地黄、仙灵脾等，一方面益肾壮督，一方面可以较快地递减激素量，并防止激素撤除后出现反跳。②阴虚偏重者，重用地黄，用量可达30～100g，仙灵脾则宜用量小。阳虚偏重者，生地黄用量宜少，仙灵脾可加至20～40g。

（3）川乌、草乌临床使用经验：凡寒邪较轻而体质弱者，用制川乌；较重者用生川乌；重症川乌、草乌并用；用量则根据患者对乌头碱的耐受反应程度，逐步增加。同时配以桂枝、细辛、独活等温燥之品，乌、附生品应酌减其量，并先煎1小时，量大则须与防风、黑小豆、炙甘草、蜂蜜同煎。注意：不可盲目模仿或擅自加量，须在有经验医师指导下进行。

5. 单味药使用经验

（1）穿山龙临证配伍经验：穿山龙配伍川乌、鬼箭羽为治疗痹证之三大主药，其中寒证配以川乌，热证佐以鬼箭羽，寒热夹杂则并用之。穿山龙用量须在40～50g，少量则效果不明显。

（2）桂枝临证配伍经验：桂枝配白术，助中焦脾阳温运化湿，使气布湿散。桂枝配当归、川芎以温经行气活血。桂枝配石膏以辛散热邪，通络止痛。

（3）乌头临证配伍经验：寒邪重则用生川乌，寒邪较轻而体弱者用制川乌。寒湿痹痛重症，须生川乌、生草乌。顽痹之寒湿偏盛常用乌头配桂枝。寒湿痹痛伴血虚者，制川乌配当归祛寒通络、补血活血。痹痛由热寒互结者，制川乌配生石膏或羚羊角以祛寒、除热、止痛。

（4）黄芪临证配伍经验：痹证出现虚烦失眠，黄芪配磁石，以温补镇摄。风湿热、类风湿关节炎、干燥综合征、红斑狼疮、白塞综合征等出现热入营血、气阴两伤者，黄芪配伍生地黄。风湿病气虚湿滞者，黄芪配防己。肾虚水肿，黄芪配地龙以补气化瘀；黄芪、肉桂、车前子益气温通、利水消肿。肾气虚血瘀水停者，用黄芪、益母草。注：益母草用量90~120g，效果始佳。气虚血瘀者，用黄芪配川芎。

（5）地黄临证配伍经验：血痹出现热象者（如类风湿关节炎偏热者），用生地黄配附子；热入营分，身热夜甚，微恶风寒者，生地黄配淡豆豉。阳虚寒痰瘀滞者，熟地黄配伍麻黄。

（6）葛根：朱老临证治疗骨痹的葛根用量突破常规，多在30~45g，未发现有任何不良反应。

（三）石志超经验方及家传秘方

1. 经验方

（1）活血镇痛散。方药：乳香10g、没药10g、血竭10g、酒军10g、三七20g、当归15g、川芎15g、红花15g、土鳖虫10g、合欢皮15g、骨碎补15g、川牛膝10g、冰片1g。功能：活血化瘀，消肿止痛。适用于骨折损伤初期，瘀血肿痛。加减：①筋骨损伤初期，瘀伤于内，二便不利者，可酌加土鳖虫、桃仁、大黄、地龙、苏木等攻下逐瘀之品。②若欲加强止痛之力，可酌加炙马钱子、元胡等散瘀镇痛药物。

（2）接骨续筋散。炙然铜 20g、血竭 6g、土鳖虫 15g、当归 20g、红花 10g、白及 6g、川断 15g、龟甲 20g、炒黄瓜子 50g、冰片 1g。功能：钙类聚骨，接骨续筋。适用于：骨折损伤中期，瘀血渐散，肿痛已减，临床治疗重在接骨续筋。加减：①若欲加强钙类聚骨药之力，尚可酌加鹿骨、猪下颌骨、狗头骨。②若欲加强滋荣筋骨之力，尚可酌加龟甲胶、鹿角胶、阿胶、黄精、天冬、石斛等骨胶形成药物。

（3）益肾壮骨丸（散）。熟地 20g、当归 20g、龟甲 15g、炒白芍 15g、红花 5g、土鳖虫 2g、鸡血藤 20g、牛膝 10g、黄芪 20g、鹿茸 2g、细辛 1g、骨碎补 6g、炙甘草 15g。功能：补气温阳，养血强筋，益肾壮骨。适用于损伤后期，骨折愈合不利，筋骨萎弱，骨折延迟愈合或不愈合者。石志超教授治疗伤科顽疾大症（骨延迟愈合或不愈合，骨坏死及部分骨病）时，针对肝肾精血大伤，正气亏极的病机，喜用紫河车、鹿茸、海狗肾、驴肾、龟甲胶、阿胶等血肉有情之品峻补之。石志超教授先祖吉林名医石春荣所谓："亏损至重，精血伤极，非草木之类可调，宜以血肉有情之品峻补之，方可收功。"骨伤中后期，常配以钙类健骨药物，亦以血肉有情动物钙类为优。尝谓："凡动物钙类，如立马锥、虎骨、鳖甲、龟甲等，均优于矿物药，以其血肉有情，同类相求故也。"石老体会，温补强壮以紫河车、大蚂蚁、鹿茸、立马锥等治伤疗效佳。

2. 石氏伤科用药经验

伤科论治，应遵循三期分治的原则。①骨折筋伤初期，骨折新伤 2~3 周以内，此期间损失处瘀血肿痛明显，治疗当宜活血化瘀，消肿止痛。若过早服用钙类生骨药物，往往可使骨折伤处血肿机化，瘀血更加不易消散。②骨折筋伤中期，骨折 4~6 周，此期间损失处瘀血渐散，肿痛已减，临床治疗重在接骨续筋，佐以化瘀消肿。③损伤后期，骨折损伤 7~9 周，骨折新愈，筋骨痹痛。此期间重在补气温阳，养血强筋，益肾壮骨止痹。若见骨折愈合不利，延迟愈合或不愈合者，治疗需要更长的时间。益肾壮骨丸疗效满意（当然，如若是小儿骨折，三期的时间都要相应缩短）。

临床应用骨折三期分治药物时，又应互相参照，互相补充，三期的时间往往又要根据患者的病情及体质适当灵活用之。活血祛瘀药与攻下逐瘀药多可互参，骨胶形成药与滋荣筋骨药多能互补；通窍药每可增强祛瘀药之功，温补药又能增益滋荣药之力。临证根据病情，灵活用之，自能药中肯綮，而效如桴鼓。

（1）骨伤滋补酒。方药：熟地黄 30g、炙首乌 20g、当归 30g、天冬 15g、白芍 20g、枸杞 20g、西红花 5g、川芎 10g、鹿茸 5g、生晒参 10g、骨碎补 15g、川断 15g、怀牛膝 15g、砂仁 2g，白酒适量。功能：补气温阳，养血强筋，益肾壮骨。适用于骨折损伤后期，骨折愈合不利，筋骨萎弱，骨折延迟愈合或不愈合者。若考虑价昂，方中西红花可以草红花 10g 代，鹿茸可以鹿角 15g 代，生晒参可以黄芪 30g 代。制法：加入 38~60 度白酒 2500~3000mL（一般 0.5kg 药可用 5kg 白酒，并可于酒尽之后，复加一次等量白酒），共浸泡 2~3 周后即可饮服。每次 20~50mL，每日 2 次。

（2）伤科熏洗 1 号方（温经通痹熏洗方）。方药：炙川乌 15g、独活 15g、炙附子 15g、藿香 15g、艾叶 15g、薄荷 6g、桂枝 15g、白芷 10g、丁香 5g、红花 6g、豨莶草 15g。功能：温经通络，舒筋缓急，散寒止痛。适用于骨折筋伤恢复期骨萎无力，寒凉麻木，感寒愈甚者。用法：①蒸汽熏法：药物加水适量，煎煮沸后须臾即停，待热度稍减后，用蒸汽熏蒸患处（如腰部、腿部、足部等部位）15~20 分钟。②外洗法：药物加水适量，煎煮沸后须臾即停，待热度稍减后，以不烫手为度。用毛巾熨洗全身或患处局部 20~30 分钟，亦可合熏洗法合并应用，可先熏后洗，以加强祛邪疗疾的目的。本熏洗法有较好的温经散寒、活血化瘀、舒筋缓急、通络止痛等作用。

（3）伤科熏洗 2 号方（活血舒筋熏洗方）。方药：当归 20g、川芎 15g、丹参 15g、苏木 15g、红花 10g、牛膝

15g、防风 15g、白芷 10g、桂枝 15g、秦艽 10g、透骨草 20g、骨碎补 15g。功能：活血养营，舒筋健骨，通络止痛。适用于骨折筋伤恢复期骨萎无力，筋脉拘急，动则尤甚者。用法：①蒸汽熏法：药物加水适量，煎煮沸后须臾即停，待热度稍减后，用蒸汽熏蒸患处（如腰部、腿部、足部等部位），15～20 分钟。②外洗法：药物加水适量，煎煮沸后须臾即停，待热度稍减后，以不烫手为度。用毛巾熨洗全身或患处局部 20～30 分钟，亦可合熏洗法合并应用。可先熏后洗，以加强祛邪疗疾的目的。本熏洗法有较好的温经散寒、活血化瘀、舒筋缓急、通络止痛等作用。

（4）韭子回阳膏。方药：韭子 100g、川芎 50g、麝香 1g、蜂蜜适量。功能：温阳通络，温经止痛。适用于骨蚀（股骨头无菌性坏死、股骨头缺血性坏死）早期。临床症状见：髋关节周围，大腿内侧、前侧疼痛，疼痛行走活动后加重，有时为休息痛。疼痛多为针刺样、钝痛或酸痛不适等，并有该区麻木感，有不明显的间歇性跛行，夜间或劳累后疼痛加重。髋关节活动受限，外展、内收、前屈、后伸困难，下蹲困难，关节僵硬，抬腿不灵活，患肢有不同程度的缩短。X 光片显示股骨头形态改变，出现边缘不完整、虫蚀等形状，骨小梁部分结构消失，骨密度很不均匀，髋臼及股骨头间隙增宽或变窄等。制用：①共研极细末少许蜂蜜调敷患处，时间不拘长短。因有蜂蜜既能吸湿，又可保护皮肤，故可长时间敷用；又可将取下的敷药蒸一下消毒，并可多次外用。②方中麝香价格昂贵且不易得，故可用冰片 2g、白芷 5g 代替。

（5）伤科息风散。菊花 15g、钩藤 15g、天麻 10g、磁石 20g、珍珠粉 3g、丹参 20g、红花 6g、牛膝 15g、僵蚕 15g、蝉蜕 6g、全蝎 10g、地龙 15g、乳香 3g、没药 3g。功能：活血化瘀，镇心安神，平肝息风。适用于头颅外伤内外疗法治疗后症情逐渐稳定，症见头痛较重，多呈刺痛或胀坠作痛，头晕目眩，恶心时吐，情绪不宁，惊悸烦乱者。

（6）壮腰通痹丸。方药：炒杜仲 15g、桑寄生 30g、黄芪 30g、熟地黄 15g、石斛 15g、当归 20g、蜈蚣 3g、水蛭 5g、地龙 15g、土鳖虫 3g、鸡血藤 30g、千年健 15g、细辛 3g、内金 15g、炙甘草 15g。功能：补肾壮腰，益气养血，活血通络。适用于腰椎间盘突出症、强直性脊柱炎、慢性风湿性关节炎、腰椎增生等。

（7）风湿熏洗 1 号方（温经蠲痹洗剂）。方药：炙川乌 15g、独活 15g、炙附子 15g、藿香 15g、艾叶 10g、薄荷 6g、桂枝 15g、红花 10g、豨莶草 15g。功能：祛风除湿，温经通络，散寒止痛。适用于风湿性关节炎、类风湿关节炎、强直性脊柱炎、骨性关节炎、坐骨神经痛等疾病中医辨证属风湿痹阻、寒邪入络为临床特征者。

（8）风湿熏洗 2 号方（活血蠲痹洗剂）。方药：当归

20g、川芎 15g、丹参 15g、苏木 15g、红花 10g、牛膝 15g、防风 15g、白芷 15g、秦艽 10g、透骨草 20g、骨碎补 15g。功能：活血化瘀，祛风除湿，通络止痛。适用于风湿性关节炎、类风湿关节炎、强直性脊柱炎、骨性关节炎、坐骨神经痛等疾病中医辨证属血瘀络阻、血虚风盛为临床表现者。

3. 家传秘方

（1）特效散：乳香、没药、血竭、大黄、三七、红花、土鳖虫、炙然铜、当归、虎骨（现用代用品，余同）、骨碎补、金银花、麝香、冰片、牛黄、川断、木瓜、老鹳筋、穿山龙。

（2）活血散：乳香、没药、当归、川芎、土鳖虫、苏木、元胡、香附、红花、连翘、川断、骨碎补、姜黄、生地、川牛膝。

（3）镇痛散：乳香、没药、土鳖虫、金银花、红花、连翘、五加皮、炙然铜、如意金黄散。

（4）正骨敷药：血竭、乳香、没药、红花、大黄、土鳖虫、苏术、丹皮、川芎、紫草、黄柏、甘草、金银花、连翘、五加皮、炙然铜、制川乌、泽兰。

（5）接骨立效散：乳香、没药、当归、炙然铜、川断、红花、土鳖虫、鹿角胶、丹参、方海、白及、骨碎补、金银花、大黄、老鹳筋、穿山龙、怀牛膝、琥珀、冰片、炙马钱子、无名异、公鸡爪、炒黄瓜子。

（6）接骨丹：立马锥、炙然铜、炒黄瓜子、方海、鹿角胶、酒当归、血竭、土鳖虫、红花、川断、石斛、虎骨、炙麻黄。

（7）紫金散：炙然铜、三七、土鳖虫、虎骨、红花、五加皮、古铜钱。

（8）益肾壮骨丹：大蚂蚁、紫河车、酒当归、酒白芍、五加皮、怀牛膝、熟地黄、贯筋、川断、杜仲、川芎、红花、阿胶、枸杞、鹿茸、细辛。

（9）骨伤滋补酒：熟地黄、枸杞、三七、红花、川断、白芍、川芎、炙首乌、当归、骨碎补、虎骨、怀牛膝、天冬、龟甲、陈皮、白酒。

第四章　痹病医案选

第一节　古代医案选

《儒门事亲》选案

常仲明病湿痹五七年矣。戴人令上涌之后，可泄五七次。其药则舟车、浚川、通经、神佑、益肾，自春及秋，必十余次方能愈。公之病，不必针灸，与令嗣皆宜涌，但腊月非其时也。欲候春时，恐予东适。今姑屏病之大势，至春和时，人气在上，可再涌之，以去其根。卒如所论矣。

又一衲子，因阴雨卧湿地，一半手足皆不随，若遇阴雨，其病转加。诸医皆作中风偏枯治之，用当归、芍药、乳香、没药、自然铜之类，久反大便涩，风燥生，经岁不已。戴人以舟车丸下三十余行，去青黄沫水五升；次以淡剂渗泄之，数日，手足皆举。戴人曰：夫风湿寒之气，合而成痹。水痹得寒，而浮蓄于皮腠之间，久而不去，内舍六腑。曰：用去水之药可也。水湿者，人身中之寒物也。

寒去则血行，血行则气和，气和则愈矣。

又息帅，病腰股沉痛，行步坐马皆不便。或作脚气寒湿治之，或作虚损治之，乌、附、乳、没，活血壮筋骨之药，无不用之。至六十余日，目赤上热，大小便涩，腰股之病如故。戴人诊其两手脉，皆沉迟。沉者为在里也。在里者泄之。以舟车丸、浚川散，各一服，去积水二十余行。至早晨，服齑白粥一二顿，与之马，已能矍铄矣。

又棠溪李十八郎，病腰脚大不伸，伛偻蹩跛而行，已数年矣。服药无效，止药却愈。因秋暮涉水，病复作。医氏使服四斤丸。其父李仲安，乃乞药于戴人。戴人曰：近日服何药？仲安曰：四斤丸。目昏赤未？其父惊曰：目正暴发！戴人曰：宜速来，不来则丧明。既来则策杖而行，目肿无所见。戴人先令涌之，药忽下走，去二十行，两目顿明，策已弃矣。比再涌泄，能读官历日。调至一月，令服当归丸，健步而归家矣。

又息城边校白公，以隆暑时饮酒，觉极热，于凉水池中渍足，使其冷也。为湿所中，股膝沉痛。又因醉卧湿地，其痛转加。意欲以酒解痛，遂以连朝而饮，反成赤痛，发间止，且六十年。往往断其寒湿脚气，以辛热治之，不效。或使服神芎丸数服，痛微减。他日复饮，疾作如前。睾囊痒湿且肿硬，脐下似有物，难于行，以此免军役，令人代之，来访戴人。戴人曰：余亦断为寒湿。但寒则阳火不行，故为痛；湿则经隧有滞，故肿。先以苦剂涌之，次以舟车丸百余粒，浚川散四五钱，微一两行。戴人曰：如激剂尚不能攻，何况于热药补之乎？异日，又用神佑丸百二十丸，通经散三四钱，是用仅得四行。又来日，以神佑八十丸投之，续见一二行。又次日，服益肾散四钱，舟车丸百余粒，约下七八行。白公已觉膝睾寒者暖，硬者软，重者轻也。肿者亦退，饮食加进。又以涌之，其病全瘳。临别，又赠之以疏风丸，并以其方与之。此公以其不肯妄服辛热药，故可治也。

《医述》选案

陆文湖，两足麻木，自服活血之剂不效，改服攻痰之剂又不效。半载后，两手亦麻，左脐下有尺许不知痛痒。余曰：此经所谓着痹也。脉大无力，气血皆损，用神效黄芪汤加茯苓、白术、当归、地黄，十剂有效。更用十全大补汤五十剂始安。（李士材）

周巡台太夫人，先患手臂不仁，次渐足膝无力。服二陈、六君百剂，两足不能起立。更服鹿茸、虎胫、人参，疼痛非常。予谓：积热在肠胃，治宜用攻。公畏甚。予曰：贼在关内，不速歼除，能安枕乎？公攒眉不敢，乃之曰：予家制有河车大造丸，权服半月，再攻何如？公许诺。私以承气合白虎为丸与服，五日而痛止，十日而能行，更以回天丸调治三月而愈。

郑秋田令眷，左胫浮肿，服苡仁防风汤，胫消，膝上麻痛，呕吐寒热。数日后，腿忽肿大，其色时黑时红，形如马面，耳目口鼻俱全，敷药不退。予取旧驿络头烧灰，和贝母、白芥、干马粪末，敷二次而消。内服加减漏芦汤，寒热亦止，改服八珍汤调理而愈。（程华仲）

一人年七十外。患尾闾骨痛，脉沉迟细涩。其痛在督脉之根，督脉属阳，则阳分虚矣。方用鹿角胶以补督脉，参、附温补下元而宣阳气，加归、地、枸杞、杜仲、续断、牛膝、五加皮以补髓养血，用酒煎以行药力，数服而效。

一老人早起梳洗，忽右手自肩膊至指尖其痛非常，不能屈伸。医谓老人血虚，余思血虚痛不应如是之骤，亦不至如此之甚。脉浮数而紧，乃风寒无疑，方用羌、防、秦艽、川芎、五加皮、桂枝、桑枝、当归，服二剂痛减，手能运动，乃去羌活，加黄芪，倍当归，再服四剂而愈。（吴天士）

一人感受风湿，得白虎历节风证，偏身抽痛，足不履地者三年，百治不效。一夕，梦人与木通汤。遂以木通二两，长流水煎，服后一时许，偏身痒甚，上体发红丹如豆大，汗出至腰，上体便不痛矣。次日如前煎服，下体又发红丹，汗出至足，通身舒畅。一月后，人壮气复，步履如初。后治数人皆验，盖痛则不通，通则不痛也。（《证治准绳》）

湖南一行主人风疾在榻，交易写算，尚能应客。一卖药者在门，拥挤多人，有碍客商，恶之，命驱去。卖药者顾谓曰：勿驱我，我为尔起足疾。主人耐之。问：足废几年？曰：三年矣。又问：痛否？曰：阴雨时掣痛。令铲骡蹄底下皮两许，酒洗炙末，炙乳香一钱和入，分三日酒冲服。三日后，能下榻移步，再服一料疾愈。江斯荇亲见其治，问予曰：骡蹄治疯疾，书有之乎？予曰：未之见也。问：何以速效？予曰：骡马善行去风，其力在蹄，加乳香，借酒力，安得不速？阿胶，骡皮所煎，尚能去风，况骡蹄乎？此虽在方书之外，实在理法之中，录之以广见识。（许宣治）

鹤膝风，由于调摄失宜，亏损足三阴经，风邪乘虚而入，以致肌肉日瘦，内热食减，肢体挛痛。初起葱熨可消，久则膝大腿细。伤于脾胃者，用补中益气汤；伤于肝肾者，用六味地黄汤；若欲作脓或溃后者，用十全大补汤；若见口干头晕，并用补中益气汤；食少便泄者，用六君子汤；热来复去，脓水清稀，肌肉不生者，用八珍、十全大补汤；脐腹冷疼，脚膝无力，头晕吐痰者，用八味丸。（薛立斋）

鹤膝风，即风寒之痹于膝者也。膝骨日大，上下肌肉日渐枯细。且未可治其膝，先养其血气，俾肌肉渐荣，后治其膝可也。此与治偏枯之证大同，夫既偏枯矣，急溉其未枯者，然后既枯者得其通畅而复荣。倘不知从气引血，从血引气之法，但用散风套药，鲜有不全枯而速死者。古

方治小儿鹤膝风，用六味地黄丸加鹿茸、牛膝，不治其风，其意最善。（喻嘉言）

《卫生宝鉴》选案

真定府张大，年二十有九，素好嗜酒。至元辛未五月间，病手指节肿痛，屈伸不利，膝髌亦然，心下痞满，身体沉重，不欲饮食，食即欲吐，面色萎黄，精神减少。至六月间，来求予治之。诊其脉沉而缓，缓者脾也。《难经》云：腧主体重节痛，腧者脾之所主。四肢属脾，盖其人素饮酒，加之时助，湿气大胜，流于四肢，故为肿痛。《内经》云：诸湿肿痛，皆属脾土。仲景云：湿流关节，肢体烦痛。此之谓也，宜以大羌活汤主之。《内经》云：湿淫于内，治以苦温，以苦发之，以淡渗之。又云：风能胜湿。羌活、独活，苦温透关节而胜湿，故以为君。升麻苦平，威灵仙、防风、苍术，苦辛温发之者也，故以为臣。血壅而不流则痛，当归辛温以散之；甘草甘温，益气缓中；泽泻咸平，茯苓甘平，导湿而利小便，以淡渗之也，使气味相合，上下分散其湿也。

大羌活汤

羌活　升麻（各一钱）　独活（七分）　苍术　防风（去芦）　威灵仙（去芦）　白术　当归　白茯苓（去皮）　泽泻（各半钱）。上十味，㕮咀，作一服，水二盏，煎至一盏，去渣温服，食前一服，食后一服。忌酒面生冷硬物。

《外科发挥》选案

一男子患腿痛，膝微肿，轻诊则浮，按之弦紧，此鹤膝风也。与大防风汤，二剂已退二三。彼谓附子有毒，乃服败毒药，日渐消瘦，复求治。予谓：今饮食不为肌肤，水谷不能运化精微，灌溉脏腑，周身百脉，神将何依然，故气短而促，真气损也。怠惰嗜卧，脾气衰也。小便不禁，膀胱不藏也。时有燥热，心下虚痞，胃气不能上荣也。恍惚健忘，神明乱也。不治，后果然。此证多患于不足之人，故以加减小续命、大防风二汤有效，若用攻毒药必误。

一妇人膝肿痛，遇寒痛益甚，月余不愈，诸药不应，脉弦紧，此寒邪深伏于内也。用大防风汤及火龙膏，治之而消。

一男子肢节肿痛，脉迟而数，此湿热之证。以荆防败毒散加麻黄，二剂痛减半。以槟榔败毒散，四剂肿亦消。更以四物汤加二术、牛膝、木瓜，数剂而愈。

一妇人肢节肿痛，胫足尤甚，时或自汗，或头痛，此太阳经湿热所致。用麻黄左经汤，二剂而愈。

《外科心法》选案

一男子，左膝肿大，三月不溃。予谓体虚之人，风邪袭于骨节，使气滞而不行，故膝愈大，而腿愈小，名曰鹤膝风。遂以大防风汤，三十余剂而消。张上舍亦患此，伏枕半载，流脓三月。彼云初服大防风汤去附子，将溃，服十宣散，今用十全大补汤而去肉桂，俱不应。视脉证甚弱。予以十全大补汤，每帖加热熟附子一钱。服三十余剂少愈，乃去附子五分。服至三十余剂将愈，却去附子，更以三十余剂而痊。夫立方之义，各有所宜。体气虚弱，邪入骨骺，遏绝隧道。若非用附、桂辛温之药，开散关节腠理之寒邪，通畅隧道经络之气血，决不能愈。且本草云，附子治寒湿，痿躄拘挛，膝痛不能行步。以白术佐之，为寒湿之圣药。又云，桂通血脉，消瘀血，坚骨节，治风痹骨挛脚软，宣导诸药。十全大补汤以治前证，不但不可去桂，亦不可不加附子。无此二味，何以行参、芪之功，健芎、归之性，而补助血气，使之宣通经络，伏大虚之证，以收必捷之效哉！况前证在骨节之间，关键之地，治之不速，使血气循环，至此郁而为脓，从此而泄，气血沥尽，无可生之埋矣。亦有秋夏露卧，为寒折之，烁热内作，逐成附骨疽。有贼风搏于肢节，痛彻于骨，遇寒尤甚，以热熨之少减，尤当以大防风汤治之。更以蒜捣烂，摊患处，用艾铺蒜上烧之，蒜坏易之，皮肤倘破无妨。若经久不消，极阴生阳，溃而出水，必致偏枯，或为漏症。宜服内寒散，及附子灸之，或脉大，或发渴不治，以其真气虚而邪气实也。

余举人弟，年及二十，腿膝肿痛，不能伸屈，服托里药反盛。予以人参败毒散，加槟榔、木瓜、柴胡、紫苏、苍术、黄柏而愈。

《校注妇人良方》选案

一妇人久郁怒，胸胁不利，内热寒热，经候不调，遍身酸痛。余谓胃气亏损，先用补中益气加半夏、茯苓，二十余剂，胃气渐醒。又用大防风汤与归脾汤，膝肿渐消。用加味逍遥散、大防风汤而全消。又用八珍汤加牡丹皮，调理气血而安。

一妇人患前症，肿痛寒热，先用大防风汤一剂，又用加味逍遥散四剂，月余肿痛渐退。惑于速效，另服祛风败毒，虚症蜂起。仍大防风为主，佐以十全大补而消。又服大补汤，两月余而痊。

一妇人患前症，两挝中腿股筋牵作痛，内热寒热。此肝火气滞之症，先用加味小柴胡汤四剂，后以加味逍遥散为主，佐以大防风汤而消。又患痢后，两膝肿痛，寒热往来，用十全大补汤为主，佐以大防风汤而仍消。

一妇人患之，虽溃而肿不消，朝寒暮热，饮食不思，经水三四月一至。此属肝脾气血俱虚也，用补中益气、加味归脾二汤，各三十余剂，肿渐消而寒热止。又佐以大防风，月余而能步履，再月余经行如期。又服六味丸、八珍汤，三月而愈。

一妇人历节，发热作渴，饮食少思，月经过期，其脉举之洪大，按之微细，用附子八物，四剂而痛止，用加味逍遥而元气复，用六味丸而月经调。

《女科撮要》选案

一妇人自汗盗汗，发热晡热，体倦少食，月经不调，吐痰甚多二年矣，遍身作痛，天阴风雨益甚。用小续命汤而痛止，用补中益气、加味归脾二汤，三十余剂而愈。自汗等症，皆郁结伤损脾气，不能输养诸脏所致，故用前二汤专主脾胃。若用寒凉降火，理气化痰，复伤生气，多致不起。

一妇人月经先期，素有痛症，每劳必作，用众手重按，痛稍止。此气血虚而有火，用十全大补加独活治之而痛瘥，用六味丸、逍遥散而经调。

《名医类案》选案

江应宿治嘉兴钱举人，每逢阴雨则腰膝沉重，如带千钱，不能步履。人肥而脉沉缓，此湿病也。投茯苓渗湿丸，二陈加苍术、羌活、黄芩而愈。

一妇年五十余，满身骨节痛，半日以后发热，至半夜时却退。乃以白术一钱半，苍术、陈皮各一钱，炒檗五分，羌活、木通、通草各三分。

橘泉翁治武靖侯夫人，病周身白节痛，又胸腹胀，目闭逆冷，手指甲青黑色，医以伤寒主之，七日而昏沉，皆以为弗救。翁曰：此得之大怒，火起于肝。肝主筋，气盛则为火矣，又有痰相搏，故指甲青黑色。与柴胡、枳壳、芍药、芩、连泻三焦火，明日而省，久之愈。

江应宿治休宁程君膏长子，十八岁，遍身疼痛，脚膝肿大，体热面赤。此风湿相抟也。与当归拈痛汤二三服，热退而愈。

古朴翁治一人，病左脚痹痛。医作风治，不愈。翁诊之，曰：人身之血，犹溪河之水也，细流则阻滞，得冷则凝聚。此病得于新娶之后，未免血液劳损而凝碍，加以寒月涉水，益其滞，安得不痹？滞久不散，郁而为热，致成肿毒。若能预加滋养，庶几毒溃，可免后患。遂令服四物汤加牛膝、红花、黄檗等，四五十帖。其家见病不退，复疑，欲用风药。翁曰：补药无速效，病邪不退，药力未至也。令守前方，每帖加人参四五钱，痹除而肌亦易长。后觉左脚缩短四五寸，众以为躄。翁曰：年尚壮，无虑也。候血气充足，则筋得所养而自伸矣。后果平复如初。

赵宜真曰：予一故人，曾患鼓椎风，往来寒热，数月伏枕，诸药不能疗。最后一医士诊之，曰：虽成痼疾，而有客邪在少阳经未解，若曾服五积散则误矣。询之，果然。因投小柴胡汤数服，寒热顿除。却用本料追风丸等药，理其风证而全瘳矣。

州守张天泽，左膝肿痛，胸膈痞满，饮食少思，时作呕，头眩痰壅，日晡殊倦。用葱熨法及六君加炮姜，诸症顿退，饮食稍进。用补中益气加蔓荆子，头目清爽，肢体康健。间与大防风汤十余剂，补中益气三十余剂而消。

一妇人，发热口干，月经不调，半载后肢体倦怠，二膝肿痛。作足三阴血虚火燥治之，用六味地黄丸，两月余形体渐健，饮食渐进，膝肿渐消，半载而痊。

《续名医类案》选案

张三锡治一人，体厚，自觉遍身沉重，难于转侧，两膝时痛肿，不红不硬。六脉濡弱，天阴更甚，作湿郁治。加减羌活胜湿汤，不十剂，愈。

张路玉治沈汝楫子，夏月两膝胫至脚，痛极僵挺，不能屈者十余日。或用敷治之法，不效。其脉软大而数。令拭去敷药，与当归拈痛汤二剂，汗出而愈。

龚子材治张太仆，每天阴即遍身痛如锥刺，已经数年。左脉微数，右脉洪数，乃血虚有湿热也。以当归拈痛汤加生地、白芍、黄柏，去人参，数剂而瘳。

方勺云：一人遍体作痛，殆不可忍。都下医或云中风，或云中湿，或云脚气，药悉不效。周言亨言是血气凝滞所致，用延胡索、当归、桂心等分为末，温酒服三四钱，随量频进，以止为度，遂痛止。盖延胡索能活血化气，第一品药也。其后，赵侍制霆因导引失节，肢体俱挛，亦用此，数服而愈。

许知可在歙州，有一贵家妇人，遍身走注疼痛，至夜则发，如虫啮其肌，作鬼邪治。许曰：此正历节症也。以麝香丸三服，愈。此药专治白虎历节风，疼痛游走无定，状如虫行，昼静夜剧。

钱乙，本有羸疾，每自以意治之，愈而复甚。叹曰：此周痹也，入脏者死，吾其已夫？既而曰：吾能移之使在末。因自制药，日夜饮之，左手或挛不能用，喜曰：可矣。遂亲登东山，得茯苓大逾斗，以法啖之尽，由是虽偏废，而风骨得坚如全人。

张子和治一衲子，因阴雨卧湿地，一半手足皆不随，若遇阴雨甚，病转加。诸医皆作中风偏枯治之，用当归、白芍、乳香、没药之类，久反大便涩，风燥生，经岁不已。张以舟车丸下之三十余行，去青黄沫水五升，次以淡剂渗泄之，数日手足皆举。张曰：夫风湿寒之气合而成痹，水痹得寒而浮，蓄于皮腠之间，久而不去，内舍六腑，曰：用去水之药可也。水湿者，人身中之寒物也，寒去则血行，血行则气和，气和则愈矣。

边校白公，以隆暑时饮酒，觉极热，于凉水池中渍足，使其冷也，为湿所中，脐股沉痛。又因醉卧湿地，其痛转加，意欲以酒解痛，遂连朝而饮，反成赤痛，发间止，且六七年。往往断其寒湿脚气，以辛热治之，不效。或使服神芎丸，数服痛微减，他日复饮，疾作如前，睾囊痒湿肿硬，脐下似有物，难于行。张曰：予亦断为寒湿，但寒则阳火不行，故为痛，湿则经隧有滞，故肿。先以苦剂涌之，次以舟车丸百余粒、浚川散四五钱，微下一两行。张曰：如激剂尚不能攻，况于热药补之乎？异日，又用神佑丸百二十丸，通经散三四钱。又来日以神佑八十丸投之，续见一二行，又次日服益肾散四钱，舟车丸百余粒，约下七八行，已觉膝睾寒者暖，硬者软，重者轻也，肿者亦退，饮食加进。又以涌之，其病全瘳，疏疏风丸方与之。此不肯妄服辛热，故可治也。

张子和治梁宜人，年六十余，忽晓起梳发觉左指麻，斯须半臂麻，又一臂麻，斯须头一半麻，此及梳毕，从胁至足皆麻，大便二三日不通。医皆云风也，或药或针，皆不效。左手三部脉皆伏，比右手小三倍，此枯涩痹也，不可纯归于风，亦有火燥相兼。乃命一涌一泄一汗，其麻立已。后以辛凉之剂调之，润燥之剂濡之，唯小指次指尚麻。张曰：病根已去，此余烈也，方可针溪谷。溪谷者，骨空也。一日清和，往针之，用《灵枢》中鸡足法，向上卧针三进三引讫，复卓针起，向下卧针送入指间，皆然，手热如火，其麻全去。刘河间作《原病式》，常以麻与涩同归燥门中，真知病机者也。

一人病湿痰肿痛，经年不能行，遇乞食道人授一方，用豨莶草、水红花、萝卜缨、白金凤花、水龙骨、花椒、槐条、甘草、苍术、金银花，共十味，煎水蒸患处，水稍温即洗之。此方已医好数人。(《续金陵琐事》)

周汉卿治诸暨黄生，背曲须杖行。他医皆以风治之。

汉卿曰：血涩也。刺两足昆仑穴，顷之投杖去。(《明史》)

朱丹溪治何县长，年四十余，形瘦性急，因作劳，背痛臂疼，骨节疼，足心发热。可与四物汤带热下大补丸、保和丸，共六十粒，食前服。

许知可在歙川，有一贵家妇人，遍身走注疼痛，至夜则发，如虫啮其肌，作鬼邪治。许曰：此正历节症也。以麝香丸三服，愈。此药专治白虎历节风，疼痛游走无定，状如虫行，昼静夜剧。(《本事方》)

陈良甫治一妇人，先自两足踝骨痛不可忍，次日流上于膝，一二日流于髀骨，甚至流于肩，肩流于肘，肘流于后溪，或如锤锻，或如虫啮，痛不可忍，昼静夜剧，服诸药无效。陈诊之，六脉紧，曰：此真历节症也，非解散之药不能愈。但用小续命汤，一剂而效。邓安人夏月亦病历节，痛不可忍，诸药不效。良甫诊之，人迎与心脉虚，此因中暑而得之。令先服酒蒸黄连丸，众医莫不笑。用此药一服即愈，自后与人，良验。(《良方》)

宋青龙中，司徒颜奋女，苦风疾，一髀偏痛。有人令穿地作坑，取鸡矢荆叶燃之，安胫入坑中熏之，有长虫出，遂愈。(《范汪方》)

龚子材治张太仆，每天阴即遍身痛如锥刺，已经数年。左脉微数，右脉洪数，乃血虚有湿热也。以当归拈痛汤加生地、白芍、黄柏，去人参，数剂而瘳。

张子和治麻先生妻，病代指，痛不可忍。酒调通经散一钱，半夜大吐，吐毕而痛减。因叹曰：向见陈五曾病此，医以为小虫伤，或以草上有毒物，因触之，迁延数月，脓尽方已，今日观之，可以大笑。

孙真人云：予以贞观五年七月十五日夜，以左手中指背触著庭木，至晓痛不可忍，经十日，痛日深，疮日高大，色如熟小豆色。常闻长者之论有此方，遂依治之，手下即愈，痛亦除，疮亦即瘥，未十日而平复。杨炎《南行方》著其效云：其方取蒲公草，捣敷肿上。（《千金方序》。琇按：上二症即世俗所谓木蛇咬也，张说似不然之）

虞天民治一男子，四十岁，因感风湿，得白虎历节风症，遍身抽掣疼痛，足不能履地者三年，百方不效，身体羸瘦骨立，自分于死。一日梦人与木通汤服愈，遂以四物汤加木通服，不效。后以木通二两剉细，长流水煎汁，顿服，服复一时许，遍身痒甚，上体发红丹如小豆大粒，举家惊惶，随手没去，出汗至腰而止，上体不痛矣。次日又如前煎服，下体又发红丹，方出汗至足底，汗干后通身舒畅而无痛矣。一月后，人壮气复，步履如初。后以此法治数人，皆验。

潘埙曰：予少时读书郡学，夏月洗足，风湿搏于右足外踝，注痛十余年，足跟不仁。宦游北方，少愈，归老又发，前后几四十年，沉痼之疾也。嘉靖丁未，右臂亦遭此患，牵连上下手腕及指，将成偏痹。用药宣通驱逐，敷贴攻熨，百治不效，盖风邪入于筋骨，药力莫能达也。予思骨必有窍，喘息呼吸，百骸相通，邪气因乘虚而入，亦可引之而出，又思手居上体，出路颇近，先从手臂试之。心之所注，气必至焉，元门运气之法，不过如是。乃澄心静虑，每夜侧卧，右臂向上，伸手平鲜，以意从肩井骨窍中，步步存想而下，直至指尖，复徐徐引气而上，过两腕，直至肩井旁，分一路穿颈入喉出口，细细吐之。每夜如是行者往复十数遍，倦则止，行之二三夜，意熟路通，又四五夜，觉骨窍中有一线气随意想上行，微微牵通，至十数夜，觉肩井红肿生小疮，而腹亦微痛，盖恶气上冲肩井旁一路，由喉下坠入腹，不能尽从口中吐出也。乃用拔毒膏贴肩井，疮溃而成脓，腹自利二三遍，痛止而右臂豁然通矣。因思足外踝岁虽久而病根所发，道虽远而骨窍相通，亦如前法，侧卧伸足，以意存想，以渐引气过膝，穿腿入腹，则恶气注腹而大痛，口不及引之而出也。忽一日大泻四五遍，臭味极恶，而足病亦瘳。此殆神启愚衷，独得灵异之诀，至妙至妙者欤，而昔人未之有行也。

孙文垣治姚画老夫人，年几七十，右手疼不能上头。医者皆以中风治，不效，益加口渴烦躁。诊之，右脉浮滑左平，曰：此湿痰生热，热生风也。治宜化痰清热，兼流动经络，乃可瘳也。二陈汤，倍加威灵仙、酒芩、白僵蚕、秦艽，四剂，病去如失。

吴少溪，有酒积，常患胃脘痛，近又腰眼足跟肢节皆痛。孙曰：此由湿热伤筋，脾肺痰火所致，法宜清肃中宫，消痰祛湿，俾经络流通，筋骨自不疼矣，切不可作风痛而用风剂。以二陈汤加威灵仙、苍术、黄柏、五加皮、枳实、葛根、山栀子进之，肢节痛减。改用清气化痰丸加瓦楞子、苍术、枳实、姜黄，用竹沥、神曲打糊为丸，调理而安。

李妓，体素肥，患痛风，自二月起至仲冬，诸治不效。六脉大而无力，手足肢节肿痛，两胯亦痛，不能起止，肌肉消半，日仅进粥二碗，月汛两月一行，曰：此行痹也。以人参、白术、薏仁各三钱，当归、枸杞、杜仲、龟板、苍耳子各二钱，晚蚕砂、秦艽、防风各一钱，附子、甘草、桂枝、黄柏各五分，五帖，痛止肿消。改用归芍六君子加薏仁、丹参、红花、石斛、紫荆皮，三十帖，痊愈。（案中孙胡为友人昵此妓，无力赎之，孙乃力肩治愈，设法卒归。其人为良家妇，兹以文繁节之）

崔百原，年四十余，为南勋部郎，患右胁痛，右手足筋骨俱痛，艰于举动者三月，医作偏风治之，不效。孙视其色苍神困，性多躁急，脉左弦数，右滑数。时当仲秋，曰：此湿痰风热为痹也。脉之滑为痰，弦为风，数为热。盖湿生痰，痰生热，热壅经络，伤其营卫，变为风也，非假岁月，不能愈。与二陈汤加钩藤、苍耳子、薏仁、红花、五加皮、秦艽、威灵仙、黄芩、竹沥、姜汁饮之，数日手足之痛渐减，胁痛如旧。再加郁金、川芎、白芥子，痛俱稍安。嘱其慎怒，内观以需药力，遂假归调养，半年而愈。

夏益吾，肢节肿痛，手足弯肿痛尤甚，不能动止，凡肿处皆红热，先起于左手右足，五日后又传于左足右手。此行痹证也。且喘咳、气涌不能睡。脉之，左浮数，中按弦，右滑数，乃湿热风痰壅遏经络而然。以苍术、姜黄、薏仁、威灵仙、秦艽、知母、桑皮、黄柏、酒芩、麻黄，服下右手肿消痛减。夜服七制化痰丸，而嗽止得睡。再两剂，两足消半。左手经渠、列缺穴边肿痛殊甚，用薏仁、苍术、秦艽、甘草、花粉、五加皮、石斛、前胡、枳壳、威灵仙、当归，旋服旋愈。

一妇人，年五十余，向来小水短少，今则右背盐匙骨边一点痛，夜尤甚，已半月，治不效。且右边手肢节皆胀痛，筋皆暴起，肌肉上生红点子。脉两手皆滑数，右尺软弱，乃湿热伤筋而起痛痹。以东垣舒筋汤为主，两帖而愈。

族孙壮年，患遍身筋骨疼痛，肢节肿痛，痛处如虎啮、如火燎，非三五人不能起居，呻吟不食。医投疏风之剂，不应。又以乳香、没药活血止痛亦不应。诊之，六脉浮紧而数，曰：此周痹也，俗名白虎历节风，乃湿热所致。丹溪云：肿属湿，痛属火，火性速，故痛暴而猛。以生地、红花、酒芩、酒连、酒柏、秦艽、防风、羌活、独

活、海桐皮、威灵仙、甘草，四帖，痛减大半。再加赤
芍、当归、苍耳、薏仁，去独活、秦艽，又八剂痊愈。

　　陆养愚治孙监司，体肥畏热，平时澡浴，每以扇代
拭，后因丧子悲哀，不思粥饭，唯恣饮自解，忽脊背似
胀，渐及肘膝酸疼。医谓脉气涩弱，骨节酸疼，乃血虚火
郁也，用四物汤加丹皮、山栀、香附等，十剂不效。改用
牛膝、首乌、枸杞辈，又十剂亦不效。再用鹿胶、虎骨、
河车，病如故，举止甚艰，时时令人热手附摩，初则轻按
如刺，良久虽重亦不痛矣。脉极浮，极滑，中按即和。诊
毕，以溢饮症对。问：出何书？曰：仲景《要略》云，
饮水流行，归于四肢，当汗出而不汗出，名曰溢饮。今闻
澡浴不拭，是外之水湿侵入皮肤矣。又悲忧饮酒，《内
经》谓悲哀伤肺，肺伤则分布之令失，且又过饮，则内
之水湿能不溢于经络乎？其特甚于阳分部位者，外湿不
拭，阴处热而易干，阳处冷而难干，又酒性属阳，故其湿
亦并溢于阳分也。治法：溢饮者，当发其汗。时天气颇
寒，令构一密室，四围生火，以热汤置浴桶中，乘腹饱时
浴之良久。投药一剂，用防风五钱，苍术三钱，麻黄、苏
叶、羌活、独活、威灵仙、甘草各一钱，煎一二沸，热服
一满碗。频添热汤，浴至汗透方止，逾时便觉身体宽畅，
夜间甚安。间三日又为之，如是五次，遍体轻快，病全去
矣。因浴得病，即以浴治之，所谓求其属以衰之也。由此
类推，可以应无穷之变矣。

邵南桥子，壮年患遍身筋骨疼痛，肢节肿胀，痛处热如火煅，饮食不下，呻吟不已。其脉浮之而数，沉之而涩，曰：此似白虎历节症，而其因总不出于血虚有火。若误以为风气，投表散燥热之药，病必增剧。用生地、当归、白芍、红花、酒芩、秦艽、花粉、连翘，数剂减半，十剂全瘳。

李士材治陆文学，两足麻木。自服活血之剂，不效。改服攻痰之剂，又不效。半载后手亦麻，左胁下有尺许不知痛痒。曰：此经所谓著痹也。六脉大而无力，气血皆损。用神效黄芪汤加茯苓、白术、当归、地黄，十剂后有小效。更用十全大补，五十余剂始安。

王孝廉，久患流火，靡药勿尝，病势日迫。李曰：经年之病，痛伤元气，非大补气血不可。彼曰：数日前曾服参少许，痛大作，故不敢用。李曰：病有新久之不同，今大虚矣，而日从事于散风清火，清火则脾必败，散风则肺必伤。言之甚力，竟不能决，遂不起。

一人遍体疼痛，尻体皆肿，足膝挛急。李曰：此寒伤荣血，脉筋为之引急，《内经》所谓痛痹也。用乌药顺气散，七剂而减。更加白术、桂枝，一月而愈。

冯楚瞻治李相国（讳）之芳，当耿逆之变，勤劳军旅，左臂强硬作痛，上不能至头，下不能抚背。医予驱风活络，不效。且大便圆如弹子，以书有粪如羊矢者不治，深以为忧。诊之，六脉大而迟缓无神，知为中气久虚，营卫不能遍及肢末，乃有偏枯之象。至其大便，亦由中气不足，命门火衰，以致营运不健，转输迟滞，糟粕不能连接直下，犹蜣螂之转丸，故圆而且大，非若关格之病津液燥槁，肠胃窄细，致黑小如羊粪者。然宜空心服八味加牛膝、杜仲，以培其本；食远以加减归脾，加甜薄桂，以壮其标。元阳得旺，则营运健而大便自调；气血既充，则肢节和而臂强自愈矣。如法而痊，精神更倍。

卢不远治张二如，病脊膂痛，艰于起拜，形伛偻，楚甚。脉之，以为精虚，须龟鹿四仙膏一大剂，服三月方可愈。彼不信，越三年，再求治，用四仙膏一料，佐以透冰丹二十粒，痊愈。或问故，曰：此房后风入髓中也，骨气不精，故屈伸不利，用透冰以祛肾风，用四仙以填骨髓，病去精满，百体从合矣。顾渠三年之中，未尝不服补精血祛风邪之药。不知药不可笼统而用，须精专，必使之填髓入骨中，透风自骨出，斯为合法耳。

孙文垣治程参军，年六十四，向以乏嗣，服下元药太多，冬月单袴立溪边，督工受寒，致筋骨疼痛，肩井、缺盆、脚膝、跟踝及骨节动处皆红肿而痛，卧床三年。或认为虚、为寒、为风、为湿，百治不效，腿间大肉尽消，唯骨节合处肿大而痛。脉之弦涩有力，知为湿热痰火被寒气凝滞，固涩经络也。所喜目中精神尚在，胃气未全损。其小便在器，少顷则澄结为砂，色红而浊，两膝下及脚指皆生大疮，疮厴如靴钉状，皆由向服春方所致。为先逐经络凝滞，然后健脾消痰，俾新痰不生，血气日长，后以补剂收功，斯得也。以新取威灵仙一斤，装新竹筒中，入烧酒二斤，塞筒口，刮去青皮，重汤煮三炷官香为度，取出晒干为末，用竹沥打糊为丸桐子大，早晚酒送一钱，日服二次。五日后，大便去稠黏痰积半桶，肿痛减大半。改以人参、石斛、苍术、黄柏、薏仁、苍耳子、牛膝、乌药叶、龟板、红花、犀角、木通，煎服二十帖，又用前末药服三日，又下痰积如前之半。仍以前药服半月，又服末药三日，腹中痰渐少。乃以虎骨、晚蚕砂、苍术、黄柏、丹参、杜仲、牛膝茎叶、薏仁、红花、五加皮、苍耳子、龟板，酒打糊为丸梧子大，每空心服七八十丸，外以丹溪保和丸，食后服，半年全愈。

孙质庵，患痛风，两手自肩髃（巨骨下臂臑上）及曲池（肘弯处三里上）以至手梢，两足自膝及跟尻，肿痛更甚，痛处热（火流注也），饮食少，伏褥者三年。脉之，皆弦细而数，面青（肝色）肌瘦（火多），大小腿肉皆瘦削（三阴虚损）。曰：此得之禀气弱，下虚多内以伤其阴也。燕地多寒，今血虚则筋失养，故荣不荣于中，气为寒束，百骸拘挛，故卫不卫于外，是名周痹。治当养血舒筋，疏湿润燥，使经络通畅。待痛止，即以大补阴血之剂，实其下元。先予五加皮、苍术、黄柏、苍耳子、当归、红花、薏仁、羌活、防风、秦艽、紫荆皮，二十剂，筋渐舒，肿渐消，痛减大半。更以生地、龟板、牛膝、苍

术、黄柏、晚蚕砂、苍耳子、薏仁、海桐皮、当归、秦
艽，三十剂，肿痛全减。戒之曰：难足而易败者，阴也。
须痛绝酒色，以固根本，斯刀圭可恃。乃用仙茅为君，杞
子、牛膝、鹿胶、虎骨、人参为臣，熟地、黄柏、晚蚕
砂、茯苓、苍耳子为佐，桂心、秦艽、泽泻为使。蜜丸，
服百日，腿肉长充，精神复旧。（俞东扶曰：此案论治处
方俱精当，叶案有蓝本于此者）

薛立斋治一男子，先腿肿，后四肢皆痛，游走不定，
至夜益甚，服除湿败毒之剂不应。诊其脉滑而涩，此湿痰
浊血为患。以二陈汤加苍术、羌活、桃仁、红花、牛膝、
首乌，治之而愈。凡湿痰湿热或死血流注关节，非辛温之
剂，开发腠理，流通隧道，使气行血和，焉能得愈？

一男子，肢节肿痛，脉迟而数，此湿热之症。以荆防
败毒散加麻黄，二剂痛减半。以槟榔败毒散，四剂肿亦
消。更以四物汤加二术、牛膝、木瓜，数剂而愈。

一妇人，两腿作痛，时亦走痛，气短自汗，诸药不
应。诊之，尺脉弦缓，此寒湿流注肾经也，以附子六物汤
治之而愈。但人谓附子有毒，多不肯服。若用童便炮制，
何毒之有？况不常服，何足为虑？薛中气不足，以补中益
气汤加附子，服之三年，何见其毒也？经云：有是病，用
是药。

冯楚瞻治唐某，患左足左手骨节疼痛，势如刀割，旦
夕呼号，既而移至右手右足皆遍矣。或用祛风活络之剂，

不效。见其口燥咽干，误作流火，投以凉剂，幸而吐出。神气疲困，六脉洪弦，此气血久虚，筋骨失养，将成瘫痪之候。唯宜大用熟地、当归、白芍养血为君；银花、秦艽，少借风势以达药力于筋骨为臣；牛膝、续断、杜仲，以调筋骨为佐；更用桂枝、松节，以鼓舞药性，横行于两臂为引；再用参、术以固中培元。调理半月，渐瘳。后以生脉饮，送八味丸加牛膝、杜仲、鹿茸、五味子各四五钱，日中仍服前剂，始能步履。更以大补气血，强筋壮骨之药，以收全功。未几，其室人因日夜忧劳，亦患是症，六脉沉微，右手足疼痛，既而不流于左，而竟攻之于里，胸脘痞闷恶心，疼痛欲绝。知为内伤日久，寒邪不为外达，直中阴分，宜急温之。以人参、白术各五钱，肉桂、附子各二钱，浓煎，徐徐温服。次日脉少起，胸中病痛闷大减，身有微热，左亦略疼，此阳气还表，寒邪欲外散之机也。照方再服，内症渐平。唯手足之痛尚在，然亦不甚，以参、术补中为君，归、芍养血为臣，杜仲、续断、牛膝、秦艽、桂枝，舒筋活络为佐，痊愈。夫痛风止有五痹，皮痹、脉痹、肌痹、骨痹、筋痹，未闻有脏腑之痹也。然经曰：寒气胜者为痛痹。又曰：其留连筋骨间者疼久，其留皮肤间者易已，其入脏者死。可不慎欤！

薛立斋治一妇人，肢节作痛，不能转侧，恶风寒，自汗盗汗，小便短，虽夏亦不去衣，其脉浮紧。此风寒客于太阳经，用甘草附子汤，一剂而瘥。

一妇人，月经不调，且素有痛风，遇劳必作，用众手重按稍止。此气血俱虚，用十全大补加独活而痛痊。用六味丸、逍遥散而经调。

一妇人，肢体作痛，面色萎黄，时或赤白，发热恶寒，吐泻食少，腹痛胁胀，月经不时，或如崩漏，或痰盛喘嗽，头目眩痛，或五心烦热，口渴饮汤，或健忘惊悸，盗汗无寐等症，卧床年许。悉属肝脾亏损，气血不足所致，用十全大补、加味归脾兼服月余，诸症悉痊。

张仲景治妇人六十二种风及腹中血气刺痛，以红蓝花酒主之。红花一味，以酒一大碗，煎减半，顿服一半，顷之再服。

喻嘉言治张令施弟，伤寒坏症，两腰偻废，彻夜痛叫，百治不效。脉亦平顺无患，其痛则比前大减。曰：病非死症，但恐成废人矣。此症之可转移处，全在痛如刀刺，尚有邪正互争之象。若全不痛，则邪正混为一家，相安于无事矣。今痛觉大减，实有可虑。病者曰：此身既废，命安从活？不如速死。欲为救全而无治法。谛思良久，谓热邪入两腰，血脉久闭，不能复出，止有攻散一法。而邪入既久，正气全虚，攻之必不应。乃以桃仁承气汤，多加肉桂、附子，二大剂与服，服后既能强起，再仿前意为丸，服至旬余，全安。此非昔人之已试，一时之权宜也，然有自来矣。仲景于结胸症有附子泻心汤一法，原是附子与大黄同用。但在上之症气多，故以此法泻心。然在下之症多血，独不可仿其意，而合桃仁、肉桂，以散腰间血结乎？后江古生乃弟伤寒，两腰偻废痛楚，不劳思索，径用此法，二剂而愈。

陈洪章治沈沃田，年七十余，左臂及指拘挛不能伸舒，食减神愈。或谓老人虚弱，用补剂，以致日甚。陈诊之，曰：此由风湿邪郁胸脾，波及四肢。用二陈汤加芒硝、砂仁，以薏苡仁三两煎汁煎药，连服四剂，病去大半。去硝，仍用二陈，又服六剂而痊愈。（《沃田手札》新案）

立斋治一妇人，肢节肿痛，胫足尤甚，时或自汗，或头痛。此太阳经湿热所致，用麻黄左金汤，二剂而愈。

昔有人患足痹者，趁舟，见舟中一袋，以足倚之，比及登岸，足以善步。及询袋中何物，乃木瓜也。（《本草备要》）

王执中云：有贵人手中指挛，已而无名指亦挛，医为灸肩髃、曲池、支沟而愈。支沟在腕后三寸。或灸风池，多有不灸支沟，或灸合谷云。

李景中中丞，传筋骨疼甚如夹板状，痛不可忍者，将骡子修下蹄爪，烧灰存性，研末，或酒或白汤调服，立愈。（《广笔记》。雄按：此方治臁疮久不愈者甚效。干者麻油调敷，湿者糁之）

马元仪治陈氏妇，患痛痹，手足瘰疬，周身尽痛，不能转侧，口干躁烦。脉之，弦数兼涩，此阳明津液不足则生热，热极则生风。手足瘛疭者，风淫末疾也；口干烦躁者，火邪内炽也。唯专滋阳明，不治风而风自息，不治痛而痛自除矣。用生首乌一两，生地五钱，黄连、黄芩、秦艽、半夏曲、枳壳、桔梗各一钱，四剂症减六七，又数剂而痊。

张氏子，周身掣痛，头不可转，手不能握，足不能运，如是者半月矣。诊之，两脉浮虚。浮虽风象，而内痛者，脉亦浮而无力。以脉参症，当是劳倦伤中，阳明不治之候也。阳明者，五脏六腑之海，束筋骨而利机关，不治则气血不荣，十二经脉无所禀受而不用矣。卫中空虚，荣行不利，故相搏而痛也。法当大补阳明气血，不与风寒湿成痹者同。用人参二钱，黄芪、当归各三钱，炙甘草、桂枝、红花各五分，秦艽一钱。两剂，脉和而能转侧。去桂枝，加白术、肉桂、杞子、熟地等，调理半月而安。夫病有虚实不同，治法因之而异。风寒湿所致者，气滞于内而为痹，邪踞于表而为痛，病之实者也。阳明中虚所致者，血不养筋而为痛，气虚于内而不运，病之虚者也。其实者急在邪气去之不速，留则生变也；其虚者急在正气，补之不早，愈久愈剧也。凡病皆然，不独此也。书之以为见病治病者鉴。

袁某，患痛痹，身及手足掣痛，彻夜不得安卧，发热口燥，胸满中痛。两脉弦，右关独大，此胃热壅闭，为阳明内实症也。阳明之气不能充灌周身，十二经脉不得流利，故肢体不能自如（琇按：此与上条一虚一实，恰是对面，此类观之，最足启发心思增识力）。以调胃承气加黄连、秦艽，一剂大便得通，再剂症减六七。改用清胃和中之剂，调理而愈。

吴汉章，痛风发热，神昏妄言见鬼，手足瘛疭，大便不行。此胃津伤而肝木生火，内炽则便闭神昏，外攻则发热身痛也。法当滋其内，则火自息，风自除，痛自止矣。用生首乌、蒌仁、黄连、知母、枳壳、桔梗、桂枝、秦艽，一剂渐减。但心神不安，如在舟车云雾中，不能自主，改用人参、炙草、生地、麦冬、远志、枣仁、茯神、贝母、橘红、羚羊角，三剂，再与归脾汤，调理数日而安。

杜汉飞，患周身流走作肿，手不能握，足不能履，已三月。脉之，浮大而数，发热口干。此阴虚生内热，热胜则生风，风性善行，伤于筋脉，则纵缓不收，逆于肉理，则攻肿为楚也。用生地五钱，酒炒芩、连各一钱，红花五分，盖苦以胜热，辛以散风也。二剂得酣睡，数剂而诸苦若失。

治臂腿之间，忽一两点痛，若著骨不可忍。芫花根，研为细末，米醋调，随大小敷之，立效。医云：此陶成一医者方，曾以治一妇人产后得此疾者，良验。但敷贴不住，须以纸花覆其上，用白绢札定也。（《百乙方》）

立斋治徐工部宜人，先两膝痛，后至遍身骨节皆痛，脉迟缓。投羌活胜湿汤及荆防败毒散加渗湿药不应，次以附子八物汤，一剂痛悉退，再服而愈。若脉洪数而痛者，宜服人参败毒散。

张子和治一税官，病风寒湿痹，腰脚沉重浮肿，夜则痛甚，两足恶寒，经五六月间犹棉缠靴足，腰膝皮肤少有跣露，则冷风袭之，流入经络，其痛转剧，走注上下，往来无定，其痛极处，便拥急而肿起，肉色不变，腠理间如虫行。每遇风冷，病必转增，饮食转减，肢体瘦乏，须人扶掖，犹能行立。所服者，乌、附、姜、桂，种种燥热，燔针著灸，莫知其数，前后三年不愈。一日，命张脉之，其两手皆沉滑有力。先以导水丸、通经散各一服，是夜泻二十余行，痛减过半。渐服赤茯苓汤、川芎汤、防风汤。此三方在《宣明论》中，治痹方是也。日三服，煎七八钱，漐漐然汗出，又作玲珑灶法熏蒸。若热病反剧，诸汗法古方亦多有之，唯以吐发汗者，世罕知之。故尝曰：吐法兼汗，良以此夫。

常仲明，病湿痹，五七年矣。张令上涌之后，可泻五七次，其药则舟车、浚川、通经、神佑、益肾，自春及秋，必十余次方能愈。公之疾不必针灸，与令嗣皆宜涌，但腊月非其时也。欲俟春时，恐余东迈。今姑屏病之大势，至春和时，人气在上，可再涌之，以去其根。卒如所论而愈。

缪仲淳治高存之长郎，两年腹痛，服参、地、归、芍、陈皮、白术等药而愈。愈后又患臂痛，每发一处，辄于手臂指屈伸之间，肿痛不可忍，三四日方愈。痛时在手即不能动。曰：此即前病之余，虚火移走为害也。立丸方，凡四五更，定服至此，方痊愈。生地一斤，丹皮（蒸）六两，萸肉八两，茯苓（人乳拌蒸）六两，山药八两，泽泻六两，天冬六两，麦冬八两，五味八两，牛膝（酒蒸）八两，黄柏（蜜炒）八两，枸杞八两，砂仁二两，甘菊花八两，何首乌一斤，虎前胫骨二对（酥炙），蒺藜（炒、去刺）十两，菟丝三两，蜜丸，每服五钱，空心白汤下。

一妇人，臂痛肢挛，不能伸屈，遇寒则剧，脉紧细，正陈良甫所谓肝气虚，为风寒所中，流于血脉经络，搏于筋，筋不荣则干急而为痛。先以舒筋汤，更以四物汤加丹皮、泽兰、白术，治之而痊。亦有臂痛不能举，或转左右作痛，由中脘伏痰，脾气滞而不行，宜茯苓丸或控涎丹治之。

胡县丞，遍身走痛，两月后左脚面结肿，未几腿股又患一块。脉轻诊则浮，重诊迟缓，此血气不足，腠理不密，寒邪袭虚而然。以加减小续命汤四剂，及独活寄生汤数剂，疼痛顿去。更以托里药倍加参、芪、归、术，百帖而愈。

施沛然治许户部赞勿，患痛痹，不能步履者浃旬矣，遍治无效。诊之，曰：病得之暮不收拒，数见风露，立而使内，扰其筋骨。许曰：然。然未有语其因者。畴昔之夏，祝融肆虐，竹筐几床，如焚如炙，移榻露处，凉风拂拂，越女挥扇，齐姬荐席，行女坐卧，匪朝伊夕，岂以斯故，乃撄厥疾？曰：无难也，当为起之。乃饮以丹参虎骨酒、草薢躅痹汤，不一月而病若失，步履如常矣。

蒋仲芳治张莳官，年十九，春来遍身筋骨疼痛，渐生小骨，久药不效。视其身，累累如龙眼，盖筋非骨也。因湿邪气入筋，缩结而然，譬之颈病结核而硬，岂真骨乎？遂针委中、大椎以治其后，内关、三里以治其前，内服当归、生地、白术、秦艽、桂枝、桑枝、炙草、羌活、米仁、牛膝、生姜，入酒三分以助药力，数日其骨渐小，一月尽消。

刘云密治一女子，年三十外，病冬月怯寒，并头痛背重坠而痛，下引腰腿及腿肚痛甚，右臂痛不能举。医以五积散为主，加羌活、乌药，以散凝寒而行滞，似亦近之。然但除怯寒与腰痛，而头、腿肚及右臂之痛，只小愈耳，至背之重坠而痛毫未减。盖止知散寒，而不知达阳，止知行胃、肾之气，而不知达胸中之阳也。夫阳气受于胸中，而背固胸之府也。因简方书，有以姜黄为君，而用羌活、白术、甘草四分之一，乃加入附子三分，服头饮，则诸痛去其三。再如前剂，用其三分之一，与前渣同煎，服竟而诸症霍然。此以姜黄达上焦之阳，为其能不混于治血，且不等于治气之味也。

徐灵胎曰：天下有治法不误，而始终无效者，此乃病气深痼，非泛然之方药所能愈也。凡病在皮毛营卫之间，即使病势极重，而所感之位甚浅，邪气易出。至于脏腑筋骨之痼疾，如劳怯痞膈，风痹痿厥之类，其感非一日，其邪在脏腑筋骨，如油之入面，与正气相并，病家不知，屡易医家。医者见其不效，杂药乱投，病日深而元气日败，遂至不救，不知此病非一二寻常之方所能愈也。今之集方书者，如风痹大症之类，前录古方数首，后附以通治之方数首，如此而已。此等治法，岂有愈期？必当遍考此病之种类，与夫致病之根原，及变迁之情状，并询其历来服药之误否，然后广求古今以来治此症之方，选择其内外种种治法，次第施之，又时时消息其效否，而神明变通之，则痼疾或有可愈之理。若使执数首通治之方，屡试不效，其计遂穷，未有不误者也。故治大症必学问深博，心思精敏，又专深久治，乃能奏效。世又有极重极久之病，诸药罔效，忽服极轻淡之方而愈者。此乃其病本有专治之方，从前皆系误治，忽遇对症之药，自然应手而痊也。

大活络丹：治一切中风瘫痪，痿痹痰厥，拘挛疼痛，痈疽流注，跌仆损伤，小儿惊痫，妇人停经。白花蛇、乌梢蛇、威灵仙、两头尖（俱酒浸）、草乌、天麻（煨）、全蝎（去毒）、首乌（黑豆水浸）、龟板（炙）、麻黄、贯众、炙草、羌活、官桂、藿香、乌药、黄连、熟地、大黄（蒸）、木香、沉香，以上各二两，细辛、赤芍、没药

（去油另研）、丁香、乳香（去油另研）、僵蚕、天南星（姜制）、青皮、骨碎补、白蔻、安息香（酒熬）、制附子、黄芩（蒸）、茯苓、香附（酒洗浸焙）、元参、白术，以上各一两，防风二两半，葛根、虎胫骨（炙）、当归各一两半，血蝎（另研）七钱，地龙（炙）、犀角、麝香（另研）、松脂各五钱，牛黄（另研）、冰片（另研）各一钱五分，人参三两，共五十味，为末，蜜丸如桂圆核大，金箔为衣，陈酒送下。徐灵胎曰：顽痰恶风、热毒瘀血，入于经络，非此方不能透达，凡肢体大症，必备之药也。方书亦有活络丹，只用地龙、乳香等四五味，此乃治藜藿人实邪之方，不堪用也。

叶天士治吴某，脉弦小数，形体日瘦，口舌糜碎，肩背掣痛，肢节麻木，肤膝瘙痒，目眩晕耳鸣，已有数年。此操持积劳，阳升内动，旅动烁筋损液，古谓壮火食气，皆阳气之化。先拟清血分中热，继当养血息其内风，安静勿劳，不致痿厥。生地、元参、天冬、丹参、犀角、羚羊角、连翘、竹叶心。丸方：何首乌、生白芍、黑芝麻、冬桑叶、天冬、女贞子、茯神、青盐。

虞天民治一男子，四十岁，因感风湿，得白虎历节风证，遍身抽掣疼痛，足不能履地者三年，百方不效，身体羸瘦骨立，自分于死。一日梦人与木通汤服愈，遂以四物汤加木通服，不效。后以木通二两剉细，长流水煎汁，顿服，服复一时许，遍身痒甚，上体发红丹如小豆大粒，举家惊惶，随手没去，出汗至腰而止，上体不痛矣。次日又如前煎服，下体又发红丹，方出汗至足底，汗干后通身舒畅而无痛矣。一月后，人壮气复，步履如初。后以此法治数人，皆验。

冯楚瞻治唐某，患左足左手骨节疼痛，势如刀割，且夕呼号，既而移至右手右足皆遍矣。或用祛风活络之剂，不效。见其口燥咽干，误作流火，投以凉剂，幸而吐出，神气疲困，六脉洪弦，此气血久虚，筋骨失养，将成瘫痪之候。唯宜大用熟地、当归、白芍，养血为君；银花、秦艽，少借风势以达药力于筋骨为臣；牛膝、续断、杜仲，以调筋骨，为佐；更用桂枝、松节，以鼓舞药性，横行于两臂为引；再用参、术以固中培元。调理半月，渐瘳。后以生脉饮，送八味丸加牛膝、杜仲、鹿茸、五味子各四五钱，日中仍服前剂，始能步履。更以大补气血，强筋壮骨之药，以收全功。未几，其室人因日夜忧劳，亦患是症，六脉沉微，右手足疼痛，既而不流于左，而竟攻之于里，胸脘痞闷恶心，疼痛欲绝。知为内伤日久，寒邪不为外达，直中阴分，宜急温之。以人参、白术各五钱，肉桂、附子各二钱，浓煎，徐徐温服。次日脉少起，胸中病痛闷大减，身有微热，左亦略疼，此阳气还表，寒邪欲外散之机也。照方再服，内症渐平。唯手足之痛尚在，然亦不甚，以参、术补中为君，归、芍养血为臣，杜仲、续断、牛膝、秦艽、桂枝，舒筋活络为佐，痊愈。夫痛风止有五痹，皮痹、脉痹、肌痹、骨痹、筋痹，未闻有脏腑之痹也。然经曰：寒气盛者为痛痹。又曰：其留连筋骨间者疼久，其留皮肤间者易已，其入脏者死。可不慎欤！

陈洪章治沈沃田，年七十余，左臂及指拘挛不能伸舒，食减神惫。或谓老人虚弱，用补剂，以致日甚。陈诊之，曰：此由风湿邪郁胸脾，波及四肢。用二陈汤加芒硝、砂仁，以薏苡仁三两煎汁煎药，连服四剂，病去大半。去硝，仍用二陈，又服六剂而痊愈。

《保婴撮要》选案

一小儿九岁，患此（鹤膝风）作痛，用葱熨法及大防风汤，肿起色赤。用仙方活命饮、补中益气汤间服，肿渐消；又以独活寄生汤与补中益气汤间服，二三日用葱熨一次，至两月余而消。

一小儿患此，大溃不敛，体倦食少，口干发热，日晡尤甚。此脾气虚甚也。用补中益气汤五剂，以补元气；乃用大防风汤一剂，以治其疮。如是月余，诸症悉退。遂用十全大补汤，佐以大防风汤而敛。

一小儿患此，溃而不敛，不时寒热，小便赤涩。此血气虚也。用十全大补汤加麦门冬、五味，诸症顿退。乃去桂，令常服，佐以和血定痛丸而愈。

一小儿两膝渐肿，敷服皆消毒之药，足胫赤肿。此禀父肾气不足，用地黄丸、八珍汤而消。若用流气、败毒等药，必致不起。

《孙文垣医案》选案

嘉善之妓李双，号素琴，体虽肥，而性冲澹，态度娴雅端重，歌调娼家推其擅场，与予邑程芹溪处厚。患痛风，自二月起至仲冬，诸治不效。鸨母悭毒，遂视为痼疾，不为治。而芹溪固恳予诊之，六脉大而无力，手足肢节肿痛，两胯亦痛，不能起止，肌肉消其半，日仅进粥二碗，月汛两月一行，甚少。予曰：此行痹也。芹溪问：病可治否？予笑而应曰：君能娶，予能治之。芹溪曰：嫁娶乃风月中套语，公长者，乃亦此言。予曰：观此子虽堕风尘，实有良家风度，予故怜之。且君断弦未续，而彼有心于君，或天缘也。芹溪曰：诚吾素愿，恐鸨母高其价而难与言。予谓：乘其病而盟之，易与耳。芹溪以予言为然，乞为治之。以人参、白术、苡仁各三钱，当归、枸杞、杜仲、龟板、苍耳子各二钱，晚蚕砂、秦艽、防风各一钱，大附子、甘草、桂枝、黄柏各五分，十帖而痛止肿消。改用归芍六君子，加苡仁、丹参、红花、石斛、紫荆皮，三十帖而痊愈。芹溪娶之，善持家，举族称贤，而亦羡予知人焉。

吴江孙质庵老先生行人，时患痛风，两手自肩颙及曲池，以至手梢，两足自膝及跟尻，肿痛更甚，痛处热，饮食少。请告南还，而伏蓐者三年。里有吴君九宜者，沈考功西席也。见予起后渠疾，因语行人逆予。诊其脉，皆弦细而数，面青肌瘦，大小腿肉皆削。予与言：此病得之禀气弱，下虚多内，以伤其阴也。在燕地又多寒。经云：气主煦之，血主濡之。今阴血虚，则筋失养，故营不营于中；气为寒束，百骸拘挛，故卫不卫于外。营卫不行，故肢节肿而痛，痛而热，病名周痹是也。治当养血舒筋，疏湿润燥，使经络通畅，则肿消热退，而痛止矣。痛止，即以大补阴血之剂实其下元，则腿肉复生，稍愈之后，愿加珍重，年余始可出户。行人闻而喜曰：果如公言，是起白骨而肉之也。吾即未药，病似半去，唯公命剂。予先以五加皮、苍术、黄柏、苍耳子、当归、红花、苡仁、羌活、防风、秦艽、紫荆皮。服之二十剂，而筋渐舒，肿渐消，痛减大半。更以生地、龟板、牛膝、苍术、黄柏、晚蚕砂、苍耳子、苡仁、海桐皮、当归、秦艽，三十剂而肿痛全减。行人公益喜。予曰：病加于小愈，公下元虚惫，非岁月不能充实。古谓难足而易败者，阴也。须痛戒酒色，自培根本，斯饮药有效，而沉疴可除。据公六脉轻清流利，官必腰金，愿葆真以俟之，万毋自轻，来春气和，可北上也。乃用仙茅为君，枸杞子、牛膝、鹿角胶、虎骨、人参为臣，熟地黄、黄柏、晚蚕砂、茯苓、苍耳子为佐，桂心、秦艽、泽泻为使，蜜丸服，百日腿肉长完，精神复旧。又喜语予曰：贫官何以称报，撰次公济人泽物盛德于沈考功册后，以彰盛美云。后十年，行人官至江西副宪。

令孙女才六岁，忽发寒热一日，过后腰脊中命门穴间骨节肿一块，如大馒头之状，高三四寸。自此不能平身而立，绝不能下地走动，如此者半年。人皆以为龟背痼疾，莫能措一法。即如幼科治龟背古方治之亦不效。予曰：此非龟背，盖龟背在上，今在下部。必初年乳母放在地上，坐早之过，比时筋骨未坚，坐久而背曲，因受风邪，初不觉，其渐入骨节间而生痰涎，致令骨节胀满而大。不急治之，必成痼疾。今起未久，可用万灵黑虎比天膏贴之，外再以晚蚕砂醋洗炒热，绢片包定于膏上，带热熨之，一夜熨一次。再以威灵仙为君，五加皮、乌药、红花、防风、独活，水煎服之。一月而消其半，骨节柔软，不复肿硬，便能下地行走如初矣。人皆以为神奇。此后三个月，蓦不能行，问之足膝酸软，载身不起，故不能行。予知其病去而下元虚也，用杜仲、晚蚕砂、五加皮、薏苡仁、当归、人参、牛膝、独活、苍耳子、仙茅，水煎服二十剂，行动如故。

崔百原公者，河南人也。年余四十矣，而为南勋部郎。患右胁痛，右手足筋骨俱痛，艰于举动者三月，诸医作偏风治之不效。驰书邑大夫祝公征予治。予至，视其色苍，其神固，性多躁急。诊其脉，左弦数，右滑数。时当仲秋。予曰：此湿痰风热为痹也。脉之滑为痰，弦为风，数为热。盖湿生痰，痰生热，热壅经络，伤其营卫，变为风也。公曰：君何以治？予曰：痰生经络，虽不害事，然非假岁月不能愈也。随与二陈汤加钩藤、苍耳子、薏苡仁、红花、五加皮、秦艽、威灵仙、黄芩、竹沥、姜汁饮之。数日手足之痛稍减，而胁痛如旧。再加郁金、川芎、白芥子，痛俱稍安。予以赴漕运李公召而行速，劝公请假缓治，因嘱其慎怒、内观以需药力。公曰：内观何为主？予曰：正心。公曰：儒以正心为修身先务，每苦工夫无下手处。予曰：正之为义，一止而已，止于一，则静定而妄念不生，宋儒所谓主静。又曰：看喜怒哀乐，未发以前，作何气象。释氏之止观，老子之了得一万事毕，皆此义也。孟子所谓有事勿正、勿忘、勿助长，是其工夫节度也。公曰：吾知止矣。遂上疏请告。予录前方，畀之北归，如法调养半年，而病根尽除。

参军程方塘翁，年六十四，向以殉胤服温补下元药太多，冬月下身着单裤立溪边督工，受寒致筋骨疼痛，肩井、缺盆、脚、膝、跟、踝、手肘、掌后及骨节动处皆红肿而痛，卧床褥三年。吴中溪视为虚而用虎潜丸，吴渤海视为寒而用大附子、肉桂、鹿茸，徐东皋认为湿，周皓认为血虚，张甲认为风，李乙认为历节，百治不瘳，腿间大肉尽消，唯各骨节处肿大而疼。予适在程道吾宅，乃逆予。诊之，其脉弦涩有力，知其为湿热痰火被寒气凝滞，固涩经络也。节为药剂不对，故病日加。所取者目中精神尚在，胃气仍未全损。但小水解下，以瓦盆盛之，少顷则澄结为砂，色红而浊。两膝下及脚趾皆生大疮，疮靥如靴钉状，此皆平昔服温补春方所致。病虽久，年虽高，犹为有余之疾，不可因高年疾痼弃不治也。乃特为先驱逐经络中凝滞，然后健脾消痰，俾新痰不生，气血日长，最后以补剂收功，斯得矣。翁生平好补畏攻，故进门者皆务迎合，予独反之。以新取威灵仙一斤，装新竹筒中，入烧酒二斤，塞筒口，刮去筒外青皮，重汤煮，三炷官香为度。取出威灵仙晒干，为末，用竹沥打糊为丸，梧桐子大，每早晚酒送下一钱，一日服二次。五日后，大便泻出稠黏痰积半桶，肿痛消去大半。改以人参、石斛、苍术、黄柏、苡仁、苍耳子、牛膝、乌药叶、龟板、红花、犀角屑、木通，煎服二十帖，又用前末药服三日，又下痰积如前之半。仍以前煎药服半月，又将末药服三日，腹中痰渐少。乃为制丸药，以虎骨、晚蚕砂、苍术、黄柏、丹参、杜牛膝茎叶、苡仁、红花、五加皮、苍耳子、龟板，酒打面糊为丸，梧桐子大，每空心白汤送下七八十丸，外以丹溪保和丸食后服。半年痊愈，腿肉复完，步履如故。

　　程绍溪，中年患鹤膝风症，两腿及脚肚、内外臁肉尽削，独两膝肿大，乃酒后纵欲所致。经治苏、松、嘉、湖、杭、严六府，视为痼疾。且四肢脓疥连片，淫烂腌臜，臭恶难近，自分必死。家人以渠病久，医药破家，今则衣食不抵，无门求生矣！渠有亲为予邻家，偶言及渠病之异，家道之窘，予闻恻然。邻素知予不以窘异为惮，恳为一看。予携仲子泰来同往。令渠沐手诊之，左寸关浮数，右寸短弱，两尺沉微，此气虚血热之候，法当大补气血，壮其筋骨，犹可冀生。病者闻言，命家人子媳罗拜于地请药。予曰：病热已痼，非百日不见功，盖补血无速效，日浸月润，渐而濡之，关节通利，骨正筋柔，腿肉自生。初以龟板、苡仁各三钱，苍耳子、五加皮、头二蚕砂、节节香各一钱，当归、人参、黄芪、苍术、杜仲、黄柏各八分，红花五分，水煎服之。十剂而疮疥渐稀，精神稍长。再以薏苡仁、五加皮、龟板各二钱，节节香、苍耳子、地黄、丹参、苍术、黄柏、何首乌各一钱，人参、当归各八分，红花、木通各五分，三十帖，足可倚杖而行，腿肉渐生，疮疥尽愈，膝肿消去其六。后以虎潜丸加鹿角胶、何首乌、金毛狗脊、节节香、牛膝，用龟板胶为丸，服三越月，腿肉复完。出之茗上，茗人啧啧称奇。悉录其方以布。

宫詹吴少溪先生，有酒积，常患胃脘疼，近右腰眼足跟肢节皆痛。予谓此皆由湿热伤筋、脾肺痰火所致，法宜清肃中宫，消痰祛湿，俾经络流通，筋骨自不疼矣。切不可作风痛而用风剂。公极然之。用二陈汤加威灵仙、苍术、黄柏、五加皮、枳实、葛根、山栀子，进之，肢节痛减。改用清气化痰丸加瓦楞子、苍术、枳实、姜黄，用竹沥、神曲打糊为丸，调理而安。

《慎柔五书》选案

叶少池令郎,年十五,发热,足不能行且痛。予诊之,六脉俱数十至,二尺弦细。此血虚发热,兼湿有寒。用逍遥散加酒柏三分、苍术一钱三分、吴萸三分,二帖痊愈,予不意应效如此之捷。

《里中医案》选案

别驾施笠泽,两足肿重,痛若虎啮,叫号彻于户外。医以四物汤加槟榔、木通、牛膝、苡仁,数剂病不少减。余曰:阴脉细矣,按之至骨则坚,未可竟以虚责也。况两膝如绯,拊之烙手,当以黄柏五钱为君,木通四钱为佐,槟榔一钱为使,日进两剂,可使遄已。笠泽服之。十余剂而愈。

《脉诀汇辨》选案

明经俞元济,背心一点痛,久而渐大。每用行气和血,绝不取效。余问之曰:遇天阴觉痛增否?元济曰:天阴痛即甚。余曰:脉既滑而遇阴辄甚,其为湿痰无疑。以胃苓汤加半夏三钱,数剂而不知痛所在矣。

《马氏医案并附祁案王案》选案

右手疼痛,右脉滑左乎,此湿痰生热、热生风,治宜化痰清热，兼流动经络。二陈汤加威灵仙、黄芩、僵蚕、秦艽。

《静香楼医案》选案

湿热乘阴虚而致痹证案脉虚而数，两膝先软后肿，不能屈伸。此湿热乘阴气之虚而下注，久则成鹤膝风矣。生地、牛膝、茯苓、木瓜、丹皮、薏仁、山药、萸肉、泽泻、萆薢。

《陆氏三世医验》选案

吴逊斋体肥，素有酒积，胃脘作痛，近又肢节作痛，而下半体更甚，他医以为风，用史国公药酒疗之，时作时止。因见久不能愈，此必精血不足之故，更用虎潜、河车等丸服之，而痛处且肿。因夫人之立效，恳予诊治，备述其病情治法。及诊其脉，六部皆缓，而关稍带弦。予曰：尊脉乃湿痰流注骨节而作痛，非风，亦非虚也。风药虽不能除湿，而亦能行气，故得暂愈，若认为虚证而滋补之，是重其壅矣，能不增剧乎？治法宜先用丸剂，急清中宫之痰积，继用煎剂，缓疏经络之壅滞，则不独肢节痛除，而胃脘之痛亦不作矣。后依法服之，果验。丸方：霞天曲、山楂肉、橘红、白术、茯苓、枳实、神曲、竹沥，打糊为丸，食远白汤送下。煎方：苍术、苡仁、半夏、南星、白芥子、威灵仙、秦艽、炙甘草、青木香，煎就入酒一小盏，半饱时服。陆阆生曰：大凡经络壅滞，必由于中宫之积酿，徒疏经络，而不肃清中宫，有不复流注乎？清中宫者，治其本也；疏经络者，治其标也。此症非可以旦夕愈，势缓，故先治本，后治标。先后缓急之间，非深于此道者，岂能如此合节，而治验之神应也？

邵南桥令郎，壮年患遍身筋骨疼痛，肢节肿胀，痛处热如火煅，食饮不进，呻吟不已，延予诊治。其脉浮之而数，沉之而涩。予曰：此似白虎历节症，而其因总不出于阴虚有火，若误以为风气，投表散燥热之药，病必剧矣。因用生地、当归、白芍、红花、酒芩、秦艽、天花粉、连翘。数剂减半，十剂全愈。陆阆生曰：痛风历节，古方悉用燥烈风药，丹溪极言其误，而后世曾莫之改，受累者比比。先生遵而行之，良有古法。

《旧德堂医案》选案

上洋秦斋之，劳欲过度，每阴雨左足麻木，有无可形容之苦。历访名医，非养血即补气，时作时止，终未奏效。戊戌春病势大作，足不转舒，背心一片麻木不已。延予治之。左脉沉紧，右脉沉涩，此风湿寒三气杂至，合而为痹。其风气胜者为行痹，寒气胜者为痛痹，湿气胜者为着痹。着痹者即麻木之谓也，明系湿者。邪内着痰气凝结，郁而不畅，发为着痹。须宣发燥湿之剂，加以报使之药，直至足膝，庶湿痰消而大气周流也。方以黄芪、苍术、桂枝、半夏、羌活、独活、防己、威灵仙数帖而痊。若以斋之多劳多欲而日服参芪，壅瘀隧道，外邪焉能发，而病安能去乎？

《东皋草堂医案》选案

一人恶寒发热，身重自汗，骨节疼痛，腰脚尤甚。始惑于箭风之说，针挑火焠，既而认作伤寒，投以小柴胡汤，势转烦剧。余诊其脉，浮虚而涩，询其二便若何？患者曰：小便时通时涩，大便多泄。余曰：此伤湿也，宜用除湿汤，不宜误用黄芩也。用苍术、白术、陈皮、藿香、茯苓、半夏、厚朴、干姜、生姜、枣子，加桂枝。一剂知，三剂愈。

一人患风湿，骨节掣痛，不得屈伸，身肿。医以麻黄汤发其汗，汗大出而肿不退。意欲再投前剂，延余决疑。余曰：前方未尝谬也，但宜微汗之，不可过汗。今误大汗，风虽去而湿未除，故不愈也。用胃苓汤二剂而愈。苍术、厚朴、陈皮、甘草、赤茯苓、猪苓、泽泻、桂枝、白术，加干姜。

一人久滞于狱，周身关节疼痛，遇阴寒尤甚，六脉俱细涩。余诊之，知其湿郁也。用於潜术一味，三白酒炒透为末，每日空心酒煎三钱服之，不数日而愈。

一人因怒后大醉，祖卧于庭，醒时两臂不能举。用舒筋汤二剂：片姜黄、海桐皮、赤芍、羌活、归头、炙甘草、白术，加沉香、桂枝、生姜，水煎服而愈。

一人以淘沙为业，寒湿走注疼痛，复感风邪，发热恶寒，筋收骨缩，痛处如被咬啮之状。余曰：此白虎历节症也。以家秘捉痛丹二丸，酒吞之，通身汗出，痛顿减。再投金刀如神散四服，全愈。川乌（炒）、草乌（炮）各四钱，朱砂（水飞）、雄黄（水飞）、荆芥、麻黄（去根）、天麻、当归、细辛、石斛、川芎、全蝎（去勾）、人参、何首乌、甘草、防风各五分，苍术一钱，炒。上为细末，每服五分，临卧温茶送下。

《薛案辨疏》选案

锦衣杨永奥，形体丰厚，筋骨软痛，痰盛作渴，喜饮冷水，或用愈风汤、天麻丸等痰热益甚，服牛黄清心丸，更加肢体麻痹。余以为脾肾俱虚，用补中益气汤、加减八味丸，三月余而痊。以后连生七子，寿逾七旬。《外科精要》云：凡人久服加减八味丸，必肥健而多子。信哉！疏曰：夫喜饮冷水者，阳明胃经实热证也。若果实热则筋骨软痛者，当是阳明主筋骨。因实热在阳明，不能约束筋骨而利机关故也。痰盛口渴者，当是阳明主津液，因实热在阳明，不生津液而多凝结故也者。然亦当用清阳明实热之药，而何须愈风、天麻、牛黄清心之类服之而痰热益盛。风能耗血并耗其肾也。肢体痹，寒能损胃并损其脾也。无论非阳明之实热，即果热也。而耗损之下，能不脾肾俱虚乎？由此而论，即前之饮冷水，原属脾肾两虚症。脾虚则津液不生，肾虚则虚火上升，故口为之渴而喜饮冷水耳。要知喜饮者，特喜之耳！究未尝饮也，试使饮之，亦到口而不欲入腹而反不安也。不然，曷不曰渴饮冷水乎？况乎决无可用肉桂者之能饮冷水也。至于所云久服加减八味丸，必肥健多子者，亦以其肾火素虚者言也。若胃火旺者，未可信也。

先母七十有五，遍身作痛，筋骨尤甚，不能伸屈，口干目赤，头晕痰壅，胸膈不利，小便短赤，夜间殊甚，满身作痒如虫行，以六味地黄丸加山栀、柴胡治之，诸症悉愈。疏曰：此案以用药而论，知为肾水不足而肝火有余也。以现症而论，又属肝血枯槁而肝火郁遏也。若然，当用加味逍遥散，而何以即用地黄丸乎？曰：有是说也。夫年逾七十有五，其肾阴之虚也，可知无论有余之肝火不可徒清，即郁遏之肝火，亦不可徒散，是以不从加味逍遥散而从地黄六味也。然余又进而论之，前症之属于肝火郁固然，即属于肾水不足，而肝火有余亦然。是必有脉症可辨，若郁遏之火，脉必左手细数而沉涩，症必身发寒热而口呕酸苦；若有余之火，必左手弦动而洪数，今虽不言脉之如何，而并无寒热酸苦之症，明是肾水不足，肝火有余也。故当以六味补肾水，柴、栀清肝火。然即使肾水不足而肝火郁遏者，此方亦未尝不可用，是逍遥、六味同服、间服意。

《临证指南医案》选案

徐十九，长夏湿胜气阻，不饥不食，四肢痹痛，痛甚于午后子前，乃阳气被阴湿之遏。色萎黄，脉小涩。以微通其阳，忌投劫汗。茯苓、萆薢、木防己、晚蚕砂、泽泻、金毛狗脊。

黎，肢膝麻痹，足膝为甚。当归、杞子、生虎骨、油松节各二两，川芎、狗脊、萆薢、怀牛膝、仙灵脾、檀香泥、白茄根、沙苑各一两。火酒、醇酒各半，浸七日。

某四八，脉弦劲，右足踝臁肿痛，得暖得摩稍适。此风寒湿三气混入经隧而为痹也。当用辛温，宣通经气为要（风寒湿入下焦经隧）。活络丹一丸，陈酒下。

某，痹痛在外踝筋骨，妨于行走，邪留经络，须以搜剔动药。川乌、全蝎、地龙、山甲、大黑豆皮。

某，冬月温舒，阳气疏豁，风邪由风池、风府流及四末，而为痹证，忽上忽下，以风为阳，阳主动也。诊视鼻明，阳明中虚可见。却邪之剂，在乎宣通经脉（卫阳疏风邪入络）。桂枝、羚羊角、杏仁、天花粉、防己、桑枝、海桐皮、片姜黄。

又，症已渐安，脉络有流通意。仲景云：经热则痹，络热则痿。知风淫于内，治以甘寒，寒可去热，甘味不伤胃也。甜杏仁、连翘、元参、花粉、绿豆皮、梨汁。

又，余热尚留，下午足寒，晨餐颈汗。胃未调和，食不甘美。因大便微溏，不必过润。北沙参、麦冬、川贝、川斛、陈皮、谷芽。

某，仲景以经热则痹，络热则痿。今痹痛多日，脉中筋急，热入阴分血中，致下焦为甚。所谓上焦属气，下焦属血耳（热入下焦血分）。柏子仁、当归、丹皮、钩藤、川斛、沙苑。

又，痹痛，右膝甚。生虎骨、柏子仁、牛膝、萆薢、苡仁、茯苓。

某，病后过食肥腻，气滞热郁，口腻黏涎，指节常有痹痛，当从气分宣通方法（气滞热郁）。苏梗、杏仁、蒌皮、郁金、半夏曲、橘红。

陈五四，劳动太过，阳气烦蒸，中年液衰风旋，周身痹痛。此非客邪，法宜两调阳明厥阴（肝胃虚滞）。黄芪、生白术、制首乌、当归、白蒺藜、黑稆豆皮。

金三二，痹痛在下，重着不移，论理必系寒湿。但左脉搏数，经月遗泄三四，痛处无形，岂是六淫邪聚？然隧道深远，药饵未易奏功，佐以艾灸，冀得效灵（精血虚）。枸杞子、肉苁蓉、虎骨胶、麋角胶、杜仲、桑椹子、天冬、沙苑、茯苓，溶胶丸。

孙，脉右大，阳明空，气短闪烁欲痛（气虚）。人参、生黄芪、熟白术、炙草、广皮、当归、白芍、半夏、防风根、羌活。

又，益气颇安，知身半以上痹痛，乃阳不足也。人参、黄芪、熟於术、炙草、桂枝、归身、白芍、川羌。

吴三六，筋纵痛甚，邪留正痹，当此天暖，间用针刺以宣脉络，初补气血之中，必佐宣行通络之治（筋痹）。生黄芪、防风、桂枝、炒黑常山、归身、青菊叶汁。

吴，舌白干涸，脘不知饥，两足膝跗筋掣牵痛。虽有宿病，近日痛发，必夹时序温热湿蒸之气，阻其流行之隧。理进宣通，莫以风药（膝腿足痛）。飞滑石、石膏、寒水石、杏仁、防己、苡仁、威灵仙。

鲍四四，风湿客邪，留于经络，上下四肢流走而痛。邪行触犯，不拘一处，古称周痹，且数十年之久，岂区区汤散可效？凡新邪宜急散，宿邪宜缓攻。蜣螂虫、全蝎、地龙、穿山甲、蜂房、川乌、麝香、乳香。上药制末，以无灰酒煮黑大豆汁泛丸。

刘三一，濒海飓风潮湿，着于经脉之中，此为周痹。痹则气血不通，阳明之阳不主司事，食腥腻遂不化，为溏泄。病有六七年，正虚邪实。不可急攻，宜缓。生白术、生黄芪、海桐皮、川桂枝木、羌活、防风。

李三四，脉小弱，当长夏四肢痹痛，一止之后，筋骨不甚舒展。此卫阳单薄，三气易袭。先用阳明流畅气血方。黄芪、生白术、汉防己、川独活、苡仁、茯苓。

汪，冬月温暖，真气未得潜藏，邪乘内虚而伏，因惊蛰节春阳内动，伏气乃发。初受风寒，已从热化，兼以夜坐不眠，身中阳气，亦为泄越。医者但执风寒湿三邪合成为痹，不晓病随时变之理。羌、防、葛根，再泄其阳，必致增剧矣，焉望痛缓？议用仲景木防己汤法。木防己、石膏、桂枝、片姜黄、杏仁、桑枝。

又，气中伏邪得宣，右肢痹痛已缓。血分留热壅着，左肢痛势未衰。足微肿，体质阴虚，仍以宣通轻剂。羚羊角、桂枝木、片姜黄、天花粉、木防己、杏仁、桑皮。

顾，湿热流着，四肢痹痛。川桂枝、木防己、蚕砂、石膏、杏仁、威灵仙。

某，左脉如刃，右脉缓涩。阴亏本质，暑热为疟。水谷湿气下坠，肢末遂成挛痹。今已便泻，减食畏冷，阳明气衰极矣。当缓调，勿使成疾（寒湿）。生白术、狗脊、独活、茯苓、木防己、仙灵脾、防风、威灵仙。

又，湿痹，脉络不通，用苦温渗湿小效。但汗出形寒，泄泻，阳气大伤，难以湿甚生热例治。通阳宣行，以通脉络，生气周流，亦却病之义也。生於术、附子、狗脊、苡仁、茯苓、萆薢。

张二九，四肢经隧之中，遇天令阴晦，疼痛拘挛，痈疽疡溃脓，其病不发，疡愈病复至，抑且时常衄衊。经以风寒湿三气合而为痹。然经年累月，外邪留着，气血皆伤，其化为败瘀凝痰，混处经络，盖有诸矣。倘失其治，年多气衰，延至废弃沉疴。当归须四两、干地龙二两、穿山甲二两、白芥子一两、小抚芎一两、生白蒺二两，酒水各半法丸。

《叶氏医案存真》选案

脉数，重按无力，左腰胁痛，不能转侧，舌苔白，边红，心中热闷，不欲饮，是湿邪滞着，经络阻痹，宜进气分轻清之药，庶几不伤正气。苡仁、杏仁、川贝、佩兰叶、西瓜翠衣。

又，脉数，左腰胁疼未止，舌苔黄，昨进芳香轻剂略安，仍不宜重药。佩兰叶、浙茯苓、南沙参、薏苡仁、川贝。

又，脉数无力，左腰胁疼未止，舌色转红，是病邪虽稍缓，却阴气已经不振，进清余热略兼养阴方。川贝、淡芩、麦冬、阿胶、川斛、知母。

又案，脉数无力，左腰胁疼未止，舌苔已退。虽病邪稍缓，但阴气仍然不振，议用清余热略兼养阴方。川贝、淡芩、麦冬、阿胶、川斛、元参。

宿迁（四十七），冬月涉水，水寒深入筋骨，积数年而胫膝骨冷筋纵。病在下为阴，水寒亦是阴邪。久则气血与邪混乱，草木不能驱逐。古人取虫蚁佐芳香，直攻筋骨，用许学士法。炒乌头、全蝎、麝香，飞面火酒泛丸。

《回春录》选案

某媪，年六十余，患腰腿串痛，闻响声，即两腿筋掣不可耐，且必二三十次。卧榻数载，诸药罔效。孟英察脉沉弦，苔腻便秘。亦因广服温补而致病日剧也。与：雪羹、羚（羊角）、楝（实）、胆星、橘络、竹沥、丝瓜络，吞礞石滚痰丸及当归龙荟丸，四剂，大泻数十次，臭韧异常，筋掣即已。乃去二丸，加（山）栀、（黄）连、羊藿，服六剂，即健饭而可扶掖以行矣。

某妪，患腰痛胀欲捶，多药不效。孟英视其形虽羸瘦，而脉滑痰多，苔黄舌绛。曰：体虚病实，温补非宜。苟不攻去其痰，徒以疲药因循，则病益实，体益虚。糜帑劳师，养成寇患，岂治病之道哉？先以：雪羹（汤）加竹茹、楝实、绿萼梅、杏仁、花粉、橘红、茯苓、旋覆，吞控诞丹，服后果下胶痰，三进而病若失。嗣予调补获痊。

牙行王炳华室，夏患臂痛。孙某曰：风也。服参、归、芍数帖，臂稍愈而腕痛。孙曰：寒也。加以桂、附，痛不止而渐觉痰多。孙曰：肝肾不足也，重用熟地、枸杞，令其多服取效。不料愈服愈剧，渐至昏厥。孙尚以为药力之未到，病体之久虚，前方复加重，甚而时时发厥。始请孟英诊之，脉沉而有弦滑且数之象。乃谓炳华曰：此由过投温补，引动肝风，扇其津液为痰，痰复乘风而上，此晕厥之所由来也。余波则奔流经络，四肢因而抽搐，阳气尽逆于上，宜乎鼻塞面浮。浊气不能下达，是以便滞不饥。炳华曰：（先生真）神见也。温补药服凡三月矣，不知尚可救乎？孟英曰：不疑吾药，犹有望焉。遂予大剂甘寒息风化饮，佐以凉苦泄热清肝，厥果渐止，而各恙递蠲，两月后，康复如常。

某，劳力人，阴分素亏，骤感风湿，两膝刺痛酸软，不能稍立。孟英以六味地黄汤加独活、豆卷，一剂知，二剂已。

徐月岩室，患周身麻木，四肢瘫痪，口苦而渴，痰冷如冰，气逆欲呕，汛愆腹胀。频饮极热姜汤，似乎畅适。深秋延至季冬，服药不愈。孟英诊脉，沉弦而数。因问曰：溺热如火乎？间有发厥乎？病者唯唯。遂以：雪羹、旋（覆）、赭（石）、栀（子）、楝（实）、（竹）茹、（石）斛、知母、花粉、桑枝、羚羊（角）、橄榄、蛤壳为方，送下当归龙荟丸，服之递减，二十剂，即能起榻。乃去羚（羊角）、赭（石），加洋参、生地、苁蓉、藕（汁），投之渐愈。

高某，患两膝筋络酸痛，略不红肿，卧则痛不可当，彻夜危坐。孟英切脉，虚细，苔色黄腻，咽燥溺赤。与：知（母）、（石）斛、栀（子）、楝（实）、牛膝、豆卷、桑枝、竹沥为方，送虎潜丸，旬日而瘳。

谢谱香，素体阴虚，忽患环跳穴痛，始而下及左腿，继而移于右腿，甚至两足转筋，上冲于腹间，或痛自乳起，下注于髀，日夜呼嚎，肢冷自汗，略难反侧。医见其血不华色，辄投补剂。迨仲春孟英自江西归，诊脉弦软微滑，畏热知饥，溲赤便坚，舌红不渴。乃阴虚而痰气滞于厥阴也。以：苁蓉、鼠矢、竹茹、丝瓜络、橘核、茴香汤炒当归、吴萸汤炒黄连、川椒汤炒乌梅、延胡汤炒楝实、海蛇、凫茈为剂，一服即减，数啜而安，继与虎潜加秦艽而起。

《万病回春》选案

一妇人，遍身作痛，筋骨尤甚，不能屈伸，口干目赤头眩，痰壅胸膈不利，小便赤短，夜间殊甚，遍身作痒如虫行，此属肝肾气虚而热也。用六味丸料加山栀、柴胡而愈。

风湿相搏，一身尽痛者，补中益气汤加羌活、升麻、防风、藁本、苍术治之。如病去再服，以消风药损人元气而益其病也。

太仆晴岩张公，每患天阴则遍身痛如锥刺，已经数年。予诊左脉微数，右脉洪数，乃血虚有湿热也。以当归拈痛汤加生地黄、白芍、黄柏，去人参，数剂而痊。

《吴鞠通医案》选案

崐氏，二十六岁。风湿相搏，一身尽痛。既以误汗伤表，又以误下伤里。渴思凉饮，面赤舌绛，得饮反停，胁胀胸痛，皆不知病因而妄治之累瘁也。议木防己汤，两开表里之痹。桂枝（六钱）、防己（四钱）、生石膏（一两）、炙甘草（三钱）、杏仁（四钱）、苍术（五钱）、生香附（三钱）。四次服。

十二日，胁胀止而胸痛未愈，于前方加薤白、广皮，以通补胸上之清阳。薤白（三钱）、广皮（三钱）。十四日，痹证愈后，胃不和，土恶湿也。半夏（一两）、茯苓（五钱）、广皮（三钱）、秫米（二合）、生姜（三钱）。水五碗，煮两碗，渣再煮一碗，三次服。十六日，痹后清阳不伸，右胁痕痛。半夏（六钱）、广皮（二钱）、青皮（钱半）、乌药（二钱）、薤白（三钱）、桂枝（二钱）、吴萸（一钱）、郁金（二钱）。煮两杯，渣再煮一杯，三次服。

吴，十一岁，行痹。防己（二钱）、桂枝（三钱）、炙甘草（一钱）、杏泥（三钱）、茯苓皮（二钱）、生石膏（五钱）、片姜黄（钱半）、海桐皮（钱半）、牛膝（钱半）、生苡仁（三钱）。

张，二十五岁，十一月十五日，风湿。羌活（三钱）、桂枝（二钱）、杏仁（三钱）、炙甘草（一钱）、苦桔梗（三钱）、生姜（三片）、陈皮（二钱）、半夏（二钱）、苏叶（三钱）。十六日，风湿相搏，一身尽痛，汗之不解，用麻黄加术法。麻黄（去节）、杏仁（五钱）、苍术（五钱）、桂枝（三钱）、羌活（钱半）、炙甘草（三钱）、生姜（三片）。又于前方内加熟附子（三钱），半帖而愈。

胡，十八岁，四月十九日。跗肿，右脉洪数，痰多咳嗽，口渴，茎中痛，与凉利小便法。生石膏（八钱）、甘草梢（钱半）、半夏（三钱）、滑石（六钱）、生仁（五钱）、云苓皮（五钱）、海金沙（五钱）。四帖。五月初六日，脉之洪数者减，去石膏二钱，加广皮（三钱）、杏仁（三钱）。十一日，湿热伤气，气伤则小便短，汗多必渴，湿聚则跗肿。与猪苓汤去阿胶，加银花以化湿热，湿热化则诸证皆愈。猪苓（四钱）、云苓皮（五钱）、银花（三钱）、泽泻（三钱）、滑石（六钱）。二十日，湿热不攘，下注腿肿，小便不利，茎中痛。萆薢（五钱）、猪苓（三钱）、甘草梢（钱半）、云苓皮（五钱）、泽泻（三钱）、飞滑石（六钱）、苡仁（三钱）、木通（二钱）、晚蚕砂（三钱）。服至小便畅为度。二十四日，脉洪数，小便反黄，加黄柏、滑石，茎痛止，去甘草。七月初四日，小便已长，肿未全消，脉弦滑，咳嗽多痰。半夏（六钱）、生苡仁（五钱）、广皮（四钱）、云苓皮（五钱）、猪苓（三钱）、萆薢（五钱）、泽泻（三钱）。

张，二十岁，七月十九日。身热头痛，腰痛，肢痛，无汗，六脉弦细，两目不明，食少，寒湿痹也。熟附子（三钱）、川乌头（二钱）、羌活（二钱）、桂枝（五钱）、泽泻（三钱）、苡仁（五钱）、广皮（三钱）、防己（三钱）、云苓皮（五钱）、杏仁（五钱）。二帖。五月初三日，服前方二帖，头痛止。旋即误服他人补阴之品，便溏腹胀。今日复诊，因头痛愈，用原方去羌活，治药逆，加浓朴（三钱）。已服三帖。初八日，痹证已愈，颇能健步，便溏泄泻皆止，目已复明，胃口较前加餐。因服一帖，脉稍数，寒湿有化热之象，当与平药，逐其化热之余邪而已。云苓皮（五钱）、防己（二钱）、滑石（六钱）、桑枝（五钱）、泽泻（三钱）、晚蚕砂（三钱）、苡仁（五钱）、杏仁（二钱）。六月十八日，又感受暑湿，泄泻，脉弦，腹胀，与五苓法。桂枝（五钱）、泽泻（三钱）、云苓皮（五钱）、苍术（三钱、炒）、大腹皮（三钱）、广木香（二钱）、猪苓（四钱）、广皮（三钱）、苡仁（五钱）。煮三杯，三次服。

赵氏，四十七岁，六月二十日。太阳寒痹，脉弦，背心板着而痛。桂枝（五钱）、云苓皮（五钱）、防己（三钱）、川椒炭（三钱）、川乌头（三钱）、白通草（一钱）、生苡仁（五钱）。二十五日，服前药已效，而背痛难除，加附子（二钱）。七月初二日，脉已回阳，痛未止，每日服半帖，六日三帖。加木通（三钱）、晚蚕砂（四钱）。初九日，脉仍小，阳未回，背仍痛，再服三帖，分六帖。

赵，三十六岁，五月初六日。痹证夹伏湿胀痛，且有肥气，湿已化热，故六脉洪滑，本寒标热，先治其标，本当缓治。生石膏（四两）、防己（四钱）、半夏（五钱）、杏仁（六钱）、桂枝（六钱）、川朴（五钱）、广皮（四钱）。初十日，尺脉洪数更甚，加黄柏（三钱）、木通

（三钱）、云苓皮（六钱）。十二日，尺脉仍洪，腹痛欲便，便后肛门热痛，原方再服二帖。十六日，水停心下，辘辘有声，暂与逐水，无暇治痹。广皮（五钱）、半夏（六钱）、枳实（六钱）、生姜（五钱），甘澜水八茶杯，煮成三水杯，三次服。十九日，水响退，腹胀甚，仍服前方去黄柏，加大腹皮。二十三日，痹少减，胃不开，其人本有肥气，肥气成于肝郁，暂与两和肝胃。半夏（六钱）、降香末（三钱）、广皮（三钱）、益智仁（二钱）、青皮（二钱）、川朴（三钱）、香附（三钱）、云苓块（五钱）。六月初三日，右脉大而数，加黄芩二钱，去川朴。初五日，诸症向安，脉亦调适，胃口亦开，以调理脾胃立法。云苓块（五钱）、白蔻仁（钱半）、苡仁（五钱）、黄芩炭（二钱）、广皮（二钱）、半夏（五钱）。二十日，误服西瓜寒冷，未有不发停饮者。公丁香（八分）、半夏（五钱）、益智仁（钱半）、干姜（三钱）、白蔻仁（一钱）、广皮（三钱）、云苓（五钱）、小枳实（三钱）。

钱，三十四岁，五月二十九日。寒痹，脉弦短涩而紧，由腿上连少腹，痛不可忍，甚至欲厥，兼有痰饮胃痛。桂枝（六钱）、广皮（三钱）、防己（四钱）、川乌头（三钱）、川椒炭（三钱）、小茴香（三钱，炒）、云苓皮（五钱）、片姜黄（三钱）、生苡仁（五钱）、海桐皮（三钱）。六月初一日，左脉稍长，仍然紧甚，再服二帖。丸方：寒湿为病。草薢（四两）、小茴香（四两，炒）、川椒炭（三两）、苡仁（八两）、苍术（六两，炒）、云苓皮（八两）、川楝子（三两）、熟附子（二两）、木通（四两），共为细末。神曲糊丸，小梧子大，每服三钱，姜汤下。

杨氏，二十六岁，乙酉正月初七日。前曾崩带，后得痿痹，病者自疑虚损。询病情，寒时轻热时重，正所谓经热则痹，络热则痿者也。再行经有紫有黑，经来时不唯腰腿大痛，少腹亦痛，经亦不调，或多或寡，日数亦然。此不但湿热，且有瘀血。治湿热用汤药，治瘀血用丸药（左脉浮取弦，沉取宽泛。右脉浮取弦，沉取洪）。汤药用诸痹汤取太阴法，丸药用化癥回生丹。生石膏（二两）、桂枝（四钱）、通草（一钱）、杏泥（五钱）、云苓皮（五钱）、片姜黄（三钱）、防己（四钱）、晚蚕砂（三钱）、海桐皮（三钱）、苡仁（五钱），煮三杯，三次服。

岳，四十六岁。暑湿痹证，误以熟地等柔药滑脾，致令泄泻，卧床不起，两足蜷曲不伸，饮食少进，兼之疝痛。先以五苓散，加川椒、广皮、木香止其泄；继以半夏、广皮、良姜、益智、白蔻开其胃；复以丁香、川椒、吴萸、云苓、苡仁、姜黄平其疝；又以防己、杏仁、桂枝、乌头、苓皮、川椒等伸其痹末。唯引痛风在筋也，重用地龙、桂枝，引痛亦止，后补脾胃而愈。

王，四十六岁。寒湿为痹，背痛不能转侧，昼夜不寐，二十余日。两腿拘挛，手不能握，口眼歪斜，烦躁不宁，畏风自汗，脉弦，舌苔白滑，面色昏暗且黄，睛黄，大便闭。先以桂枝、杏仁、苡仁、羌活、广皮、半夏、茯苓、防己、川椒、滑石令得寐；继以前方去川椒、羌活，加白通草、蚕砂、萆薢，得大便。一连七八日均如黑蛋子，服至二十余剂，身半以上稍轻，背足痛甚，于前方去半夏，加附子、片姜黄、地龙、海桐皮。又服十数帖，痛渐止；又去附子、地龙，又服十数帖，足渐伸。后用二妙丸，加云苓、苡仁、萆薢、白术等药收功。

何，二十六岁。手足拘挛，误服桂、附、人参、熟地等补阳，以致面赤，脉洪数，小便闭，身重不能转侧，手不能上至鬓，足蜷曲，丝毫不能移动。细询病情，因大饮酒食肉而然。所谓湿热不攘，大筋软短，小筋弛长，软短为拘，弛长为痿者也。与极苦通小肠，淡渗利膀胱法。龙胆草（四钱）、芦荟（三钱）、胡黄连（三钱）、生石膏（八两）、地龙（三钱）、白通草（二钱）、茯苓皮（六钱）、飞滑石（一两）、穿山甲（三钱）、桑枝（五钱）、杏仁（三钱）、晚蚕砂（四钱）、防己（五钱）。前方服至七日后，小便红黑而浊，臭不可当。半月后手渐动、足渐伸，一月后下床扶桌椅能行，四十日后走至檐前，不能下阶，又半月始下阶，三月后能行四十里。后因痰饮，用理脾收功。此症始于三月二十三日，至八月二十二日停药。

周，四十二岁。两腿紫绛而肿，上起细疮如痱，已三年矣。两腿足酸痛不能立，六脉弦细而紧，窦氏《扁鹊心书》，谓之苏木腿，盖寒湿着痹也。附子（八钱）、乌头（六钱）、苡仁（一两）、桂枝（一两）、云苓皮（一两）。煮四杯，分四次服，服三十余帖则始策杖能行，后去乌附，用通经活络渗湿而愈。

成，五十四岁。腰间酸软，两腿无力，不能跪拜，间有腰痛，六脉洪大而滑。前医无非补阴，故日重一日。此湿热痿也，与诸痿独取阳明法。生石膏（四钱）、海桐皮（二钱）、晚蚕砂（三钱）、白通草（二钱）、生苡仁（八钱）、云苓皮（五钱）、防己（四钱）、杏仁（四钱）、桑枝（五钱）、萆薢（五钱）、飞滑石（一两）。前后共服九十余帖。病重时自加石膏一倍，后用二妙丸收功。

赵，四十五岁，乙酉正月十五日。肝郁夹痰饮，肾水上凌心，心悸短气，腹胀胸痹，六脉反沉洪，水极而似火也，与蠲痰饮伐邪，兼降肝逆法。姜夏（八钱）、降香末（三钱）、小枳实（五钱）、桂枝（五钱）、茯苓块（一两）、苏子霜（三钱）、广皮（四钱）、川椒炭（三钱）、生姜汁（每杯三匙）、旋覆花（三钱），甘澜水煮四杯，分早中晚夜四次服，戒生冷猪肉咸菜。四帖。二十日，痰饮夹痹，肾水上凌，心惊悸短气，腰脊痹痛，皆太阳所过之地，小便短而腹胀，肚脐突出，是内而脏腑，外而经络，无不痹者，且开太阳之痹，脉洪大，与大青龙合木防己汤法。桂枝（五钱）、半夏（五钱）、云苓皮（六钱）、生石膏（四两）、苡仁（五钱）、川朴（三钱）、防己（四钱）、广皮（三钱）、枳实（五钱）、杏仁（四钱）、滑石（六钱）、白通草（钱半）。煮四杯，三次服。二十一日，于前方内加晚蚕砂（三钱）、飞滑石（四钱）。二十三日，外而经络之痹，内而脏腑之痹，行痰开痹，俱不甚应，现下脉洪数，少腹胀，小便短浊而臭。先与开支河，使湿热有出路，再商后法。川萆薢（三钱）、飞滑石（钱半）、海金沙（五钱）、云苓皮（五钱）、猪苓（四钱）、小茴香（三钱）、白通草（钱半）、泽泻（三钱）。二帖。二十五日，加去陈莝法。两头尖（三钱）、半夏（五钱），二帖。二十九日，痹证夹痰饮，六脉洪大，湿已化热，屡利小便不应，非重用石膏宣肺热不可。诸痹独取太阴也。生石膏（四两）、云苓皮（五钱）、白通草（一钱）、杏仁（五钱）、桂枝（五钱）、滑石（二两）、羌活（一钱）、黄柏（四钱）、防己（五钱）、苡仁（五钱）、晚蚕砂（三钱）。四帖。二月初四日。痹证十年，误补三年，以致层层固结，开之非易，石膏用至二斤有余，脉象方小其半，现下少腹胀甚，而小便不畅，腰痛胸痛，邪无出路，必得小便畅行，方有转机。老川朴（五钱）、木通（六钱）、防己（五钱）、杏仁（六钱）、枳实（五钱）、生石膏（四两）、桂枝（六钱）、云苓皮（一两)、滑石（四钱）、小茴香（三钱）。以后脉大而小便不利，用此小便利，去滑石。初五日，大用石膏，六脉已小，经谓脉小则病退。盖脉为病之帅，脉退不患病不退。经又谓脉病人不病者死，人病脉不病者生，现在病归下焦血分，其人本有肝郁，暂退下焦血分。桂枝（六钱）、云苓皮（一两）、黄柏（三钱、炒）、防己（六钱）、木通（四钱）、广皮（三钱）、全归（三钱）、小茴香（六钱）、小枳实（五钱）、海桐皮（三钱）、川椒炭（三钱）。初六日，脉复洪大，加石膏（三两）、滑石（一两）。初七日，加厚朴（三钱）、姜夏（五钱）。丸方：痹证夹痰饮疝瘕，六脉洪大，用诸痹独取太阴法，脉洪大者小，《难经》所谓人病脉不病者生。但脉虽平而瘕胀痹痛未除，议以乌药散退瘕痹之所难退者，以久病在络故也。再以丸药缓通脉络法，脉若复大，仍服前方数帖，见小即止。蜣螂虫（一两）、归须（四两）、两头尖（二两）、穿山甲（三两）、降香末（三钱）、小茴香（三两，炒）、海桐皮（三两）、乳香（一两）、片姜黄（三两）、麝香（三钱）、地龙（一两、去泥）、川楝子（三两、炒）。共细末，酒水各半为丸，每服二钱，日二三次，从此服蜣螂丸起两月而止。三月二十四日，痹证夹痰饮，脉本洪数，前用辛凉脉减，兼用通络散、瘕丸散亦效，现在六脉中部仍洪，但不数耳。议暂用辛凉宣肺。生石膏（四两）、小枳实（四钱）、桂枝（八钱）、杏仁（八钱）、防己（六钱）、广皮

（二钱）、云苓块（一两）、全归（三钱）、半夏（八钱）、飞滑石（二两）、海桐皮（三钱）。二十六日，诊右脉更大，小便反短，用苦辛淡法，于前方内加炒黄柏（三钱）。四月十六日，痹痛夹痰饮。生石膏（八钱）、苡仁（五钱）、防己（四钱）、云苓皮（五钱）、杏仁（五钱）、蚕砂（三钱）、桂枝（五钱）、白通草（钱半）、半夏（五钱）、广皮（三钱），煮三杯，三次服。十七日，内而胁痛，外而腰痹痛，是气血兼痹也。桂枝尖（五钱）、归须（二钱）、白蔻仁（钱半）、杏仁（五钱）、云苓皮（三钱）、片姜黄（二钱）、旋覆花（三钱、包）、防己（三钱）、生苡仁（三钱）、小枳实（四钱）、半夏（四钱）、郁金（二钱）、广皮（三钱）。二十五日，痰饮踞于中焦，痹痛结于太阳，气上冲胸，二便不利。桂枝（八钱）、姜半夏（五钱）、通草（钱半）、云苓皮（二两二钱）、防己（六钱）、杏仁（八钱）、枳实（六钱）、广皮（三钱）、滑石（六钱），煮四杯，四次服。五月初三日，大凡腹胀之疾，不责之太阴，即责之厥阴。此症自正月以来，开太阳之药，未有不泄太阴者，他症虽减其半，则尚未除。其故有三：一者病起肝郁；二者肝主疏泄，误补致壅；三者自正月以来，以右脉洪大之故，痹证甚重。治在肺经，经有诸痹独取太阴之明训。兹右脉平而左脉大，不得着于前议，暂与泄厥阴之络，久病在络故也。旋覆花（五钱，包）、黄芩（三钱）、归须（三钱）、老川朴（五钱）、杉皮（三钱）、半夏（五钱）、小枳实（五钱）、晚蚕砂（三钱）、广皮（三钱）、郁金（三钱）、苏子霜（三钱）、降香末（三钱）。煮三杯，三次服。二十三日，左胁痛胀，卧不着席，胸亦闷胀，气短，肝脉络胸之故。新绛纱（三钱）、香附（四钱）、半夏（五钱）、旋覆花（三钱，包）、归须（三钱）、小枳实（四钱）、苏子霜（三钱）、降香末（三钱）、郁金（三钱）、广皮（三钱）、川椒炭（四钱）、青皮（三钱），煮三大杯，三次服。七帖。六月初一日，痰饮肝郁，脉弦细，气上冲胸。旋覆花（四钱）、枳实（三钱）、公丁香（二钱）、苏子霜（三钱）、半夏（六钱）、片姜黄（三钱）、降香末（三钱）、郁金（三钱）、青皮（三钱）、广皮（五钱）、桂枝尖（三钱），煮三杯，分三次服。初三日，痰饮上泛，咳嗽稀痰，兼发痹证。桂枝（六钱）、防己（六钱）、杏仁（五钱）、川乌头（三钱）、云苓皮（五钱）、枳实（四钱）、广皮（五钱）、桂心（二钱）、苡仁（三钱）、白通草（二钱）、滑石（四钱）、炒黄柏（三钱、炒）。煮三杯，分三次服。初六日，小便不畅，下焦湿聚，于原方加滋肾丸法。十一日，痹证未尽除，痰饮未全消，当盛暑流行之际，逐饮开痹，即所以防暑。云苓块（六钱）、小枳实（二钱）、半夏（六钱）、防己（三钱）、生苡仁（六钱）、杏仁（三钱）、广皮（二钱）、桂枝（三钱）。煮三杯，三次服。十三日，暑泄，腹胀，舌黄，其人本有痰饮痹证，议五苓加减。桂枝（三钱）、猪苓（四钱）、泽泻（四钱）、云苓皮（五钱）、滑石（六钱）、川朴（三钱）、杉皮（三钱）、木香（钱半）、半夏（三钱）、藿梗（三钱）、白蔻仁（三钱）、川椒炭（二钱）、真山连（一钱）。十五日，脉缓，服前方。十六日，脉缓甚，服前方。二十一日，久病在络，其本病统俟丸药立方，但逐痰饮，宣气化湿，捍时令之暑湿而已。半夏（六钱）、云苓块（五钱）、生香附（三钱）、川朴（二钱）、广皮（三钱）、杉皮（三钱）、大腹皮（三钱）、小枳实（三钱），煮三杯，三次服。六月二十六日，服化癥回生丹起，每日一丸。二十七日，脉浮，筋骨酸痛，气短，五心烦热，新感暑湿之气，加以辛凉，与宣三焦。连翘（三钱）、苡仁（五钱）、银花（三钱）、白蔻仁（二钱）、藿香叶（三钱）、杏仁（三钱）、广皮（三钱）、小枳实（三钱），煮三杯，三次服。七月初二日，背痛甚，先与通太阳之痹。桂枝（六钱）、枳实（五钱、打）、防己（五钱）、云苓皮（八钱）、半夏（五钱）、杏仁（三钱）、川椒炭（二钱），煮三杯，三次服，亥初令完。初九日，近日阴雨连绵，背痛、腹胀不减，二便不爽，非嗳则哕，脉小于前，与宣痹开郁，兼去陈莝。桂枝（八钱）、茯苓（八钱、带皮）、白通草（钱半）、川朴（五钱）、公丁香（三钱）、防己（六钱）、杏仁（六钱）、晚蚕砂（三钱）、小茴香（三钱）、枳实（五钱）、白蔻仁（三钱），煮四杯，四次服。二十一日，寒湿发痹，脉缓甚，中有痰饮。桂枝（六钱）、茯苓（六钱）、白通草（钱半）、防己（五钱）、苡仁（四钱）、薤白（三钱）、枳实（三钱）、杏仁（四钱）、熟附子（二钱）、川乌头（二钱）、广皮（五钱）、草薢（五钱）、片姜黄（三钱），煮三杯，三次服，已服五帖。二十八日，脉弦紧，痰饮痹证癥瘕，因燥气而发，脏腑经络俱痹，故肢冷而畏寒也，峻与通阳。桂枝（一两）、广皮（六钱）、归须（二钱）、防己（五钱）、小枳实（四钱）、杏仁（五钱）、半夏（三钱）、穿山甲（一钱）、泽泻（三钱）、公丁香（三钱）、川椒炭（五钱、炒）、片姜黄（三钱），煮四杯，四次服。自六月二十六日起，每日空心服化癥回生丹一丸，七月二十九以后，每日服天台乌药散三分五分、一钱二钱不等。至十月十二日，每两乌药散中，加巴霜一分，每晚服三分五分不等，间有服至一钱者。十一月初一日以后，每晚间服奇经丸。十二月初十日，痹痛，饮咳，脉弦细。桂枝（八钱）、苡仁（五钱）、滑石（四钱）、川乌头（三钱）、云苓皮（六钱）、枳实（三钱）、川草薢（五钱）、杏仁（四钱）、防己（五钱）、川椒炭（三钱）。十二日，冲气上动畏寒，脉沉细，与桂枝加桂汤法，直伐冲气。桂枝尖（一两二钱）、紫石英（六钱、研）、云苓块（三两）、桂心（八钱）、小茴香（五钱），煮四杯，分四次服。十三日，大寒节冲气未止，脉反弦紧。于原方内加当归（五钱）、川芎（三钱），服二帖。脉中阳气生动，冲气平，畏寒止，仍然早服化癥回生丹一丸，晚服奇经丸三钱。

《古今医案按》选案

徐可豫治吴兴沈中刚内子，膝肿痛，右先剧，以热熨则攻左，熨左攻右，俱熨则雷鸣上胸，已而背悉若受万棰者，独元首弗及。发则面黛色，脉罔辨，昏作旦辍，日尪弱甚，医望色辄却，谓勿救。徐视脉竟曰是湿淫所中，继复惊伤胆，疾虽剧，可治。即令以帛缠胸少间，探咽喉间，涌青白涎沫几斗许。涌定，徐曰今兹疾发，至腹则弗上面，面弗青矣，至昏膝痛，仍加熨，鸣果弗及胸止。三鼓已定，皆如徐言，越三昏，不复作，遂痊。震按：湿则生痰，惊则痰阻，古有惊痰沃胆之说，所以面青也。痰随气动，所以升降作痛也。一吐而愈，是得戴人心法者。

《医验录》选案

雄川曹石起先生，讳云，小儿之授业师也。于甲子年十二月，正将解馆回宅，忽而腰痛，自谓下午时登山出恭受寒而起。初服验寒药一剂，腰痛止，走入两腿极痛，不能转侧，亦不能伸缩，彻夜不寐，大汗出。余诊其脉，两寸虚大，关尺沉濡。余思脉沉属寒，濡则属湿，其病为寒湿明矣。然两寸虚大，按之甚细，则正气又虚矣。当温经以逐寒湿，否则恐成流注。用附子八分，余则桂枝、桑

枝、秦艽、当归、川芎、牛膝、威灵仙、薏苡、虎骨，加
人参一钱五分。一剂服下，其痛处遂觉有物在内争斗，斗
一二时，痛遂减轻。次日两膝上及两脚底微肿，照前药加
泽泻、茯苓、汉防己。服一剂，两腿痛减大半，能转动，
膝与足底肿亦消。又服一剂，脚下痛止，右手臂痛不能
动，照前药去牛膝、防己，加五加皮。服一剂，次日右臂
痛止，又是左手臂痛。又服一剂，左臂痛又止，唯百劳
痛。再去桂枝、薏苡，加地黄、白术，服二剂而能起坐行
动，诸痛尽却，回宅度岁。

《洄溪医案》选案

乌程王姓患周痹证，遍身疼痛，四肢瘫痪，日夕叫
号，饮食大减，自问必死，欲就余一决。家人垂泪送至舟
中，余视之曰：此历节也。病在筋节，非煎丸所能愈，须
用外治。乃遵古法，敷之、拓之、蒸之、熏之，旬日而疼
痛稍减，手足可动，乃遣归，月余而病愈。大凡营卫脏腑
之病，服药可至病所，经络筋节，俱属有形。煎丸之力，
如太轻则不能攻邪，太重则恐伤其正，必用气厚力重之
药，敷、拓、熏、蒸之法，深入病所，提邪外出。古之所
以独重针灸之法，医者不知，先服风药不验，即用温补，
使邪气久留，即不死亦为废人，在在皆然，岂不冤哉。雄
按：风药耗营液，温补实隧络，皆能助邪益痛。若轻淡清
通之剂，正宜频服，不可徒恃外治也。

《缪氏医案》选案

阴虚夹湿，风阳易动，故痹证时发，湿邪宜去，却不可燥。以燥药易致劫阴也。生地、杜仲、稽豆衣、茯苓、炒黑防风、木瓜、麻骨、泽泻、木防己、萆薢、桐皮、五加皮、黑芝麻、炒独活、桑叶、鸭血、鲜山药藤为末，牛乳拌晒二次，薏苡仁一斤，霍斛四两，煎浓汁丸。

《杏轩医案》选案

王妇周体痹痛，医作风治，卧簧月余，肢挛头晕。予见之曰：此痹证也。躯壳外疾，虽无害命之理，但病久寝食不安，神形困顿，速救根本，犹可支撑。若见病医病，则殆矣。方定十全大补汤，加枸杞、杜仲、鹿角胶，两服未应，众疑之。予曰：缓则疗病，急则顾命。今病势败坏如斯，舍是不救，且补虚与攻实不同，非数十剂莫效。又服十日，周身发肿，众称病变，予曰勿忧。凡风寒客于人，壮者气行则已，怯者著而为病，本由营气不足，邪陷于里，今服补剂，托邪外出，乃佳兆也。仍命照方多服，痛止肿消而愈。识此，为治痹恣用风燥药者戒。

商翁夫人，本质虚寒，常多疾病。旧春曾为诊治，药投温补有效，今春因乃郎心疾，昼夜看守辛劳，风寒之邪，乘虚袭络，比时不觉，渐致颈脊酸痛，喜暖畏寒，欲人揉打，纠缠两月，医用羌、独、防风以驱风，香、砂、陈皮以理气，屡服不应。季夏予至孙村延诊，谓曰：此风寒袭络之证也。夫初痛在经，久痛在络。经主气，络主血。考督脉并于脊里，至风府入属于脑。《素问》云：痛者，寒气多也。寒则泣而不流，温则消而去之。方法：治风先治血，血行风自灭。理当养血为君，佐以温通脉络，非驱风理气所能治也。方定当归、枸杞、杜仲、巴戟天、附子、鹿角胶霜、狗脊、五加皮、秦艽、桑枝，四剂痊愈。

经云：风寒湿三气杂至，合而为痹。风气胜者为行痹。据述证由，右足膝盖，痛引腿腘，渐移于左，状类行痹。行痹属风，治以驱逐，理不为谬。但邪之所凑，其气必虚，况童质禀薄，肾元未充，驱逐过猛，血气受亏。肝主筋，筋无血养则挛急，脾主肉，肉无气煦则枯瘦，以致腓日干，髀日肿，足不任地，酿成废疾矣。古云：治风先治血，血行风自灭。闻所服诸方，非全无治血之品也。无如桂、麻、羌、独，药性太狠，难以监制，故只见其害，不见其益。在病初血气未衰，犹可辅驱并行，今则疲惫如斯，尚有何风可逐，何络可通？倘再求速功，见病医病，非但病不能医，而命亦难保矣。要知疾即成废，欲图转泽回枯，诚非易事，唯有培肝肾一法。膝为筋府，肝肾之脉丽于足，足得血而能步。复有调养脾胃一法。四肢皆禀气于胃，脾病不能为胃行其津液，脉道不利，筋骨肌肉皆无气以生，故不用焉。脾强胃健，四肢得禀谷气，脉道流行，自能充肤热肉。二法虽不言治病，然治病之旨，在其中矣。

《吴门治验录》选案

戴迎蒋桥典。脉沉而涩，风寒湿三气成痹，周身串痛，误服凉剂，致手足如缚，叫号终日，粥饮不进，危如朝露。两尺虽无力，尚不豁然而空，舌如腻粉。急用温散大剂，似尚可救。大熟地一两、制黑附子一钱、当归三钱（茴香炒）、上瑶桂五分、大白芍一钱五分、桑枝五钱（酒炒）、丝瓜络三钱、片姜黄一钱五分、茯苓三钱、薏米一两，煎汤代水凉服。

又，手足大舒，人已杖而能起。据述服药后，周身汗出津津，痛势已减去八九，连进薄粥两三次，脉象已起，但虚大而浮，再照昨方加生脉散。又，脉平痛定，唯两足尚觉少力，且素有脚气，每夏必发，可以丸药缓调矣。健步虎潜丸，每服三钱，开水送下。问：盛暑痹痛，身热面赤，凉散亦合时宜，何以几成不起？吾师转以大温收功也？曰：脚气逢夏而发者，阴分素有寒湿，因地气上升，故串痛上逆。早服温疏，原可不至于此，至此已变格阳伤寒，治以大温，一定之法。时虽盛暑，中病则神，况又凉服，如冷香饮子耶？

姚五十七岁。脉象沉缓，风寒湿久积于经隧，发为两足行动不便，两手时有抽痛，右食指不用，年近六旬，惧其气血日衰，酿成痹证，先用蠲痹汤意。归身三钱（酒洗）、大白芍一钱五分（酒炒）、焦白术一钱五分、独活一钱（酒炒）、牛膝一钱五分（酒炒）、宣木瓜一钱五分（酒炒）、生薏米三钱、川桂枝五分（酒炒）、桑枝三钱（酒炒）、酒炒丝瓜络三钱。又照前方加炒熟地四钱。酒药方：大熟地四两、砂仁三钱（研末、炒）、归身三两、生於术三两、肥牛膝二两、炙黄芪二两、独活一两、汉防己二两、宣木瓜二两、丝瓜络二两、防风一两五钱、薏米三两、甘枸杞二两、忍冬藤一两五钱、杜仲一两五钱（盐水炒）、川断一两五钱（盐水炒）、桑寄生二两、大白芍二两、炙甘草五钱。上药，无灰酒浸三日，隔水煮一炷香，地上窖三日，随量早晚服。

陆陈墓。脉象沉数，酒客多湿，更兼瘅疟之后，血不荣筋，始由周身痹痛，近独在左手足，时清至节，皆系湿流肢节之故，久恐酿成行痹、偏枯，宜养荣活络祛湿为治。蒸於术一钱五分、桑枝三钱（酒炒）、独活一钱、当归须一钱五分、宣木瓜一钱（酒洗）、生薏米三钱、秦艽一钱五分（酒炒）、白芍一钱五分（桂枝酒炒）、丝瓜络三钱。又，疟后气不流通，致肝胃旧疾复作，脘痛连胁，气注两足，红肿瘰发，大便燥结。此甲胆之气未平，夹有湿热下注。脉见沉数，自应和阴利湿，佐以疏肝为治。生首乌四钱（竹刀去皮）、北沙参四钱、白归身一钱、茯苓皮三钱、生薏米三钱、瓜蒌皮三钱、老苏梗一钱五分、四制香附一钱、炒山栀三钱、橘叶一钱五分、炒桑枝三钱。

丸方：竖劈党参六两、蒸冬术三两、茯苓三两、炒熟地六两、炒归身三两、炒白芍一两五钱、宣木瓜二两（酒炒）、老苏梗三两、炒薏米四两、缩砂仁五钱（盐水炒）、白蔻仁五钱（盐水炒）、煅牡蛎三两、陈皮一两五钱、小青皮五钱（醋炒）、炙甘草五钱。上药治末，炼蜜为丸，桐子大，每服四钱，桑枝汤送下。

陈小市桥。气虚湿胜，发为痛痹，四肢皆然，右腕独甚，脉沉缓，舌苔中白，法宜健脾利湿，少佐气分之品。蒸冬术一钱五分、制苍术七分、宣木瓜三钱（酒炒）、生黄芪一钱五分、防风五分（煎汤炒）、油松节一钱（酒炒）、大白芍一钱五分、桂枝三分（煎汤炒）、威灵仙六分（酒炒）、当归须二钱（酒洗）、络石藤二钱（酒洗）、炒香桑枝五钱。脉仍沉缓，右关尤甚。脾主四肢，右腕兼属手太阴肺，肿而不消，湿未去也。舌苔中白，仍宜照前法加减。竖劈党参四钱、蒸冬术一钱五分、茯苓三钱、炙甘草四分、归身三钱（酒洗）、宣木瓜一钱五分（酒炒）、海桐皮一钱（酒炒）、丝瓜络三钱（酒炒）、汉防己一钱五分（酒炒）、牛膝一钱（酒炒）、生薏米五钱、片姜黄七分（酒炒）、炒香桑枝七钱。又，右腕肿渐消而仍痛，脚步无力，早晨酸软难行。此湿热久滞经络，血分已亏，不能荣养之故。法宜脾肾两调。蒸冬术二钱、熟地炭五钱、归身三钱（酒洗）、宣木瓜二钱（酒洗）、牛膝一钱五分（酒炒）、生薏米三钱、百合三钱（焙）、陈香楠木一钱、桑枝尖五钱（炒）、茯苓皮（三钱）、五加皮二钱（酒洗），煎送虎潜丸三钱。又，脉平而软，右尤甚，右腕无力，不能举重。此肺气为湿热所伤，未能复旧之故。宜加补气之品，照前方去熟地，加炙黄芪一钱五分。又，脉症均渐向安，再照前方加大熟地五钱（砂仁炒）、桂枝尖三分（酒炒）、片姜黄五分（酒洗）、油松节一钱五分，煎送虎潜丸三钱。十服愈。

金大井巷，六十九岁。本由湿热积于筋络，肝胃两亏，时发脘痛，近因年高，血不荣筋，故串为周身痹痛，一切通络疏气之药，服皆不合。最苦夜不能寐，痛无停时，脉左细数右沉，自以和肝胃交心肾为急。小川连（四分）、官桂三分（煎汤拌炒）、茯神三钱、酸枣仁二钱、炒香附七分、炒山栀一钱五分、大白芍一钱五分（酒炒）、归身一钱五分（酒洗）、宣木瓜一钱五分（酒炒）、丝瓜络二钱（酒炒）、酒炒桑枝三钱。十服愈。问：经言：风寒湿三气杂至，合而成痹。后贤分症立方，大都散风、利湿、温经而已。今阅前四症，皆以调和气血、活络养荣、健脾利湿，并调肝胃、交心肾而愈，岂治痹诸方，皆不足用与？曰：善用古者，不执其方；善读经者，必通其意。五痹之论，《内经》详哉言之，然第辨其病也。后贤按症立方，亦第辨其病之所当治也。至气血之衰旺时，令之变迁，何能支支节节，细为分注，全在善读书者，以意通之。《内经》不又云乎：邪之所凑，其正必虚。唯其腠理空疏，为风寒湿三气所侵，不能随时驱散，流注经络，故合而为痹耳。且治风先治血，利湿先健脾，调脾先平肝，亦皆昔贤议论，杂见诸书，无不可通用者，岂必执定治痹诸方哉！即如姚症，病久年高，气血就衰，自应以药酒培其气血。陆症疟后，气虚湿胜，自应和阴利湿，以丸药补其脾虚。陈则痛而兼肿，脚步无力，故与脾肾两调。金则肝胃两亏，痛而不寐，故与和肝而交心肾，对症发药，虽不执古人成方，求其本而问所因，仍不外古人治法也。有志司命者，尚不以余言为河汉也！

吕东汇。脾虚则湿胜，血虚则风胜，年过六旬，肢节肿痛，脉象沉涩，风药过多，则血益燥，而筋不荣。法宜健脾利湿，养血息风为治。生黄芪一钱五分、生於术一钱五分、茯苓皮三钱、生薏米五钱、当归三钱、秦艽一钱五分、丝瓜络三钱、忍冬藤三钱、桑枝三钱、鲜荷梗三尺。又，脉涩少解，但嫌沉缓。前用健脾养血，颇为合法，再照前方加减。生黄芪二钱、当归须一钱五分、秦艽一钱五分、生於术一钱五分、茯苓皮三钱、夜交藤三钱、络石藤一钱、忍冬藤一钱五分、油松节一钱五分、炒桑枝五钱、生薏米五钱。又，照前方加桂枝三分、大白芍一钱。酒药方：即照前方加十倍，浸陈酒十斤，隔水煮一炷香，地上窨一周时，每饭后服一茶杯，半月愈。

《曹仁伯医案论》选案

藩署萧四爷治验丸方。人年四十阴气自平，从古至今，未尝不若是也。唯尊躯独异者，正气不足，湿痰素多，阳事早痿耳。予偶阅医书，夜卧臂在被外者，每易招寒而痛。妇人露臂枕儿者，亦易受凉而痛。此尊躯之病，虽非得于被外枕儿，而其起痛之因，本因于卧在竹榻。竹榻之性寒凉者也，日日卧之，则寒凉之气未有不袭筋骨。较之前二条之偶伤经络者更进一层，所以阳气不宣，屈伸不利，痛无虚日，喜热恶寒矣。仲景云：一臂不举此为痹。载在中风门中也。实非真中而却类中之机，岂容忽视？现在治法，首重补阳兼养阴血，寓之以驱寒，加之以化痰，再取经络通之，则一方制度自不失君臣佐使焉。大熟地八两、归身四两、赤芍二两、附子二两、党参四两、於术四两、茯苓八两、黄芪二两、半夏四两、虎掌一对、阿胶三两、橘红二两、姜黄一两、桂枝一两、沉香五钱、甘草一两、枳壳二两、海桐皮二两、风化硝一两、西羌活一两（为末），取竹沥一茶碗，姜汁二匙，和入淡蜜水，泛丸。

《类证治裁》选案

李，左臂自肩以下骨节大痛，经所谓寒胜则痛也。来势甚骤，若游走上下骨骱，即俗谓白虎历节风。痛如虎咬，刻不可忍，此非厉剂不除。投以川乌头（炮去脐皮）、草乌头（炮去皮、姜汁制）、松节油，一剂，服后饮酒以助药势达病所。夜半身麻汗出，平旦而病若失矣。此仿活络丹法。

张，五旬外，左臂素患肿痛，因涉江受风，一夜，全身麻痹，脉虚濡，此真气虚而风湿为病，乃痹中根萌也。经曰：营虚则不仁，卫虚则不用。营卫失调，邪气乘虚袭入经络，蠲痹汤主之，数服而效。《准绳》云：凡风痹偏枯，未有不因真气不周而病者。治不用黄芪为君，人参、归、芍为臣，桂枝、钩藤、荆沥、竹沥、姜汁为佐，徒杂乌、附、羌活以涸营而耗卫，未之能愈也。严氏蠲痹汤用黄芪、炙草以实卫，当归、白芍活血以调营，羌、防除湿疏风，姜黄理血中滞气，入手足而驱寒湿，用酒和服，专借以行药力也。

王，伤酒涉水，湿袭阴络，右腿痹痛，由髀骨直至委中穴。参用三痹汤内服，桂心、茯苓、牛膝、杜仲、白术、苍术、当归、独活、桑枝煎汤。外用防风、桂枝、木瓜、当归、豨莶、葱白煎汤熏洗，汗出为度。夫湿痹重着，今腿痛已定，痛移膝胫，仍以逐湿通痹法治。川乌、桂心、独活、牛膝、虎胫骨、归尾、没药，以溺少加茯苓、车前子。二服，兼用洗药，痛止能行。数十日内，戒酒肉、风冷、劳动。

族妇，右臂痛，手不能举，此为肢痹。用舒筋汤。片姜黄、当归、羌活、炙草、姜渣、海桐皮，加桂枝，四五服渐瘳。凡筋得寒则急，得热则纵，软短为拘，弛长为痿。风寒湿三气杂至，合而成痹。风胜为行痹，寒胜为痛痹，湿胜为著痹，宜宣风逐寒燥湿，兼通络。如臂痛，服舒筋汤，必腋下漐漐汗出，则邪不滞于筋节，而拘急舒矣。如气虚加参、芪，血虚加地、芍，肩背加羌活、狗脊、鹿胶，腰脊加杜仲、独活、沙苑子，臂指加姜黄、桂枝，骨节加油松节、虎膝，下部加牛膝、薏苡、五加皮、虎胫骨，经络加桑寄生、威灵仙、钩藤。久而不痊，必有湿痰败血瘀滞经络，加桂心、胆星、川乌、地龙、红花、桃仁以搜逐之。

王，有年，盛暑脉沉缓，身半以下酸痛，胫膝无汗，手足不温，便艰梦泄，皆湿热壅阻致痹，先通其壅。用蒸牛膝、当归、秦艽、川芎、玉竹、杏仁、陈皮、淡苁蓉。二服便润，去苁蓉、杏仁，专理经络湿邪，加桂枝、桑寄生、独活、薏苡仁、杜仲、熟地（炒）。十数服全瘳。

《龙砂八家医案》选案

徐商珍令媳左腰膝足肿流走疼痛麻木（乾隆六年）。六脉迟弱，两尺尤甚，左腰膝足肿，关节间疼痛麻木，遇温暖即稍止。此系三阴经之恙，治宜温肾养肝活络为治。当归三钱、川芎钱半、肉桂五分、秦艽二钱、川熟附八分、牛膝二钱、独活一钱、南仲二钱、川断二钱、桐皮二钱、桑枝（炒）二钱。

《花韵楼医案》选案

大伯母（痹痛）。肝火湿热下注阳明之络，外束风寒，两腿痛甚，艰于步履，脉细舌白。姑先疏解外风，但症系内伤虚痹，最属淹缠者也。桂枝四分、赤芍一钱、白蒺藜三钱、赤苓三钱、秦艽一钱五分、苡仁三钱、嫩桑枝、归须一钱五分、防己三钱、萆薢三钱。

大伯母（又诊）。环跳痛缓，移于内臁，左脉转数，外风已渐化火。盖阳明主一身之络，气血亏，不能灌溉络脉，郁火湿热，乘隙内踞，而为痹痛。去秋曾患流注，病虽异而其源则一也。拟补血汤兼理湿热。黄芪一钱五分、川柏五分、秦艽一钱、防己三钱、白蒺藜三钱、郁金五分、苡仁三钱、天麻五分、萆薢三钱、归身三钱、滑石三钱、桑枝一两（酒炒）。

大伯母（又诊）。肝风湿热，逗留经络，痹痛夜甚，脉软带弦，舌红苔黄。此内因之病，不宜峻剂，攻风劫痰，再伤血液，须防血枯筋挛而肢废，或痹乘中土而变腹胀。当养肝阴，佐以化瘀定痛。细生地四钱、生冬术一钱五分、防己三钱、归身三钱、小胡麻三钱、淡干姜三分、木瓜一钱、杞子三钱、金毛脊三钱、苡仁三钱、加乳香三分、没药三分（后下）。

大伯母（又诊）。昨宵痛缓得寐，脉数和而舌苔稍化。病由气血两亏，用药慎其偏胜为要，拟萎蕤加味。萎蕤一两、生冬术一钱、木瓜一钱五分、金毛脊五钱、细生地四钱、细木通三分、干姜三分、归身三钱、炒米仁三钱、云苓三钱、杞子三钱、生甘草五分。

大伯母（又诊）。意伤忧愁则肢废，盖脾主四肢，心阳不畅，肝失生发之机。水谷入胃，易生痰湿，少于生血，血不养筋，右腿拘牵，不能伸屈。且持斋百日，阳明血液之亏，不待言矣。所虑延为痼疾，然治法不外乎养肝培脾和胃而化湿热耳。羚羊角二钱、肥玉竹三钱、杞子三钱酒炒、钩勾三钱、白蒺藜三钱、汉防己三钱、木瓜一钱酒炒、金毛脊三钱、川石斛三钱、苡仁三钱、阿胶二钱、归身三钱、桑枝一两。

大伯母（又诊）。血枯经络少舒，内风痰多并阻，仍守昨法。羚羊角三钱、防己一钱五分、苡仁三钱、小胡麻三钱、秦艽七分、钩勾四钱、青蔗汁一杯、肥玉竹五钱、木瓜五分、归身三钱、白芥子三分。加白麻骨五钱、桑枝五钱，煎汤代水。

大伯母（又诊）。昨今两日，痛势大缓，环跳经络，俱未抽掣。唯足刺痛，痛幸式微，郁火湿热全化矣。羚羊角、白芍一钱五分、松子仁三钱、钩勾三钱、淡苁蓉三钱、归身三钱、木瓜五分、桑枝三钱、枣仁三钱、青蔗汁一杯。

大伯母（又诊）。肝火已化，和补阳明气血为主。人参须一钱、细生地三钱、肥玉竹三钱、归身一钱五分、生冬术一钱五分、怀牛膝一钱五分、云苓三钱、白芍一钱五分、枸子三钱、钩勾三钱。

大伯母（又诊）。阳明气血日旺，渐能行动，唯步履力不足耳。人参须一钱、细生地四钱、肥玉竹三钱、归身一钱五分、生冬术一钱五分、杜仲三钱、米仁三钱、云苓三钱、杞子三钱、白芍一钱五分。

《王氏医案续编》选案

高某，患两膝后筋络酸疼，血不养筋。略不红肿，卧则痛不可当，彻夜危坐。孟英切脉虚细，苔色黄腻，咽燥溺赤。与知、斛、栀、楝、牛膝、豆卷、桂枝、竹沥为方，送虎潜丸。阴虚于下，火炎于上，煎剂以治其上，丸药以培其下，井井有法。旬日而瘳。

徐氏妇重身而患四肢疼痛，不可屈伸，药之罔效，或疑为瘫痪。任殿华令其舍专科而质于孟英。诊曰：暑热入于隧络耳，吾室人曾患此，愈以桑枝、竹叶、扁豆叶、丝瓜络、羚羊、豆卷、知母、黄芩、白薇、栀子。照方服之，果即得愈。眉批《吴氏医验录》有寒中经络之证，与此正相对待，可见病证有寒即有热，不可执一而论也。

《旧德堂医案》选案

德州都谏王介清，丁内艰，患左胁顽痹，足腿麻木，按摩片时，少堪步履，服清火消痰、补气活血病势不减，后服阕入京，邀家君诊视。见伊肾肝脉虚，断为肾虚不能生肝，肝虚不能荣血，水亏血耗、经隧枯涩之症。先以四物汤加秦艽、石斛、牛膝、葳蕤，不数剂而胁痹顿除，后服肾气丸一杯，永不复发。

上洋秦斋之，劳欲过度，每阴雨左足麻木，有无可形容之苦。历访名医，非养血即补气，时作时止，终未奏效。戊戌春病势大作，足不转舒，背心一片麻木不已。延予治之。左脉沉紧，右脉沉涩，此风湿寒三气杂至，合而为痹。其风气胜者为行痹，寒气胜者为痛痹，湿气胜者为着痹。着痹者即麻木之谓也。明系湿者，邪内着痰气凝结，郁而不畅，发为着痹。须宣发燥湿之剂，加以报使之药，直至足膝，庶湿痰消而大气周流也。方以黄芪、苍术、桂枝、半夏、羌活、独活、防己、威灵仙数帖而痊。若以斋之多劳多欲而日服参芪，壅瘀隧道，外邪焉能发，而病安能去乎？

海宁相国陈素庵，病足肿痛，用补血药则肿愈甚，用补气药则痛益增。延家君往治。诊其脉软而气滑，属湿痰流注下焦，为有余之症，定非不足也。若滋阴则壅沉滞阳气，若补阳则胶固经络，此病之所以增进也。用陈皮、茯苓、半夏、独活、苍术、厚朴、桔梗、灵仙，两服痛减肿消。故虚虚之祸世所共戒，实实之殃人每蹈之。若徒执补养之法是未明标本缓急、邪正虚实之机也，乌足以与议道哉！所以戴人立法专主驱邪，诚虑夫补实之祸，以救末流时弊耳。

《沈俞医案合钞》选案

嵇。阳虚风痹，周身游走而痛，用小续命汤。防风、荆芥、人参、防己、白芍、川芎、麻黄、熟附、杏仁、黄芩。

《问斋医案》选案

关节痛如锥刺，多汗，身重如山，竟夜神烦，溲浑，苔厚。风湿与伏邪交并，热不外达，内陷、危疴。勉拟一方，应手为顺。羌活、独活、防己、防风、尖槟榔、川厚朴、草果仁、威灵仙、西茵陈、秦艽、藁本、生姜。

东南卑湿，湿多化热。地之湿气，感则害人皮肉筋骨，遍身浮肿，骨节烦疼，逢阴雨风霾益甚。宜《医话》化湿汤加风药以胜之。羌活、独活、防己、防风、赤茯苓、制苍术、白苦参、炙甘草、焦白术、制半夏、薏苡仁、煨木香。

经以风寒湿三气，合而为痹。遍身痛处不移，乃湿胜之着痹也。胜湿汤加减主之。羌活、独活、汉防己、青防风、制苍术、冬白术、川芎、藁本。

经以卧出而风吹之，血凝于肤者为痹。遍身痛无定所，游走不一，乃风胜之行痹也。桂枝汤加味主之。桂枝、炙甘草、赤芍药、麻黄、制附子、当归身、川芎、生姜、大枣。

经以厥阴有余为阴痹。遍身痛如虎咬，关节尤甚，故又名白虎历节风，乃寒胜之痛痹也。小青龙加减主之。麻黄、桂枝、炙甘草、赤芍药、北细辛、制半夏、制附子、油松节、炮姜。

尊荣体质，骨弱形丰，因劳汗泄，三气乘虚而入，合而为痹，痛无定止。当归身、川芎、青防风、炙黄芪、冬白术、五加皮、晚蚕砂、油松节、生姜。

血热召风，遍体酸疼如掣。大生地、当归身、川芎、白芍药、丹参、威灵仙、独活、秦艽、汉防己、片姜黄。

阳虚则寒从中生，血燥则风从肝起。脾弱不能渗湿，本气自病为痹。筋骨痛无定止，犹类中之意，扶正为先。大熟地、当归身、防风（水炒）、黄芪、白芍药、川芎、怀牛膝、制附子、油足肉桂、炙甘草、油松节、宣木瓜。

中有病，旁取之。中者，脾胃也。旁者，少阳甲胆也。脾湿不运而成湿痹。宜助甲胆春升之气，用风药以胜之。羌活、独活、汉防己、青防风、柴胡根、绿升麻、制苍术、威灵仙、川芎、白芷、藁本、生姜。

始因拇指强直，麻痹不舒，蔓延肢体，彼此相牵。近乃痛如针刺，或筋脉动惕，延今半载。素本阴亏体质，风寒湿得以乘之，合而为痹。邪正不两立，气血如泉源，源流不畅则不通，寒湿稽留而不去。法当静补真阴为主，流气活血辅之。大熟地、怀山药、山萸肉、当归身、宣木瓜、怀牛膝、红花、苏木、制香附、威灵仙。

病延三载之久，半体酸疼在右，逢阴雨、烦劳益甚。居处过湿，湿合风寒，凝滞营卫之间，肝脾肺三经受困。肝恶风，脾恶湿，肺恶寒，故也。肝位于左，肺藏于右，脾用在右，木必克土，故痛偏在右，有偏枯之虑。人参、冬白术、云茯苓、炙甘草、制半夏、陈橘皮、当归身、川芎、桂枝、香白芷、生姜、大枣。

气主煦之，血主濡之，气血不足以煦和濡润，为风寒湿所乘，合而为痹。肩项痛无定止，肢臂难以屈伸，脉来细软如绵。素昔心境烦劳过当，二气潜消于畴昔，诸症互见于当前，有类中偏枯之虑。难期速效，当以缓图。大熟地、人参、绵州黄芪、青防风、冬白术、当归身、芎藭、制豨莶、桂枝、炙甘草、赤芍药。

二气素虚，三邪易袭。痛自缺盆斜连肩背，举发无时，逢阴雨风霾益甚。缘产育多胎，去血过当，不能荣养经络所致。扶二气，却三邪为主。大熟地、人参、制苍术、川芎藭、当归身、制豨莶、桂枝、赤芍药、炙甘草、生姜、大枣。

风袭风池，湿着风府。项背强痛，不能旁顾。麻黄、桂枝、制苍术、青防风、香白芷、蔓荆子、川芎藭、藁本、炙甘草、赤芍药、生姜、大枣。

经以伤于湿者，下先受之。足之三阴，从足走腹。肝为一阴，主筋。肾为二阴，主骨。脾为三阴，主肌肉。邪之所凑，其气必虚。风寒湿乘虚，合而为痹。水流湿就下，故痹自下而上。肌肉筋骨相引而痛，痛处不移为着痹。逢阴雨腹中膹胀，湿甚可知。虽云治湿宜利小便，然新湿可利，久湿非其所宜。过利能无伤阴耗液之虑？宜乎崇土为先。人参、云茯苓、冬白术、炙甘草、绵黄芪、青防风、制半夏、陈橘皮、晚蚕砂、油松节、薏仁米。

风湿相搏，骨节烦疼，有汗恶风，不欲去衣。温通卫阳主治。制附子、桂枝、羌活、青防风、炙甘草、威灵仙、赤芍药、生姜、大枣。

左臂隐痛，麻涩难伸，右腕不随人用。由于肝木化风，脾湿生痰，与外风寒湿相合，风淫末疾，痰阻气机，有转类中偏枯之虑。扶二气却三邪为主。绵黄芪、青防风、冬白术、当归身、川芎、秦艽、独活、威灵仙、嫩桑枝，服药四剂，左臂之痛渐苏，右腕之弱如故。气机不利，太息不伸。肝木素失条舒，脾蕴湿痰，外与三邪相搏，六脉转觉沉潜。依方进步可也。绵黄芪、青防风、冬白术、人参、桂枝、当归身、川芎、制半夏、制南星、嫩桑枝、油松节。病原已载前方，第痹聚在臂腕之间，乃太阴、阳明、厥阴连络交经之处。肝不条达，胃失冲和，脾失健运，风寒湿得以乘之。扶二气却三邪已获效机，更益以斡旋中气以畅清阳之品为丸，缓缓图痊可也。人参、绵黄芪、冬白术、青防风、当归身、川芎、桂枝、茜草根、陈橘皮、银州柴胡、绿升麻。水叠丸，早晚各服三钱。

《得心集医案》选案

高汉章，得风湿病，遍身骨节疼痛，手不可触，近之则痛甚，微汗自出，小水不利。时当初夏，自汉返舟求治。见其身面手足俱有微肿，且天气颇热，尚重裘不脱，脉象颇大，而气不相续。其戚友满座，问是何症。予曰：此风湿为病。渠曰：凡驱风利湿之药，服之多矣，不唯无益，而反增重。答曰：夫风本外邪，当从表治，但尊体表虚，何敢发汗？又湿本内邪，须从里治，而尊体里虚，岂敢利水乎？当遵仲景法处甘草附子汤。一剂如神，服至三剂，诸款悉愈。可见古人之法，用之得当，灵应若此，学者可不求诸古哉？甘草附子汤，甘草、附子、桂枝、白术。

汪宝泉，时届长夏，夜卧当风，值梦遗后，得风痹病，始苦左足肿痛，难以移立。即邀予视，亟祈补剂。诊之，脉大舌黄，身有微热，虽初起，其势已重，颇类脚气病，但无恶寒、发热、胸满、呕吐之症，且脉大舌黄，必是风痹。因告之曰：此风湿内蕴，久而化热，萃于经脉之中，法当轻扬辛凉之药宣通经隧，兼以甘寒味淡之属息风渗湿。但湿凝为肿，风胜为痛，而风为阳，阳主动，势必流走经隧，恐身中四肢关节处，难免流注之苦。以风性游移，非比寒湿之邪仅着一处，留而不散，是以《内经》

有周痹、行痹之称，即此症也。必邪去然后正安，不可谓因遗精而病，辄与温补助邪。疏与杏仁、桂枝、防己、防风、蚕砂、羚角、桑叶、通草之属，日夜连进二剂，左足稍愈，身热已除。果然右脚肿痛，更加薏苡、萆薢以利湿。按服三日，两足肿痛虽轻，忽又肘腕、掌节、肩髃各处，逐日游移，肿痛不堪，又以前方参加石斛、黄柏、天冬、玄参、茅根、桑枝、梨汁、竹沥，便闭稍加明粉，盖遵《内经》风淫于内治以甘寒，热淫于内治以咸寒。半月之久，按日两剂，其功始半。续进地黄丸一斤，乃奏全绩。原自古风痹痿厥之症，治不得法，常多殒命，治或稍差，亦成痼疾，总由不知风痹痿厥该何证，寒热虚实从何据，捡方试病，误人良多。夫四末之疾，必识动而劲者为风，不仁或痛者为痹，软弱不举者为痿，逆而寒热者为厥。况风者必多风热相兼，痹者必风寒湿相合，痿者必火乘金，厥者或寒或热，皆从下起而逆上也。然又病机变化，寒热虚实，皆从人之脏腑转移，表寒里寒，表热里热，阴虚阳虚，自有分别。或曰：风淫四末之征，案中分晰甚明，但所言寒热虚实，皆从人之脏腑转移者何。答曰：凡邪之所凑，必乘人身之隙而入内外相召也。如其人身中素有蕴热，外风一袭，则风为热风。若其人身中素有虚寒，外风一袭，则风为寒风。古之三化汤、防风通圣散，皆为治实火之风而设。八珍、十全、地黄饮子之类，皆为治虚火之风而设。经曰：风者善行而数变。正为变虚变实，必从人之脏腑虚实转变也。其间祛邪养正，必察其脏气之偏胜，究其邪气之深浅，庶几了然在望，投剂无差耳。

《寿石轩医案》选案

肝气入络，饮邪乘虚而入，于是遍身串痛，不能起卧，步履艰难，已经一纪，所幸口味如常。脉象弦滑。根蒂固深，非徐图不可。海风藤一钱五分（砂炒）、汉防己八分、云茯神苓各一钱五分、通络散二分五厘、福橘皮络各八分、油松节四钱、瓜蒌霜八分（去油）、络石藤八分、左牡蛎五钱、宣木瓜二钱（砂炒）、路路通一钱、丝瓜络一钱五分。

《慎五堂治验录》选案

沈妪，宿恙腰脊受伤，今夏感受风寒及湿三气为痹。一身酸楚后，伤处大痛，刻下痛益甚而胃日呆，脉革。年逾花甲，营虚，邪郁不宣。拟用三气饮加减，外以摩腰膏，和其营而活其滞，内外交治者也。生地三钱、思仙木三钱、五加皮三钱、乳香五分、独活一钱半、怀牛膝三钱、当归一钱半、没药四分、桑枝一两、甘杞子一钱半、原蚕砂三钱。伤处三气合邪经久不愈，则肾经亦病，昨进扶正化邪，各恙转松，仍宜景岳先生三气饮主之。杜仲、五加皮、生地、锁阳、狗脊、川牛膝、独活、络石、苡仁、仙灵脾。

《温氏医案》选案

涪州牧伯阮叙九之书记张姓者，年二十余，染患痹证，市医见其四肢浮肿，脉沉气喘，认为虚弱，概用补法，愈补愈剧，奄奄待毙，众见病笃，始禀知伊主，牧伯心存恻隐，不忍漠视，延余诊视。审其六脉沉细无力，四肢肿胀，胸满气喘。余曰：此名痹证，系风寒湿三者相合而成。若再服补药，必气阻而死。余即用麻黄附子细辛汤重加利湿之品，旁观者深为诧异，见人弱如此，尚堪麻附之猛烈耶！经云有故无殒，即俗云有病则病受之谓也。服一剂喘平肿消，随用加减之法，数剂而愈。

《青霞医案》选案

壬辰正月初三日，吕叔梅先生来寓，邀予为方仲仁夫人诊病。细询病情，云由左腿痛起，串至右腿，随上串右手肩臂五指，肢节肿疼，筋缩如钩，渐又串及左手肩臂五指，筋缩如右，浑身骨筋挛急，势是抽搐，着床两足立紧，人亦不能分动，皮外痒而内疼，日轻夜重。经书：风热胜则痛，湿热胜则肿。竟成白虎历节风，疼痛不可屈伸之证矣。经又言：寒郁其热。究其病源，素来体胖痰多，大抵虚致邪聚。而尤氏云：此证若非肝肾先虚，则虽有湿气，未必便入筋骨，况肥人多痰，痰亦湿气所化，今风寒湿三气，合而为痹，直入于关节筋骨之中，则四肢牵掣，犹如刀割，病已如此，瘫痪难免矣。视其病之形状，细揣病理，邪既深入，必须驱之外出。予若以风湿门诸通套药施之，何异人已入井，而益之以石乎？不得不用猛烈重剂，直入巢穴，希图有济，未可知也。仿仲景桂枝白芍知母汤法治之。麻黄二钱、桂枝四钱、附子二钱、甘草二钱、白术四钱、白芍三钱、防风四钱、知母四钱、生姜四钱。初四日，昨服原方，浑身疼痛稍松，右手指亦能稍动，唯舌上白苔如雪，咽痛，口中不作干。

初五日，两手肩背指稍能伸动，自觉浑身亦稍为轻松。

初六日，原方连服三剂，日见松动，未添别证，痰吐亦多，夜间始能安神熟睡，唯两手肩臂弯，痛不能动。此风寒深入于骨髓之中，难于外达，不得不用仲景乌头汤，以驱筋骨中凝结之风寒。若除之不去，废疾难免。如钱仲阳为宋之一代名医，自患痹证，止能移于手足，为之偏废，不能尽去，可见其为难治也。麻黄三钱、乌头二钱、白芍四钱、黄芪五钱、知母四钱、黄柏三钱、炙草二钱。本方加桂枝三钱、白蜜四两、水三碗，同乌头煮取汁一碗，去乌头，另将药七味，水三碗，煮取汁一碗，纳蜜汁中，更煎数沸，约两碗，分三次服。初七日，服原方，两手指肢节肿胀渐消，浑身骨节疼，大为松动，饮食稍为知味，夜间安睡，唯肩臂弯痛些，两足亦渐松动。

初八日，服原方太平。初十日，原方连服五剂，两手肩臂指，自能上下，伸缩自如，两足能反侧，唯左腿弯痛些。

十一日，前方连服六剂，两手肩臂指节，自能伸缩，上下自如，唯两腿膝弯痛，虽能反侧，仍未能如右手大拇指中指，至夜半其筋总有些不便。至早起始能自如，似乎痹痛，又窜至下部矣。

十二日，经言：白虎历节风证，诸肢节肿疼如虎咬者。载在中风门内。唐后各大家，议论中风大法有四，其四曰：风痹，类中风状，故名之也。然虽相类，实不相同，而致痹之由，曰风，曰寒，曰湿，互相杂合，非可分属。痹者，气闭塞不流通也。或痛痒，或麻痹，或手足缓弱，与痿相类。但痿因血虚火盛，肺焦而成，痹因风寒湿气侵入而成。又痹为中风之一，但纯乎中风，则阳受之。痹兼风寒湿三气，则阴受之。所以为病便重，其患不易除也。经既言以寒气胜者为痹痛，又言，凡伤于寒者皆为热病。观古人之用药，自有一定之权衡，如仲景用附子、乌头，必用于表散药中，合桂枝、麻黄等药同用，既发表不远热之义。至攻里，必遵《内经》不远于寒可知矣。奈何人有未过此义者。今痹证，两肩臂手指，均能伸缩，上下自如，唯右手大指中指之筋，似乎夜间总有些须不舒，下部虽能反侧，而左腿膝弯筋痛，按右手大指中指，均起病之根基也。遍查痹证，又必以舒筋为主，仿羚羊角散以治筋，似乎有合经意。羚羊片一钱五分、川芎一钱五分、白芍一钱、当归二钱、黄芪二钱、附子五分、防风六分、独活一钱、桃仁四分、牛膝一钱、黄柏一钱、生姜二钱、苡米五钱，煎汤代水。

十三日，原方加杜仲、白术、威灵仙、桂枝等味。

十四日，查手阳明之筋，起于手大指次指之端，结于腕上，循臂，结于肘，足阳明之筋，起于中二指，结于跗。《内经》曰：宗筋主束骨而利机关也。云小便时有些涩痛，是膀胱之气不化。其右手大指中二指筋挛节痛，浑身上下，痛处均松，独左腿弯筋痛不减。况病久，气分已虚，不能不先固正气，以通膀胱，是先补而后攻之法也。潞党参一钱五分、白术三钱、木通二钱、杜仲三钱、白茯苓三钱、川续断三钱、陈皮五分、独活一钱五分、炙草五分、甜枸杞一钱、蚕砂五钱。煎汤代水。

十五日，服原方。

十六日，小便通畅，唯右手三指及左腿弯之筋，入阴分则肿痛些，至阳分则松。经言：风淫末疾。痹在手足，四肢为诸阳之本，本根之地，阳气先已不用，况周身经络之末乎。拟乌头粥合谷味，先从营卫所生之地注力，俾四末之阳，希图以渐而充，方为病者福兆。乌头研细末，生用，每用香熟晚米二合，入药末一钱，同米煮稀粥，不可太稠，下生姜汁一匙，白蜜三匙，搅匀温啜之为佳。如下部湿重，加苡米末三钱入粥，或将乌头先用水煮数十沸，去水，再用渣同米煮亦可。

十九日，原方连服三日，上下均见松动，唯右手大指中二指，皆未见大松。忆巢氏云：夫风者，外司厥阴风木，与少阳相火同居，火发则风生，风生必夹木势，侮其脾土。故脾气不行，聚液成痰，流注四末，因成瘫痪。余见世人有此患者，并未见其能愈一人也。仍用仲景乌头汤，服至廿三日，已能起床行走，右手大指中二指，亦能伸屈自如。唯入阴分时，右手三指，总有点不便，早起伸缩活动矣。

二十四日，服青州白丸子二十粒。生半夏、生南星、生白附子、生乌头共研细末，水浸，日日换水，廿七日取起为丸，如桐子大。

二月初四日，前月二十四日服青州白丸子共十天，其为平安。近复检阅各家议论，痛痹之证，以臂痛不举，叙于半身不遂之下，谓风从上入，臂先受之。世俗谓大指麻者，三年后定然中风，抑知风善行而数变，有热风寒风之别，风之中人，必从营卫而入，因人之脏腑虚实寒热而变证也。《内经》云：脉微而数。微者指阳之微，数者指风之炽也。所出诸脉，字字皆本阳虚而言。其人必血舍空虚，而气分热炽，风之飍来，匪伊朝夕也。经又言：不问其虚，安问其余。偏枯病，阳盛阴不足者有之；历节证，阳气痹而不通者尤多。前刘李二公之论，有攻补之别。刘以人禀天赋，本无亏欠，因邪入搅乱其气而后成病，邪退则正气自安，故以攻邪为要。李以人之真气，营养百骸，周于性命，凡真气失调，少有所亏，则五邪六淫，乘间而入，正复则邪自却，故以补正为要。二公深得上古圣贤立方之奥妙，明理识证，著书各成名手，盖遵古人之规矩，对证用药，当补当攻，调治得宜，自然有效。予用攻冲之法，虽然侥幸获效，亦是二少奶奶之洪福也。现痹痛已愈，行走如常，而右手大拇指中二指之病，恐不易尽除，以后能于调养真气，销去病根，则大妙矣。余年届八旬，自问见识短浅，恐不能胜任，或再遍访高明治之，余之幸也。

《许氏医案》选案

李实之太史放甘肃主考时，夫人住京，系朱相国之孙女，湖北廉访之女，内阁章京伯平之妹，产后病剧。延余诊视，脉沉细，四肢拘挛，瘫痪溺黑，知受风寒化热为痹。拟以独活寄生汤加减见效，继为加减数服而愈。

《过氏医案》选案

平江叶君琴初媳，一日忽腿不能举步，渐及手臂拘挛，浮肿疼痛号呼，患处板硬，色白不红。始进祛风之药不效，继进阳和汤则大痛。病延数月，纳少体瘦，痛处拒按。余诊其脉，左关滞弱，两尺细涩，此系肝肾两亏，厉风乘隙里袭。余思治风先治血，不可以温烈之品劫其真阴，乃用黄芪为主（取其无形能生有形也），并以活血行经之味投之。投之不应，再以九转一粒还丹（用陈鸦片一两，牛黄、当门子各四分，百草霜三钱，研匀，将黄米饭八钱，研和为丸，每丸三厘，朱砂为衣，封纸筒内，用脚炉盖翻转，以炭火微烘三炷香，每炷摇三次，故曰九转还丹。治一切重症，服时照病加引更效。大人每服一丸，小儿七八岁作两次服，六七岁作三次服，三岁未周作四次服，倘多服，饮浓茶即解）与煎药间服，以启其蔽，仍用前药加酒同煎（古方用酒者多，今则不用，实则有形之证用酒则易于奏效，唯疗及喉证不宜用耳），并用前役夫马粪法治之，数十日后，体健加餐，可循墙走矣。

《诊余举隅录》选案

戊子冬，吾同里友杨怀冰，因母患腿膝痛，不能屈伸，稍动，即酸楚难忍，经数医诊治，饮食减而神益疲，邀余往诊。余切其脉，虚数而涩，知是衰年气分不足，偶因劳乏，经络停瘀所致。用补中益气汤、桃仁四物汤加减为方，两剂后，痛若失，屈伸自如，饮食增，精神亦振。

《柳宝诒医案》选案

史，右足酸疼刺痛，自腰脊下及膝股，或作或止。近日剧发不愈，脉象细弦而不数。寒热之邪，下陷于阴经。法当通络疏邪。左秦艽（酒炒）、川独活、厚杜仲（酒炒)、全当归(酒炒)、赤芍药、川怀牛膝(各酒炒)、桂枝尖、川断肉、五加皮(酒炒)、丝瓜络、乳香(酒煎拌炒)、嫩桑枝(酒炒)。另:大活络丹,黄酒送下。二诊腰膝痛稍减,唯右脉不静。邪滞阴络,未能疏通。拟方以前法增损。川独活(酒炒)、川断肉(酒炒)、川怀牛膝(各酒炒)、大生地(酒炒)、刺蒺藜、酒木瓜、金狗脊(酒炒)、桂枝尖、苡仁米(酒炒)、橘络、丝瓜络、乳香(酒煎拌炒)、嫩桑枝。

张,肢节拘挛胀痛,脉象细弦而数。风气走于经络,流注于四肢,乃历节风之轻者也。初起宜疏风和络。左秦艽(酒炒)、独活(酒炒)、全当归、防己(酒炒)、赤芍(酒炒)、五加皮(酒炒)、桂枝尖、橘络、首乌藤、忍冬藤、丝瓜络(酒炙)、桑枝(酒炒)。

郑,热邪留于经络,左手腕痛而胀,肤热脉数。当以清热泄邪。银花炭、连翘壳、丝瓜络(酒炙)、夜交藤、橘络、赤芍(酒炒)、丹皮(酒炒)、秦艽(酒炒)、苡仁(酒炒)、生甘草、菊花炭、桑枝(酒炒)。另:玉枢丹五分,用菊花汤磨敷。

都,左半肢节疼麻作痛,牵及左乳。病经久发,而经候如常。病未入于血室,而专在经络可知。唯筋属乎肝,须以血养之,古云:治风先治血,即此意也。况眩晕乃内风见象,更兼体丰多痰,均须照顾及之。大生地(酒炙)、全当归(酒炒)、白芍、刺蒺藜、防己(酒炒)、左

秦艽、丹皮炭、苡仁（酒炒）、僵蚕（制）、石决明、夜
交藤、橘络核、五加皮（酒炒）、桑枝（酒炒）。

吴，高年营液久耗，不能滋养筋络。肢节间时作掣
痛，皮肤不泽，行动少健。当通利筋节，滋养营阴。党
参、熟地、归身（炒）、白芍（酒炒）、川断肉（酒炒）、
巴戟肉（酒浸）、怀牛膝（盐水炒）、黄芪（炙）、杞子
（酒蒸）、川牛膝、木瓜（酒炒）、菟丝子（酒蒸）、杜仲
（酒炒）、砂仁盐（水炒）、潼沙苑（盐水炒），煎汁熬
收，烊入虎骨胶二两、鹿角胶二两、阿胶四两，再加炼蜜
收膏。

姚，四肢麻木，关节痛而不运，营血内虚，脾气损
弱，风邪袭于经络，流及四肢。发则心烦少寐，兼夹肝
火。宜养肝和络，运脾化痰，以治其本。使营气稍通，接
服丸药，以通络泄邪。细生地（酒炒）、秦艽（酒炒）、
桑寄生（酒炒）、当归（酒炒）、丹皮（酒炒）、白芍、
橘络、广郁金、制僵蚕、刺蒺藜、钩钩、夜交藤（酒
炒）、竹沥、姜汁。

《雪雅堂医案》选案

李菊苏，诊得六脉浮大而不弦，身热，手指手背微
肿，指节微红，手足不能动摇，微温。此风中经络，热痹
证也，亦谓之行痹，亦谓之白虎历节，方书多作寒治，不
知南方气湿，积湿化热，风热相搏，邪气与正气相激而

痛，若不痛则正气衰，症必缠绵难已矣。叶氏及《条辨》有热痹方论，俱遵《内经》热淫于内，治以甘寒法，更加通络药，数服痛即止，若用风药及行气燥药，一定痛不可忍，屡试之矣。然风主动，以静息之，若用风药及行气，则动其风、扇其热，所以加痛也。细生地三钱、海桐皮钱半、丝瓜络二钱、元武板四钱、钗石斛四钱、生薏米五钱、木防己二钱、川贝母三钱、生姜黄一钱。又茅根六钱、虎骨五钱、贝母二钱、北杏三钱、生地四钱、云苓三钱、元参三钱、龟板四钱、木通二钱。

《辨证录》选案

人有一身上下，由背而至腰膝两胫，无不作痛，饮食知味，然不能起床，即起床席，而痛不可耐，仍复睡卧，必须捶敲按摩，否则其痛走来走去，在骨节空隙之处作楚，而不可忍。人以为此症乃痛风也。然痛风之症，多感于风湿，而风湿之感，多入于骨髓。风湿入于经络则易去，风湿入于骨髓则难去，以骨髓属肾，肾可补而不可泻，祛风湿则伤肾，肾伤则邪欺正弱，将深居久住，而不肯遽出矣。虽然肾不可泻，而胃与大肠未尝不可泻也。泻胃与大肠之风湿，而肾之风湿自去。盖胃为肾之关，而大肠为肾之户也。方用并祛丹：黄（一两）、白术（五钱）、茯苓（五钱）、甘菊花（三钱）、炙甘草（一钱）、羌活（五分）、防风（五分）。水煎服。一剂而痛减，二剂而痛除，三剂而痛全愈矣。愈后，用八味地黄丸调理，永无再犯之患。

论理，不治肾而治胃与大肠之风湿，去风宜用干葛也，去湿宜用猪苓也。有风有湿，必化为火，去火亦宜用石膏、知母也。然邪在骨髓，必须用气分之剂提出，在气分，使微寒之品，与轻散之味以和解之，则邪易于速化。然后用补肾之药补其肾中之水火，真水足而邪水不敢再入，真火足而邪火不能再侵也。

此症亦可用芪术两活汤：人参、肉桂（各三钱），白术、黄芪（各一两），茯苓（五钱），甘草（一钱），羌活、独活（各五分）。水煎服。四剂愈。

人有遍身疼痛，至腰以下不痛者，人亦以为痛风也，谁知乃火郁于上中二焦，不能散而成者也。若作风湿治之，全不能效，然而仅治其火，亦正徒然。盖火生于郁，则肝胆之气不宣，木必下克脾胃之土，而土气不升，则火亦难发，以致气血耗损，不能灌注于经络而作痛矣。方用逍遥散加味治之。柴胡（二钱）、白芍（五钱）、当归（一两）、甘草（一钱）、炒栀子（三钱）、陈皮（一钱）、茯苓（三钱）、白术（二钱）、羌活（一钱）。水煎服。一剂而痛如失矣。

逍遥散专解肝胆之郁，栀子尤善于解郁中之火，肝胆之火既盛，则胆中之汁必干，肝中之血必燥，多加当归、芍药，更于平肝平胆之内而济之滋胆滋肝之味也。血足而气自流通，复加羌活以疏经络，自然火散而痛除耳。此症用和肝消火散。柴胡、栀子、丹皮、苍术、天花粉（各二钱），白芍（五钱），茯苓、生地（各三钱），甘草（一钱），陈皮（五分），川芎（一钱）。水煎服。四剂全愈。

人有遍身生块而痛者，此虽是痛风，然因湿气不入脏腑而外走经络，皮肤以生此块，乃湿痰结成者也。消痰于肠胃之内者易为力，而消痰于经络、皮肤者难为功。虽然经络皮肤固难治，而肠胃可易治也，吾治其肠胃而经络皮肤之痛块自消。方用消块止痛丹：人参（三钱），黄芪（五钱），防风（一钱），半夏（三钱），羌活（一钱），白术（三钱），桂枝（五分），茯苓（五钱），薏仁（五钱）。水煎服。二剂而痛轻，四剂而痛止，十剂而块消，二十剂而块尽消也。夫块结不散，正气虚也。气虚则痰结，吾用人参、芪、术以补其气，而痰之势衰矣。况益之茯苓、薏仁以利湿，半夏以消痰，防风、羌活以去风，桂枝以逐邪，则痰之党羽既孤，而不能留其块垒矣。倘徒治经络皮肤，反耗损肠胃之气，而气不能行于经络皮肤，则块且益大，何以消之哉！此症用防芪分湿汤甚效。黄芪、白术、茯苓（各五钱），薏仁（五钱），防风、柴胡、天花粉（各一钱），桂枝（三分），麻黄（五分）。水煎服。四剂愈。

人有遍身疼痛，殆不可忍，然有时止而不疼，人以为风湿相搏，谁知是气血亏损，凝滞而不通乎？夫风寒束于肌骨，雨湿入于肢节，皆能作痛，然其痛必一定不迁，非时而痛，时而不痛也。唯气血既虚，不能流行于肢节肌骨之中，每视盛衰以分轻重，气到之时则痛轻，气散之后则痛重，血聚之时则痛轻，血滞之时则痛重也。倘认作风寒雨湿之邪，而用祛除扫荡之药，则气血愈虚，而疼痛更甚。治法必大补其气血，而佐以温热之味，则正旺而邪不敢侵，不必止痛而痛自止也。方用忘痛汤：当归（一两），黄芪（二两），肉桂（二钱），延胡索（一钱），天花粉（三钱），秦艽（一钱）。水煎服。一剂必出大汗，听其自干，一服即愈，二服不再发。

此方即补血汤之变方也。补血汤名为补血，实气血双补之神剂，今益以肉桂之祛寒，延胡索之活血化气，天花粉之消痰去湿，秦艽之散风，即有外邪，无不兼治，何痛之不愈乎？此症用化凝汤亦妙。当归（五钱），黄芪（一两），肉桂（五分），茯苓（五钱），柴胡、甘草、羌活、半夏（各一钱）。水煎服。四剂愈。

《医案摘奇》选案

陈俊者，伤科陈锦之侄孙也。二月底来邀余诊，脉细而紧，身热体痛，颇难转侧，叫苦连声，乡人谓系鬼箭风。余问其痛在何处？答云：浑身骨节，无处不痛。为之按摩，则又不痛，皮肤柔润，色亦不变。余曰：此历节走注，属风痹证。问其痛几日？云已痛二日夜，不能寐，又不食。为之用麻黄、附子、桂枝、川芎、独活、寄生、地龙、当归、怀膝、防风。一方两剂，汗出而痛止。

《醉花窗医案》选案

介之罗王庄张冠英，家称小有，继娶吾里中李姓女。张得腿病，骨节痛楚，不可屈伸，且时作肿，卧床已半年矣。延医视之，或以为下痿，用虎潜丸补之；或以为瘫痪，用续命汤散之。皆不效。其内弟请余往治。余诊六脉缓大。告之曰：既非下痿，亦非瘫痪。所患乃寒湿下注，关节不灵，肿痛必在关节。病虽久，可治也。乃先进羌活胜湿汤加牛膝、防己以疏利之。三服后，杖而能起。又往视之，投以五苓理中汤，四服后，肿痛全消。意不愿服药。余曰：湿气未清，恐将复作，不如多服，以免后患。张听之，服药二十余剂，乃以酒肉来谢。余告以谨避风寒湿气。相隔十余年，余见于其戚家席上，称健步焉。

介之田村乔某，忘其名，年老得痹疾，或手或足，痛发左右无定。医药数辈皆以瘫痪治之，药不啻千百剂，竟罔效。委顿经年，已为治丧具矣，而痛则饮食、二便尚无大害。其里中有商于都者，知余名，因嘱请治。余至其家，未见病人，先问其子曰：遵大人是何病？其子以瘫痪告。余曰：老年人得此病十无二三愈者，恐治之亦无益也。然既来不得不一视之。入其室，则病者拱手称谢，问答数语，口舌便利，视其口眼无歪斜状，神气亦清。乃问手足麻木乎？曰：并不麻木，唯有时作痛，不可忍耳。因诊其脉，六都俱缓而沉，兼带弱象。告之曰：君所患乃湿痹，既非瘫痪，又非痿证。盖寒湿着于皮肤，四肢重滞，每转侧则重不可举，如移山挪石，非人不行。病者曰：不错，不错，先生所认既真，急请施方必可愈也。余曰：愈则可愈，然无速效，须服药数十付，起居调摄，乃杖而起，早亦在三月外，迟则半年。病者曰：但求病愈，何必急急。乃先以五苓理中汤加附子、苍术进之。五服而痛少止，肚腹宽，饮食进。又易羌活胜湿汤加牛膝、肉桂等类，命多服之，半月痛全止。唯举动艰滞，步履尚难。更以白术附子汤，加松节、萆薢等。命十服后，丸服之。更命每早晚遣入扶掖，往返数十步，不必再视也。病者遵之，越三月，趋车备物衣冠而来，见其行走如常，而履阶遇限，尚多不利，急遣还而养之。冬十一月遇于城中酒市，则指挥如意，毫无痛苦矣。此事相隔十余年，辛酉其子来求治眼，谈次具陈本末，乃始忆而录之。

《曹沧洲医案》选案

杨风，鹤膝风，痛楚不已，胸次闷。肝肾虚，风湿流络，一时不易奏效也。

全当归、淡木瓜、陈皮、川断、赤芍、豨莶草、枳壳、桑枝、土贝、臭梧桐、怀牛膝。

郭，鹤膝风。鹤膝风作痛，经络短缩，气血凝阻，不易见功。全当归三钱五分、五加皮三钱、金毛脊三钱（去毛炙）、淡木瓜三钱五分（切、酒炒）、怀牛膝三钱五分、豨莶草三钱五分、制菟丝子三钱（盐水炒）、白芥子一钱、川断三钱（盐水炒）、白蒺藜四钱（炒去刺）、伸筋草三钱、桑枝一两、苏叶三钱、淡木瓜三钱、木香三钱、净没药三钱、刘寄奴三钱、红花三钱、净乳香三钱、落得打三钱。煎水炳之，不可吃。

陈，痰痹络阻。郁痰肿硬板木，抽痛阵作。此水亏木郁，痰痹络阻，淹缠之症，不易奏效。苏子三钱五分、海浮石四钱、地栗四枚（去芽）、淡木瓜三钱五分、白芥子三钱五分、昆布三钱五分、夏枯花三钱五分、煅瓦楞粉一两（包）、莱菔子四钱（炒）、海藻三钱五分、丝瓜络三钱、陈海蜇四钱、炒谷芽五钱。

《上池医案》选案

血虚百脉失养，肢节骨骱肿痛发麻。归须、秦艽、独活、防风、桑枝、料豆皮、香附、丹参、生米仁。

痛风痛痹，血虚邪入络。归须、独活、料豆皮、丹皮、桑枝、秦艽、防风、威灵仙、鬼箭羽。

体之左侧属血分，肝肾之位亦于左侧。肩井至腰肋腿膝久痛不愈，虽因气促劳动而起，其源总归肝肾阴亏，血不荣筋之故。初起痛在筋，久则在络，补肾滋肝治其本，通络舒筋治其标。熟地、杞子、补骨脂、香附、当归、料豆皮、大豆卷、威灵仙。

五十一岁，血分虚，全体痛，骨骱肢节俱肿者，为痛风不易愈。归须、丹皮、秦艽、防风、桑枝、丹参、料豆皮、独活、威灵仙。

劳伤肝，肝主筋，筋骨不舒而痛，血不养筋也。肝乃藏血之脏，宜补肝。归身、料豆皮、牛膝、秦艽、桑枝、制首乌、白蒺藜、大豆卷、乌药。

烦劳内伤，舌心干红，脾虚生湿，舌有白苔，是心脾两虚也，肝肾素亦不足，诊得脉象濡细。腿腘酸痛，筋脉拘挛，或时牵引及臂，此风湿之邪留于络脉，每痛则大腹便实，而小溲短涩，血虚不能和络显然矣。拟用培补佐以和络舒筋。酒炒大熟地、生於术、归身（酒炒）、木瓜（盐水炒）、橘红、生杜仲、茯苓、菟丝子（炒）、柏子仁（勿研）、桑枝（炒）。

《沈氏医案》选案

朱焕兴，四月起，右脚底肿痛，渐至四肢骨节疼痛，不随运用。八月又加干咳嗽，胃中常易受寒。目今头项不能转动，头俯不能仰视、两肩不举，转侧俱要人扶，两手无力，卧则臀压胁，难于移动，手指不能举捧，足心发热，午后更甚，且作痒，腰下至脚皮肤绷急，骨节酸痛，不能步履，右脚更甚，嗽吐黏绵痰沫，大便干结，四五日一次，粪后间有红，语言多句气即不能接续，必有干咳，尊体肥厚。丹溪云：肥人多湿痰。四月乃纯阳之月，热气熏蒸，下流于右足底，以致肿痛，右属脾胃，湿胜则肿，四肢亦属脾胃，胃中湿痰壅滞，无从出路，流于四肢骨节，而手足不能运用。此乃痿痹之症，属湿痰湿火蕴蓄于肠胃，肠胃不能容受，流及于四肢肌肉之间而为患也。其痰上干于肺，则为咳嗽。肺主皮毛，故易于感冒。肝主筋，头颈皆属肝，湿伤筋，故头不能转动，俯不能仰视，两肩不举，湿胜则体重着，故不能转输运动；湿热下流则脚底热，午后阳火亢盛，助其邪气，故其热更甚而作痒；湿热下注，故皮肤绷急，骨节作痛，不能步履；脾胃在右，病在脾胃，故右更甚；胃为贮痰之器，胃中热气熏蒸，煅炼津液成痰，随火上升而咳嗽；大便燥结者，热药补剂壅塞不通之故也；血得热而妄行，热药扰其血分，则粪后见红；肺气壅盛，则语言不能通畅而接续；火气上炎烁肺则干咳；脉息沉滑有力。种种见症，皆属湿痰湿火，蕴蓄于肠胃，流于四肢，而为痿痹之症也。服温补热药太过，壅塞经络，难于一时奏效。唯以豁痰清火、通行经络之药，煎丸并进，庶可渐次见功。一切醇酒厚味难化之物，并宜暂戒。煎方：苍术、广皮、厚朴、半夏、香附、旋覆、木通、黄柏、牛膝、木瓜、生姜、砂仁。丸方：苍术、黄柏、牛膝、厚朴、广皮、香附、木瓜、枳壳、砂仁、生姜、木通，煎汤法丸。

《也是山人医案》选案

沈（三七）。风湿相搏，历节痛，四肢麻木，此属周痹。粗桂枝八分，木防己一钱五分，海桐皮一钱，羚羊角一钱，晚蚕砂一钱，片姜黄一钱，川草薢二钱，酒炒桑枝一两。又风湿麻痹，服苦温方，痛势已缓，所有入暮口干，当兼佐以甘润。羚羊角一钱，甜杏仁三钱，苡仁二钱，晚蚕砂二钱，南花粉二钱，木防己一钱五分，桂枝五分。

苏（三五）。左肢节痛，麻木夜甚。粗桂枝八分，木防己一钱五分，海桐皮一钱，晚蚕砂二钱，仙灵脾一钱五分，片姜黄一钱，川草薢二钱，苡仁一钱。

《孟河费氏医案》选案

胞弟惠甫，嗜饮病痹，右腿足作痛，不能步履，家慈忧之，恐成残废。余诊脉弦细，是湿热入络所致。化湿通络，其痛自止。家慈曰，病果可愈，吾复何忧。方用生苡仁四钱，川草薢钱半，地肤子三钱，西秦艽一钱，南沙参四钱，川石斛三钱，象贝母三钱，鲜竹茹钱半，薄橘红五分，冬瓜子四钱，丝瓜络钱半，嫩枝八钱。连服十剂，腿痛已止，步履如常。

《丛桂草堂医案》选案

姜雨川由福建来镇江，复因事往湖南，沿途感冒风寒，左肩作痛，不能举动，痛处畏冷，脉息缓滑，饮食如常。乃以羌活、桂枝各一钱五分，秦艽、半夏、苍术各二钱，白芥子、川芎、木香、甘草各八分，天仙藤三钱，橘皮一钱，生姜三片，红枣三枚，煎服。两剂后，痛大退，能举动矣，唯腿膝觉痛，盖余病未清也。以原方去半夏、川芎，减轻其剂，加牛膝、苡仁、党参等，接服两剂而瘥。

《雪雅堂医案》选案

手足痛，畏风肌肿，因劳伤阳气，客邪内侵营卫，议《局方》痹在四肢，汗出阳虚者，黄芪五物汤例。大生芪、炙甘草、大生姜、川桂枝、酒归身、黑枣肉。

《阮氏医案》选案

江，病后气血两虚，腠理不固，风寒湿之邪袭伤经络，右手以及背部麻木酸痛，举动不得如常，拟用三痹汤治之。炙黄芪三钱，西秦艽钱半，全当归二钱，大蒸地四钱，川续断二钱，青防风钱半，芎䓖一钱，川桂枝钱半，独活二钱，北细辛一钱，酒白芍二钱，白茯苓三钱，炒杜仲二钱，东洋参钱半，炙甘草八分。

林，老年营卫两虚，腠理不固，夜间睡卧，右手失于遮护，以致寒邪袭伤经络，故右手痹痛不得舒展。拟以黄芪五物饮加味治之。炙黄芪三钱，酒贡芍三钱，片姜黄钱半，桑寄生钱半，川桂枝三钱，淡附片钱半，威灵仙钱半，生姜三片，大红枣三枚。

柳，左手举动不得舒展，此系风邪乘虚内袭筋骨使然也。川桂枝二钱，酒白芍二钱，炙黄芪二钱，全当归二钱，红杞子二钱，淡苁蓉钱半，巴戟肉二钱，姜三片，枣三枚。

戴，寒湿郁结三焦，阻滞气机，以致营卫不和，微寒微热，咳嗽稀痰，腹中疼痛，脉形沉细弦紧，舌苔白滑。拟用散寒祛湿，佐以理气化痰。制绍朴八分，白茯苓二钱，陈橘红八分，苦杏仁一钱，紫苏梗八分，水法夏一钱半，水炙草六分，小青皮一钱，生香附一钱半，广郁金一钱半，北细辛八分。

余，误服冷水，寒湿阻滞运化之机，气不宣畅，故咳嗽频作，饮食无味，胸膈胀闷。脉道被阻，气凝血滞腹痛，经水不调。当以疏湿理气为治。光杏仁钱半，白茯苓钱半，泽兰叶钱半，紫绍朴八分，白蔻仁八分，广陈皮一钱，制香附钱半，红梅花八分，水法夏钱半，赤茯苓钱半，元胡索钱半。

陈，温邪退后，脾肾两虚，膈间痰饮未除，阻碍气机，左升太过，右降无权，故生咳嗽之症。若非运脾涤饮，温肾纳气，从何而治乎？白茯苓三钱，炒白术二钱，广陈皮一钱，淡苁蓉钱半，川桂枝八分，江枳壳六分，老干姜六分，紫沉香六分，炙甘草八分，水法夏钱半，北五味六分，灵磁石三钱。

程，冒雨受寒，郁伤肺气，咳嗽连连不止，治以开肺。生麻黄钱半，款冬花三钱，广橘络红各八分，冬前胡钱半，苦杏仁三钱，旋覆花钱半，桑白皮三钱，炙甘草八分，佛手花钱半，西紫菀钱半。

陈，岁逾花甲，恙抱久年，痰涎莫涤，咳嗽牵延，近因怒伤肝气，胸胁刺痛难眠。拟以和肝顺气，暂借药力安然。京杏仁二钱，佛手柑一钱，紫丹参二钱，春砂仁八分（冲），白茯神二钱，玫瑰花一钱，紫沉香六分（冲），灵磁石三钱，生香附一钱，广郁金一钱。

丁，老年脾肾虚寒，金水衰惫，故有气浮多嗽，腹痛便溏等症。拟以温补敛气法。酒贡芍三钱，白茯苓三钱，老干姜八分，紫沉香八分，川桂枝钱半，炒於术二钱，北五味八分，老生姜三片，炙甘草八分，西党参三钱，淡吴萸八分，大黑枣三枚。

刁，风寒侵肺，嗽而不止，前医误投燥药，肺阴受伤，故蓦然失音耳。杜兜铃钱半，大力子钱半，瓜蒌皮钱半，北桔梗八分，亳花粉钱半，川贝母钱半，苦杏仁钱半，董竹茹钱半，生甘草八分，鸣蝉衣五个。

洪，寒邪袭伤肺络，嗽久不止，药当以络治络。广橘络八分,董竹茹一丸,旋覆花钱半,西紫菀钱半,丝瓜络二寸,萝卜络八分,佛手花八分,冬前胡八分,苦杏仁钱半,款冬花钱半。

沐,昨因风寒伤肺,咳嗽多时,曾经表散太过,引动冲气上升,加之老年血虚,气无所归,其嗽尤甚。今拟养血敛气,佐以化痰,可望向安。西当归二钱,紫苏子八分,老干姜六分,川桂枝八分,酒白芍二钱,水法夏钱半,北五味六分,紫沉香六分,青盐皮八分,紫川朴六分,炙甘草六分。

唐,寒邪夹湿,伤于脾肺,前因误投药食,邪不得出,以致嗽久不愈,引动厥阳上逆,则痰嗽尤甚。适值春木当权,土金受戕,更难望愈,勉拟加味温胆汤治之。广橘络红各六分,白茯苓二钱,炒枳实六分,瓜蒌仁钱半,宋公夏钱半,董竹茹一丸,炙甘草八分,苦杏仁钱半,黑锡丹六分(吞送)。

严,寒湿交伤,冷热并至,咳嗽连连,痰沫汪汪,究其所治,当从表里分消法。家苏叶八分,广橘红八分,苦杏仁钱半,水法夏钱半,佛手花八分,炙甘草六分,董竹茹钱半,炒枳实六分,瓜蒌皮钱半,桑白皮钱半,白茯苓三钱,黑锡丹五分(吞送)。

又,寒热清楚,痰嗽未痊,再拟方于下。京杏仁钱半,仙制夏钱半,炒竹茹一丸,白茯苓三钱,佛手花八分,西紫菀钱半,瓜蒌皮钱半(姜汁炒),炙甘草八分,广橘络八分，款冬花钱半，黑锡丹五分（吞送）。

蔡，前因风邪袭脑，郁久化热，致鼻孔常流清水，或下浊涕。现加寒邪伤肺，咳嗽不止，痰蒙清窍，头目眩晕，有时头角胀痛。治以消散风热，兼化痰止嗽法。木笔花钱半，北桔梗八分，苍耳子钱半，川贝母八分，苏薄荷八分，苦杏仁钱半，香白芷八分，明天麻八分，大力子钱半，炒杭菊花钱半，石决明三钱。

《凌临灵方》选案

陆（钮店桥），血不荣筋，加以风湿阻络，阳明虚不能束筋骨以利机关，手指麻木不仁，风淫末疾是也，脉小弦数，治宜和营，以祛风湿。米仁、西秦艽、带皮苓、嫩桂枝、川萆薢、全当归、晚蚕砂、片姜黄、宣木瓜、粒红花或易鸡血藤、野桑枝。

某，风湿为痹，游走无定，即前方加乳香七分、陈酒半杯入煎。

邱，风寒湿三气杂至，合而为痹，风胜为行痹，寒胜为痛痹，湿胜为着痹，足筋痹由血不荣筋、寒湿下注阳明经络而成，脉弦数，苔薄白，治宜疏解。米仁、西秦艽、带皮苓、怀牛膝、川萆薢、全当归、晚蚕砂、虎胫骨、宣木瓜、粒红花、垂下野桑枝、小活络丹。

康左（七月），寒湿下注，足三里筋络肿痛，不能任地。《内经》云：伸而不能屈，病在骨是也，脉弦缓，治宜和营，以逐风湿。照邱方加熟附片、威灵仙。

第二节　近现代医案选

《石志超医案》选案

王某，女，37岁。自述左膝部摔伤10个月余，当时肿胀疼痛，曾行针灸、理疗、穴位封闭及内服中药治疗，疼痛略缓解，但时时反复发作。曾疑为风湿性关节炎，查血沉、抗"O"、类风湿因子等均属正常。服用芬必得等多种抗风湿镇痛药，疗效不佳，反有消化道刺激症状，曾反复于患处抽液3次，每次50～80mL，抽液后几日即肿。现左膝关节肿胀疼痛，夜间较重，稍事活动后亦加重。因走路时用力不均衡，现右膝亦觉酸痛无力。检查：左膝关节明显肿胀，扪之有囊样波动，有明显压痛，活动轻度受限。舌淡红嫩苔白，脉沉弦缓无力。西医诊断：膝关节创伤性滑囊炎。中医诊断：痹病。辨证：跌仆挫扭，筋络阻隔，瘀滞入络。治法：活血逐瘀，疏筋活络，壮膝疗伤。方药：土鳖虫10g、蚕砂20g（包煎）、生黄芪30g、桂枝10g、当归15g、鸡血藤20g、生姜10g、炒白芍15g、寄生20g、茯苓15g、白芥子5g、牛膝15g、秦艽15g、三七粉6g（冲）、炙甘草10g。复诊：服前方20余剂后，患侧膝关节肿痛基本消失，关节屈伸活动已正常。继用前方加减，去秦艽、三七，加熟地 15g、红花 10g，以为善后调理。一年后随访患肢未再发病。

按语：本例膝关节滑囊炎系膝关节摔伤致筋络阻隔，日久不愈，瘀滞入络，滑囊发生充血，大量炎症渗出合而为痹。治疗当以活血逐瘀，续筋疗伤为主，益以温阳通络，滋阴养液，柔筋止痛之法。方中重用土鳖虫为君，取其虫蚁搜剔，通络追拔之性。《本草通玄》："破一切血积，跌打重伤。"《分类草药性》："䗪虫，治跌仆损伤，续筋骨有奇效，乃足厥阴经药也。夫血者，身中之真阴也，灌溉百骸，周流经络者也。血若凝滞，则经络不通，阴阳之用互乘，咸寒能入血软坚。"《本草求真》："䗪虫，古人用此以治跌仆损伤。"故本案以土鳖虫为主药，以活血化瘀，通经破滞；辅以蚕砂，渗湿化浊，消肿通络；佐以生黄芪、桂枝、肾碎补、白芥子补气升阳，温经通络；炒白芍、当归、鸡血藤、寄生、秦艽、三七等味滋阴养血，化瘀止血，活血止痛；牛膝引血下行。方证对路，药到病除。（石志超全国名老中医药专家传承工作室、石志超医案）

乔某，男，27 岁。新婚半月之日，左前臂于劳动中被机器绞伤，曾在某医院诊为"尺桡骨双折"，手法整复后小夹板固定。服鱼肝油、钙片、白药等。3 个月后摄片，骨折对位略差，仍未见骨痂生成。诊见：面色㿠白，言语低微，患肢略肿，疼痛明显，肌肉萎缩。骨折处可查到异常活动，舌淡脉弱。诊断：痹病（外伤后骨不愈合）。辨证：肝肾亏虚，血虚血滞。治法：补益肝肾，活血化瘀，填精接骨。方药：以童便送服益肾壮骨丹（家传验方）。药物组成：大蚂蚁、酒当归、酒白芍、阿胶、枸杞子、熟地黄、炙黄芪、川断、杜仲、五加皮、怀牛膝、川芎、红花、老鹳筋、细辛。手法整复后以小夹板配合纸板托固定。2周后复诊，症状明显好转、患肢已经无痛，精力转佳。单服益肾壮骨丹，多食猪脊髓、皮肉等物，并嘱分房静养，节欲百日，再一月后摄片见骨痂生成良好，临床治愈。

按语：本患虽为初来求治，病程已达中后之期，并见血虚血滞，肝肾两亏之象，临床一派虚中夹实之症，且新婚燕尔，不慎摄生，肝肾复戕，筋骨失濡，致骨断不得续，故立论之法。当以"活血化瘀定痛，填精养血续骨"为主，佐以"补益肝肾，强筋健骨"之法。故方中首选蚂蚁为主药，取其血肉有情、填精养血峻补之性，治以活血化瘀，填精养血；再辅以当归、白芍、熟地黄、阿胶、枸杞等味补肝肾，续血脉；炙黄芪、川断、杜仲补肾督，强筋骨；佐以五加皮、川芎、红花养血活血，化瘀止痛；怀牛膝引血下行，细辛引经止痛。诸药合用，使肝肾精血得养，骨髓得充，瘀血得去，骨痂得生，其效若神，并多食益精填髓、补血滋荣之物，以助药力。分房静养尤为必嘱，使能精充骨健，以获良效。（石志超全国名老中医药

专家传承工作室、石志超医案）

周某，男，60岁。病史：久经航海生涯，屡感风雨寒湿之患，病发风湿性关节炎已十多年，筋骨受损，两手足指、趾、掌、跖关节僵硬畸形，酸痛麻木掣引项背肩臂部，长年发病，感受寒湿更甚，于气交之变增剧。已于多家医院确诊为类风湿关节炎，曾服祛风除湿散寒类中药多量，效不显且每有胃胀胃痛等刺激症状。此次冬春之交发病，症情同前，兼气喘、咳嗽、咯白痰，舌暗淡隐紫，苔白腻，脉缓细无力，双尺尤弱。诊断：尪痹、顽痹（类风湿关节炎）。辨证：外邪久伤，痹阻经络，筋骨受损，久病入络。治法：益气养血、填精益髓、通痹止痛。方药：白花蛇6g、全蝎3g、僵蚕5g、寄生20g、当归15g、炒白芍15g、熟地黄15g、鸡血藤30g、生黄芪30g、灵芝20g、桂枝10g、淫羊藿6g、秦艽15g、伸筋草15g、炙甘草15g。应用时方中前三味虫药以少许香油烘炒干燥后研细末，分2～3次冲服，其余中药水煎服。二诊：服前方14剂后，关节酸痛麻木感明显减轻，时时拘挛感亦消失，痰咳亦止，纳健有力，大便略稀溏。效不更方，继宗前法方药调治。三诊：再以前方加山药30g以固护胃气，20剂后，诸证基本治愈。嘱继服金匮肾气丸配合乌蛇解毒丸（我院制剂，主药有乌蛇、蜈蚣、蛇蜕、僵蚕、当归等）以为长期调养。

按语：类风湿关节炎属中医"尪痹"范畴，多由久感外邪，邪气入深，久滞不去，酿成痰浊瘀血，深遏脏腑、筋骨肌腠之间为患，反复伤及骨骱筋肉，致筋肉萎缩拘挛，关节骨骱僵硬变形，为患顽重难治。临床论治时以寻常草木药物治之，每因痰瘀浊邪深遏而病邪难除；而误用、过用、滥用祛风除湿散寒类风燥药物又每有耗气竭阴伤胃之弊。故本方首选白花蛇、全蝎、僵蚕等虫类药物，取其虫药善行窜透之力，搜剔经络骨骱，驱逐顽痰瘀血，攻剔追拔，无微不至，其效若神，为方中主药。佐以寄生、当归、白芍、熟地黄、灵芝、鸡血藤等味以益肾健骨，养血柔筋；黄芪、桂枝、淫羊藿、甘草等药以补气温阳，通经活络；伸筋草、秦艽以驱风散寒，通络散邪。诸药合用，则顽痰瘀血可剔，风寒湿浊可去，肝肾筋骨得养，则顽疾得愈。（石志超全国名老中医药专家传承工作室、石志超医案）

戚某，女，50岁。述双足跟痛9个月，发病似与走步锻炼过度有关。曾用中西药、针灸、拔罐、药浴等法治之，皆不见明显疗效。来诊时自带历次治疗中应用过的多种中药处方，多为祛风除湿、活血通络及补肾药物。现症见腰酸腿软，时有轻度畏冷、眩晕、虚汗，自述经断半年余，平素一服补药易生咽干咽痛之症，便略干，舌淡红苔白干少津，脉涩弱。诊断：足跟痛（足痹）。辨证：肝肾不足，兼久滞入络，筋骨失养。治法：补益肝肾，强筋壮骨，通经活络。方药：大黑蚂蚁粉15g（香油烘炒干后碾细末，冲服），生地黄 20g，山萸 6g，山药 15g，寄生 20g，当归 15g，鸡血藤 15g，炒白芍 15g，女贞子 15g，覆盆子 15g，怀牛膝 10g，红花 6g，炙甘草 10g。7 剂，症状好转，足跟痛明显减轻，再进 7 剂，诸症全愈。嘱服六味地黄丸类，平补肝肾方药善后。

按语：足跟痛病证，临床多混杂在关节炎、腰腿痛、骨质疏松类疾病中统论之，而每被忽略。本病实中老年患者常见之疾，无论男女，临床时常有发病，而更年期因机体肾气渐衰，肾失所养，更易多发。本病除有肝肾精血不足，不能濡养骨骼筋络的内虚本质，还每因长年锻炼中过度行走、蹦跳、挫扭等外因，致局部脉络瘀阻，筋络不能舒缓等，形成邪瘀入络，而成虚实相兼之患。因本病实为虚实夹杂，常见应用祛风除湿、通痹止痛药物而犯虚虚之弊，精血日耗，筋骨失濡，诸证日甚者；又见单以补益强壮之品，而络瘀难去，药效难达病所。今选用温补肾督之大蚂蚁，取其飞升走窜，畅行通达肝肾、经络骨骼，直入少阳厥阴两经而扶虚益损，强筋壮力，活络散滞，再益以生地黄、覆盆子、白芍、寄生、女贞子滋补肝肾、补益精血，山药补气健脾，当归、红花、鸡血藤活络生新，而收肝肾精血得养、筋骨经络得通之功。（石志超全国名老中医药专家传承工作室、石志超医案）

王某，男，52 岁，工程师。2003 年 4 月 23 日初诊。四肢关节肌肉肿胀、疼痛，皮肤多发红斑、结节 3 年。患者 6 年前不明原因四肢关节肌肉肿胀、疼痛，四肢末端先变白后变紫，并出现麻木、疼痛感，片刻后又变潮红，受凉时上症明显加重。于当地医院诊断：①类风湿关节炎待查。②系统性红斑狼疮待查。③雷诺现象。后经北京某医院诊断为"混合性结缔组织病"，并给予激素及免疫抑制剂等西药治疗。病情一度有所缓解，而后病情又逐渐加重，四肢关节肌肉持续性肿胀、疼痛，周身皮肤青紫，皮下多发瘀斑及结节，畏寒明显，消瘦，乏力，精神萎靡，食欲不振，大便略溏，小便清长，舌质紫暗，边有瘀斑，苔薄白，脉细弱。西医诊断：混合性结缔组织病。中医诊断：痹病。辨证：阳虚阴损，瘀毒留滞，充斥内外。治法：扶阳益阴，化瘀剔毒。方药：蚂蚁粉 10g（冲服）、熟地黄 30g、白芍 15g、当归 15g、鸡血藤 30g、茯苓 15g、灵芝 30g、淫羊藿 10g、白术 15g、炒山药 20g、黄芪 30g、桑寄生 30g、秦艽 15g、鸡内金 15g、炙甘草 15g。二诊：2 周后患者自觉周身关节舒展，肌肉肿胀、疼痛稍减，纳可，便调，效不更方，改蚂蚁粉 15g。三诊：1 个月后，患者四肢关节肌肉肿胀、疼痛明显减轻，皮下瘀斑及结节逐渐消退，畏寒已不明显，食欲正常，改蚂蚁粉 20g。四诊：3 个月后，肿胀及疼痛已不明显，皮下瘀斑及结节消退大半，四肢末端肤色由黑紫转为淡紫，皮温由凉转温，雷诺现象仅在冷水洗手时出现，体力、精神状态均好转。改为蚂蚁粉 10g（冲服），配合金匮肾气丸、乌鸡白凤丸长期服用。1年后随访，关节受凉时觉轻度疼痛，全身状况良好，已经恢复正常工作。

按语：混合性结缔组织病是一种同时或先后出现多种结缔组织病证的混合，西医认为本病病因及发病机理尚未明确，其发病因素可能和遗传与免疫紊乱有关，治疗上目前还缺乏疗效满意的药物。中医认为本病之发生，内因多责之于先天禀赋不足，阴阳气血亏虚或失衡，加之外邪诱发，导致邪毒（风毒、寒毒、热毒、瘀毒）内生，阻滞于脏腑、经络而为病。治疗方药中大蚂蚁古来医籍从无详载，味咸略酸可入少阴、厥阴之经而峻补，黑赤黄白皆可应用，以产于山中黑大者最为上品，取其黑咸入肾，硕大效强。石老曾于1980年撰写论文，较系统地论述大蚂蚁的中药功效，并发表在《吉林中医药》及《吉林省名老中医经验选编》中。今入药取其血肉有情之体峻补肾督肝脉之虚，生精壮力，扶虚益损，又其虫蚁喜行之力，飞升走窜，化瘀通络，无微不至，通中有补，补中有通，药力畅行而无壅腻之弊，实为通补之上品，于补益之中，尤具有活泼之性。李时珍曰："蚁能举起等身铁，吾人食之能益气力，泽颜色。"笔者的临床经验体会，蚂蚁性如将军，常见其持重于本身数倍之物过顶而经久不衰，可见蚂蚁有过顶之力。大能益精健骨，强筋壮力，兴阳道，疗虚损，托瘀外达，通络逐风，用于诸般虚损夹瘀、筋痿骨痹风毒均有奇效。入药时用大蚂蚁每以水烫，晒干，炒黄

（或可拌等量白砂糖），共研细末备用。酒浸晒干后，再如上制用，兴阳逐瘀之力尤捷。蚂蚁扶正祛邪，古人用其治疗痹证。现代免疫学分析，蚂蚁制剂对人体的免疫功能具有适应原样的双向调节作用，既是广谱免疫增效剂，又是安全的免疫抑制剂。对类风湿、红斑狼疮、硬皮病、皮肌炎等结缔组织病有较好的疗效。风湿病专家吴志成也以蚂蚁为君药，治疗上千例类风湿关节炎、强直性脊柱炎等患者，疗效显著，亦可为参考。今方中首选大蚂蚁为主药，再佐以熟地黄、白芍、当归、鸡血藤、茯苓、灵芝补肾养血；淫羊藿、白术、山药、黄芪温阳益气；寄生、秦艽祛风通痹；内金健运消积；甘草调和诸药。上药相辅相成，终获良效。（石志超全国名老中医药专家传承工作室、石志超医案）

张某，男40岁。高尿酸血症病史10余年，今因饮酒致痛风急性发作。病来见右手小指及掌指关节红肿热痛，屈伸不利。饮食二便如常，舌质暗红，苔白腻，边缘肿胀，舌下暗红，脉络瘀紫充盈，脉弦滑有力。西医诊断：痛风性关节炎急性发作。中医诊断：痹病（湿热壅盛，痹阻经络）。治法：清热除湿，通痹止痛。方药：茵陈30g、黄芩6g、生白芍15g、生甘草10g、郁金30g、白矾1g、栀子6g、知母15g、葛根30g、苍术15g、薏苡仁30g、川牛膝15g、百合30g、生地黄15g、土茯苓30g、穿山龙30g、防己15g。连续服用20剂，病愈。

病案分析：从中医讲，痛风是一个伏邪，是湿邪潜伏，湿邪伏于少阴，发于少阳，我们可以称之为伏湿，缓解期伏于少阴，发作期发于少阳。这个患者就是一个痛风性关节炎的急性发作，表现为发于少阳，发于少阳的代表方就是黄芩汤，因为夹湿所以用黄芩汤加茵陈。少阳气分有热用黄芩汤，血分有热用郁金，既能清热凉血，又能活血止痛，加上化浊的白矾就是白金丸，可化顽痰。白矾是一个净水的药物，也能够净化血液；郁金具有免疫抑制功能，能够抑制亢进的免疫应答，抑制痛风的急性发作。湿邪发于少阳热化则传阳明，表现为阳明在经的燥热，表现为关节的红肿热痛，清阳明我们选了五个药，栀子、知母、生白芍、生甘草和葛根。栀子清热，能够抗炎，治疗局部的红肿热痛；知母、生白芍、生甘草可清热消肿、抗炎镇痛，如桂枝芍药知母汤；葛根清阳明，能够改善微循环，也能够消肿，同时葛根具有类雌激素样作用，雌激素可促进尿酸排泄，对痛风具有保护作用。因此育龄期的女性痛风发生率非常低。太阴之上，湿气治之，因为痛风病属湿邪为患，加苍术、薏苡仁健脾除湿，同时薏苡仁也能够消肿止痛，促进尿酸的排泄。尿酸是先天遗传物质 DNA 和 RNA 的最终代谢产物，它和我们先天的肾有关。同时尿酸的排泄 80% 以上是通过肾脏代谢，所以痛风和少阴肾关系密切。我们加了牛膝、百合、地黄来补少阴，为什么选择这三味药？牛膝补肾活血利水，能够抗炎止痛，加了百合、地黄，因为百合含有秋水仙碱。这里存在一个误区，秋水仙碱是不能降尿酸的，西药秋水仙碱原本是一个抗癌药物，它能够抑制细胞的分裂，还能够抑制 T 淋巴细胞的增殖，所以能起到抗炎止痛作用。西医是用秋水仙碱来控制痛风急性发作的，其本身是一个止痛药，而不是排尿酸的药物。中药的百合就含有秋水仙碱，用大量的百合就可以达到类似秋水仙碱的效果。秋水仙碱可能导致肾损伤，加地黄保护肾，同时地黄也能够促进尿酸的代谢。土茯苓是治疗痛风的专药，查阅古今文献资料，治疗痛风几乎都要用到土茯苓，因为土茯苓能够解毒除湿、通利关节，它既能够促进尿酸的排泄，同时也能够抗炎止痛。土茯苓还能够促进肌酐、尿素氮等代谢废物的排泄，有效保护肾功能。案中又加了两个祛风湿清热的药物，就是穿山龙和防己。祛风湿药物都能够抗炎，能够镇静，为什么选用穿山龙和防己这两个药物。第一，这两个药物偏凉，能够清热，因为痛风急性发作期是湿热为患。穿山龙、防己都能够清热除湿，通络止痛。第二，穿山龙除了自身具有抗炎止痛作用外，还有类皮质激素作用，可以达到很好的抗炎止痛效果。同时，穿山龙还能够改善尿酸代谢，抑制尿酸合成。第三，防己抗炎镇痛的效果比较好，同时防己还能够降压。总之，痛风急性发作期从中医六经辨病来讲，属于少阳、阳明、太阴、少阴四经为病，以少阳、阳明为主，因为它是一个伏湿，发出于少阳，热化传阳明，热重于湿。治疗上以清少阳、阳明湿热为主，兼顾太阴和少阴。从中西汇通来讲，西医治疗痛风急性发作不外乎非甾体抗炎药、激素和秋水仙碱。本案处方穿山龙、防己有非甾体抗炎药物的作用，甘草、穿山龙具有类皮质激素样作用。知母能够调节激素的代谢。百合有类秋水仙碱样药理作用。西医认为秋水仙碱、非甾体抗炎药和激素不宜联合应用，主要担心三药合用的副作用会叠加；但中医药经过科学的组方配伍，可以抵消这种副作用，和西药联合应用还可达到增效减毒的作用。所以中、西医是完全可以融会贯通的。临证中以中学为体，西学为用，衷中参西，事半功倍。（石志超全国名老中医药专家传承工作室、李享辉、张洋医案）

殷某，男，49岁。双手多关节对称性肿痛僵硬4年余，再发加重1周。该患者于4年前无明显诱因出现双手掌指关节、近端指间关节对称性肿胀、疼痛、僵硬、活动不利，于某医院诊断为"类风湿关节炎"，给予"甲氨蝶呤、双氯芬酸钠"口服，病情反复。近1周双手关节肿痛僵硬再发加重来诊。查类风湿因子208.6IU/mL，抗环瓜氨酸肽抗体>200RU/mL。双手X线片：指间关节间隙变窄，骨质疏松。西医诊断：类风湿关节炎。中医诊断：痹病（阳虚寒凝，痰瘀互结）。治法：温阳散寒，化痰散结，通痹止痛。方药：甘草附子汤加味。炮附子15g、白术15g、黄芪30g、桂枝15g、白芍15g、炙甘草10g、防风 15g、蜜麻黄 6g、当归 15g、熟地黄 15g、鸡血藤 30g、知母 15g、牛膝 30g、姜黄 30g、制天南星 15g、蜈蚣 3 条。服用 10 剂后病情明显好转，30 剂后痊愈。

病案分析：类风湿关节炎为异常免疫应答导致关节滑膜损害。《素问·痹论》云"风寒湿三气杂至，合而为痹。"甘草附子汤是我们临床治疗痹病（类风湿关节炎）的一个基础方药。甘草附子汤中的桂枝祛风走表，白术除湿走肌，附子散寒走骨，祛除风寒湿三邪，加上一味甘草缓急止痛、调和诸药合之。当然，我们在临床上很少单纯用这四味药，因为类风湿关节炎的病机比较复杂，症状也比较多，需要在甘草附子汤的基础上加味治疗。为了增强桂枝的力量，加麻黄、防风增强桂枝疏风解表的力量。从免疫学来讲，麻黄具有拟皮质激素作用，是一个免疫抑制剂，桂枝能够解热镇痛，防风具有双向调节免疫的功能。除湿用白术，白术的力量不够，再加黄芪。健脾除湿能够减轻局部的炎症水肿状态，减轻关节压力而缓解症状。温肾散寒用附子，病程日久，阳损及阴，加地黄、当归、鸡血藤、养血填精。附子配地黄，阴阳并进；当归配地黄，精血同源。一味甘草调和诸药。再加知母消肿，白芍缓急止痛，意取桂枝芍药知母汤。类风湿表现出局部关节的肿胀、疼痛、僵硬、变形，在中医看来属于痰瘀互结，化痰通络选姜黄、牛膝、天南星、蜈蚣。姜黄能够活血化瘀，善于走骨，专治上肢痹痛；牛膝能够活血化瘀，同时能够补肾、强壮腰膝；蜈蚣既能化瘀通络止痛，又能化痰；天南星可化痰散结通络。化痰可减轻组织间隙的水肿，活血化瘀能够改善炎症引起的高凝状态。（石志超全国名老中医药专家传承工作室、李享辉、张洋医案）

张某，女，82岁。2019年2月11日。患者以双膝关节疼痛2个月为主诉前来就诊，自述双膝关节酸胀疼痛，屈伸不利，伴见腰酸、烘热，双下肢无力且略有畏寒，小腿抽筋偶有，大便干结，小便频。舌质淡暗，苔薄少略干，脉弦细。西医诊断：风湿性关节炎。中医诊断：痹病。辨证：肝肾不足，经络痹阻。治法：补益肝肾，荣通经络。方药：桑寄生30g，牛膝20g，当归15g，炒白芍30g，熟地黄15g，炒杜仲6g，盐黄柏15g，知母15g，生白术30g，木瓜20g，鸡血藤20g，夜交藤30g，丹参20g。7剂。2019年2月18日二诊：老人就诊时已喜笑颜开，膝关节痛势已衰大半，且双下肢较前有力，步履轻快，烘热略好，大便不干，偶有抽筋，但较前次发作频率已明显减低，现偶有腰酸、尿频。舌质淡暗，苔薄，脉弦细。续上方加菟丝子6g。7剂。2019年2月25日三诊：诸症已大安，双膝关节偶有不适。舌脉同前。守方7剂。

按语：人过四十，阴气自半，而况八旬老者？无怪乎张景岳早早提出"中年修理，再振根基"说。老年久病，虚故可知。本例腰膝酸痛，烘热便结，畏寒脉细，为肝肾不足之症。治以补肝肾，强筋骨，止痹痛。古医家论痿与痹往往同源而两歧，而肝肾不足恰为二者的关联处，此又为异病同治之一端。吾师石志超教授治痹，喜用固本培元，慎用辛窜攻邪，且发明独活寄生汤亦独具慧眼，直言方中之法原有两种：一者以寄生带出一组补益，一者以独活引出一队攻逐，王霸之用，存乎一心。故本案因其虚而用补：当归、白芍、木瓜、牛膝、杜仲以养肝；熟地黄、寄生、黄柏、知母以补肾。《医宗金鉴》有言："五痿皆由肺热生，阳明无病不能成"，故用生白术运中焦、滑大肠、利腰脐，一举三得。借老师常用之鸡血藤、夜交藤以养血荣通，又虑诸补而不灵，故选丹参以制其静，尚恐诸寒而不行，因增杜仲辛润温通。至于二诊之菟丝子，乃参仿茯菟、金刚用意，于平淡中收功。（石志超全国名老中医药专家传承工作室、薄文斌医案）

李某，女，57岁。初诊：2016年7月23日。患者因四肢关节间断性肿胀疼痛十余年而来诊，曾经多家医院诊为类风湿关节炎。初时发作时红肿热痛，近来发病时多见关节漫肿，长期服用"芬必得、双氯灭痛"等药物，身体日见虚弱。症见：四肢肘、膝、腕、踝关节肿痛，皮色萎黄，身体消瘦，食少，便溏，夜寐欠佳，舌淡有齿痕、瘀斑，苔白腻，脉沉细无力。诊断：痹病。辨证：外邪久厉，气血不畅，痰浊瘀血阻痹经络，气血亏虚。治法：补养气血、祛痰化瘀。方药：乌蛇10g（炙黄研末服）、桑寄生30g、鸡血藤30g、夜交藤30g、红花10g、牛膝15g、秦艽 10g、当归 15g、赤芍 10g、熟地黄 20g、党参 30g、苍术 10g、薏苡仁 20g、炙甘草 15g。14 剂，水煎服。二诊：疼痛略减、稍有肿胀，略觉纳呆腻膈，前方加鸡内金 20g、茯苓 15g，20 剂，继续调理治疗。三诊：肿消痛减，纳食渐旺，夜寐转佳，去薏苡仁、茯苓之淡渗利湿，以护津血，14 剂善后。

按语：痹病初发多因感受风、寒、湿之气，痹阻经络、气血运行不畅，病久必兼正气亏损，本虚标实。石志超教授临证经验，论治之时须刻刻以补养固护正气为念，驱邪而不伤正，常用的祛风湿之药多为辛燥之剂，久用必伤气血阴液。笔者治本病即取功善祛风除湿、通络透骨之乌蛇，主治风湿顽痹，肌肤不仁。《开宝本草》言乌蛇："主皮肤不仁，顽痹诸风。"张璐《本经逢原》曰："蛇，治诸风顽痹，皮肤不仁。"其为治疗风湿骨痹的主药。辅佐以养血通络、活血止痛之桑寄生、鸡血藤、夜交藤、红花、赤芍、牛膝，散风祛湿、通络止痛之秦艽、苍术、薏苡仁，养血补气、扶正固本的当归、熟地黄、党参、炙甘草等药，使邪去而不伤正，陈年痼疾，终获良效。（石志超全国名老中医药专家传承工作室、石鉴泉医案）

朱某，女，75 岁。2018 年 7 月 8 日初诊。主诉：双膝关节痛 2 年，加重 1 个月。病史：患者近 2 年双膝关节痛，长时间走路或上下楼梯加重，近 1 个月走路 300 米即疼痛难忍，于某医院行膝关节核磁检查确诊为骨性关节炎、关节软骨部分缺失，建议行人工关节置换术，因天气较热等秋季气温转凉再行手术。因患者丈夫为吾岳父朋友，故转求我处门诊寻求中医治疗。症见：双膝关节肿胀及小腿痛，身体怕冷，饮食正常，夜眠可，二便正常，舌质暗紫，苔薄，右脉沉细，左脉细。诊断：骨痹。辨证：肝肾不足，寒湿痰瘀阻络。治法：补益肝肾，祛瘀化痰，祛风散寒。方药：川断30g、制附子10g、杜仲10g、桑寄生30g、熟地黄15g、独活10g、川芎6g、威灵仙10g、牛膝15g、五灵脂10g、炒蒲黄10g、炒白芍15g、地龙15g、炙麻黄5g、木瓜15g、白芥子5g、肉桂2g。7剂，水煎早晚分服。7月15日二诊，腿痛减轻，加用龟甲10g，续服14剂。7月26日随访，症状明显减轻，膝关节肿胀减轻。7月30日随访，疼痛消失，可步行30分钟亦不甚疼痛，肿胀消失。2019年5月随访亦病情稳定，未行手术。

按语：膝关节骨性关节炎为老年常见疾病，难以治愈，严重影响老年生活质量，甚至要行膝关节置换手术。该患因天热等待手术中使用中药治疗，症状明显改善未行手术治疗。中医认为本病多为年老肝肾亏虚，筋骨失养，寒湿痰瘀阻络所致，吾用独活寄生汤、阳和汤、失笑散合方获效。导师石志超教授认为，此类疾病虽有关节怕冷肿痛，不可过用祛风除湿、通经活络等辛燥攻散之品，而重在补肝肾养精血。故论治本案以独活寄生汤为基础，川断、桑寄生、杜仲、熟地黄、白芍补肝肾、强筋骨、养气血，扶正固本为主，辅以独活、附子散寒除湿止痛，威灵仙祛风湿、通络消骨，膝关节肿痛又如鹤膝风之状，以阳和汤温阳散寒、化痰散结，白芥子化痰泄浊，助关节积液吸收，麻黄发表散邪，既能透出皮肤毛孔之外，又能深入凝痰积血之中，与活血药同用助其行血活络，消肿散瘀。此外，蒲黄、五灵脂祛瘀止痛；地龙通络除痹，通而不燥；木瓜除湿止痉。本例属本虚标实之证，瘀邪渐去，再加龟甲补益肝肾，强筋健骨。遣方用药不可偏执一端，以石师所倡导之和法，中正和缓，标本兼顾，临床疗效卓著。（石志超全国名老中医药专家传承工作室、张奎军医案）

赵某，女，77岁。周身严重怕冷乏力1个月，发作性脚麻，先从脚掌开始麻木，逐渐发展到整个下肢，然后出现胸闷、气短、乏力，自觉胸中异常憋闷，直到憋闷得全身出汗，然后才能逐渐缓解，每天反复发作数次，怕冷乏力逐渐加重，三伏天还要穿着厚衬裤，因为乏力，行动困难，出门需要坐轮椅。就诊于某医院心血管科、神经内科、骨科等科室，经系统检查，没有发现阳性结果，于是求诊于中医。一诊：扶入诊室，精神不振，三伏天穿长衣裤和衬衣衬裤，舌质暗红，苔白腻有细裂纹，舌边尖红，边缘肿大，脉弦滑有力。中医诊断：痹病。辨证：少阳郁滞，阴阳不交。治法：疏达少阳，和阳布气。方药：柴胡15g、黄芩6g、木香6g、桂枝15g、白芍15g、浮小麦

30g、大枣 10g、茯苓 15g、龙骨 15g、牡蛎 30g、百合 15g、生地黄 15g、党参 15g、葛根 30g、麦芽 30g、甘草 6g。二诊：用药 1 周之后，患者症状明显缓解，前一两天病情发作几次，身冷减轻，体力也逐渐恢复。二诊：效不更方，继续治疗 1 周。三诊：患者非常高兴，一切恢复正常，无怕冷、无心慌，体力恢复，以前不能下楼，在家里行动需要人照顾，这次由儿子领着自己从家走到医院。患者不愿继续服用汤剂，嘱以血府逐瘀丸善后。

按语：老师石志超教授曾反复教导我们，临床遇到怕冷乏力的情况，不能只知道肾阳虚，还要想到少阳阳气郁闭也可以出现四肢厥冷。患者怕冷、乏力、心悸，很容易想到的就是肾阳虚证。但她两手的脉都是弦滑有力的，说明是少阳的问题。舌边尖红，舌边肿胀，也说明是少阳问题。我们讲水生木，木生火。水是指肾精化气，肾精经过气化，产生了阳气，通过肝木的疏达，上输于心。心火出于瞳孔，周行全身而形成我们的卫气。因此，阳气的输布和心火、肝火、肾火都密切相关，就是水生木、木生火。我们讲的君火、相火、命火这三者出问题，都可以引起卫气的不足而出现全身怕冷。所以这是肝气郁闭，少阳不能疏达，少阳不能布气而引起的一系列症状，绝不能当成少阴虚寒来论治。少阳阳气郁闭首先选方就是四逆散。我用木香替换了枳实，因为木香舒达阳气的力量更强一些。因为患者时有憋闷，有明显的心慌、气短，有阵发性出汗，手心也潮，所以又加了桂苓龙牡。舌两边红，大小鱼际红，少阳有热，所以加了黄芩。四逆散加黄芩、桂苓龙牡，那就是我们治疗少阳神志病代表方柴龙牡的思路。因为患者脚掌麻木之后出现胸闷，有气上冲胸少阳奔豚的意思，所以又加上一味葛根，黄芩、芍药加葛根，这就是一个奔豚汤的思路。因为患者发作的时候有烦闷欲死的表现，所以加了浮小麦、大枣来养心、敛汗，取甘麦大枣汤之意。患者的舌上全是细小裂纹，裂纹里面很干燥，没有津液，有阴伤的迹象，肝体阴而用阳，又加了百合和地黄来填精，取百合地黄汤之意。所以这个方子首先是从木来立论、来治疗，以木生火，此少阳布气，用四逆散、柴龙牡、甘麦大枣汤、小柴胡汤这个思路通过少阳以布气。因为水生木又加了百合、地黄来补水、填精，因为这个患者年龄比较大，肾精暗亏，而且舌上有很多细小的裂纹，明显水不足，所以用百合、地黄来补水。木旺生火，用桂枝来振奋心阳，使阳气能够出表，周行全身。所以这是一个少阳不能布气而导致全身阳气不得出表引起的全身怕冷、心慌、胸闷、烦躁、乏力等一系列表现。（石志超全国名老中医药专家传承工作室、李享辉医案）

殷某，女，43岁。2019年8月10日初诊。主诉：双足凉麻感2年。病史：双足凉麻感2年余，三伏天仍需要穿棉袜保暖，曾于某医院行双下肢血管彩超检查未见异常，神经内科查体深浅感觉未见异常，皮温、皮色无异常。西医诊断：双足凉麻原因待查。予维生素 B_1、B_{12} 口服无效。就诊于中医，予温阳活血通络中药无效。病来伴入睡困难，易醒多梦。现症见：双足凉麻感，近 2 日情绪波动后入睡困难加重，伴口干口苦，心烦急躁，小便频，色黄，大便溏，舌质淡暗，舌边有瘀点，舌苔薄白，脉象细弱。中医诊断：痹病。辨证：湿热下注，痰热扰心。治法：清利湿热，清心化痰。处方：苍术 10g、黄柏 10g、车前子 15g（包煎）、川牛膝 20g、厚朴 10g、黄连 6g、陈皮 10g、茯苓 30g、姜半夏 6g、竹茹 10g、枳实 10g、石菖蒲 10g、郁金 10g、柴胡 10g、生甘草 10g。7 剂，水煎早晚分服。二诊：双足凉麻感较前好转，可穿薄丝袜，入睡可，无口干口苦，心烦，仍小便色黄，大便溏，舌质淡暗，舌边有瘀点，舌苔薄白，脉象沉细。上方加滑石 30g（包煎），5 剂，水煎早晚分服。三诊：双足凉麻感不显，寐佳，二便调。

按语：对于出现双足凉麻感，西医认为有很多原因，最常见的是血管与神经的病变，如雷诺病、末梢神经炎病变神经失养或者下肢动脉硬化闭塞导致其局部血液循环不佳。从中医角度看，足部凉麻感很多情况是因为患者出现了肾阳不足的问题，尤其是上热下寒的症状，对此要采用温肾阳和引火归原的方法进行治疗。该患者通过相关治疗，无明显变化，似乎药不对症。《伤寒论》云："阴阳气不相顺接，便为厥。厥者，手足逆冷是也。"患者双足凉麻感 2 年，多次服用温阳通络药物无效，细追问其饮食特点，平素嗜食肥甘厚味及补品。此足凉麻非真正的阳气虚衰之寒邪内生，系患者长期服用肥甘厚味之品，痰湿内生，郁久化热，湿性趋下，热邪郁闭于内，阳气不达四末，即所谓"热厥"。其寐欠宁亦为痰热扰心神之症，方药四妙散合黄连温胆汤化裁，以清利痰湿热邪，佐以活血通络，同时方药中含四逆散调畅气机之意。二诊取效，仍尿黄，加滑石取"六一散"之意清利下焦湿热。石志超教授常强调"谨察阴阳之所在而调之，以平为期"。临证中需了解人的体质，因人、因地、因时制宜才能避免"虚虚实实"之弊。（石志超全国名老中医药专家传承工作室、江红医案）

《医学衷中参西录》选案

窦英茹，邻村蒙馆教员，年过三旬，于孟冬得腿疼证。禀赋素弱，下焦常畏寒凉。一日因出门寝于寒凉屋中，且铺盖甚薄，晨起遂病腿疼。初疼时犹不甚剧，数延医服药无效，后因食猪头肉其疼陡然加剧，两腿不能任地，夜则疼不能寐。其脉左右皆弦细无力，两尺尤甚，至数稍迟。野党参（六钱），当归（五钱），怀牛膝（五钱），胡桃仁（五钱），乌附子（四钱），补骨脂（三钱，炒、捣），滴乳香（三钱，炒），明没药（三钱，不炒），威灵仙（钱半）。共煎汤一大盅，温服。将药连服五剂，腿之疼稍觉轻而仍不能任地，脉象较前似稍有力。问其心中服此热药多剂后仍不觉热，因思其疼在于两腿，当用性热质重之品，方能引诸药之力下行以达病所。野党参（五钱），怀牛膝（五钱），胡桃仁（五钱），乌附子（四钱），白术（三钱，炒），补骨脂（三钱，炒、捣），滴乳香（三钱，炒），明没药（三钱，不炒），生硫黄（一钱，研细）。药共九味，将前八味煎汤一大盅，送服硫黄末五分，至煎渣再服时，又送服所余五分。将药连服八剂，腿疼大见轻减，可扶杖行步，脉象已调和无病，心中微觉发热。俾停服汤药，每日用生怀山药细末七八钱许，煮作茶汤，送服青娥丸三钱，或一次或两次皆可。后服至月余，两腿分毫不疼，步履如常人矣。

《医验随笔》选案

盛巷某在上海汽车行为伙，六月初忽起寒热，两日热退，顿时足软不能开步，足肚不红而胀，手指麻木不能直伸，回锡调治。先生用分利湿热之药略效，继用鸡鸣散加减，足肚作胀已减，自能行走，唯少力耳。又来诊治，舌红转为白腻，用温经通络之法，如桂枝、厚朴、桑枝、川断、金毛狗、脊木瓜、薏仁、松节、牛膝等，服后苔化，手指能伸，而大拇指仍然不用。先生曰：此阳明有热也。去桂、朴，加石膏，数剂后大指伸足力充，观此以见先生用药之活泼。

《丁甘仁医案》选案

汪翁，腰痛偏左如折，起坐不得，痛甚则四肢震动，形瘦骨立，食少神疲，延一月余。诊脉虚弦而浮，浮为风象，弦为肝旺。七秩之年，气血必虚，竹叙之时，电风入肾，气虚不能托邪外出，血虚无以流通脉络，故腰痛若此之甚也。拙拟大剂玉屏风，改散为饮。生黄（五钱），青防风（五钱），生白术（三钱），生甘草（六分），全当归（二钱），大白芍（二钱），厚杜仲（三钱），广木香（五分），陈广皮（一钱）。此方服后，一剂知，二剂已。方中木香，陈皮二味，止痛须理气之意也。

黄左，髀部痹痛，连及腿足，不能步履，有似痿躄之状，已延两月之久。痿躄不痛，痛则为痹。脉左弦滑，右濡滑。风寒湿三气杂至，合而为痹，痹者闭也，气血不能流通所致。拟蠲痹汤加减，温营去风，化湿通络。全当归（二钱），大白芍（一钱五分），桂枝（六分），清炙草（六分），紫丹参（二钱），云茯苓（三钱），秦艽（二钱），牛膝（二钱），独活（一钱），海风藤（三钱），防己（二钱），延胡索（一钱），嫩桑枝（三钱），陈木瓜（一钱五分）。

陈左，风为阳邪，中人最速，其性善走，窜入经络，故肢节作痛。今见上下左右无定，名曰行痹，脉弦细而涩。阴分素亏，邪风乘虚入络，营卫不能流通。当宜和营去风，化湿通络。全当归（二钱），大川芎（八分），威灵仙（一钱五分），嫩桑枝（四钱），大白芍（二钱），晚蚕砂（包，三钱），海风藤（三钱），西秦艽（二钱），青防风（二钱），甘草（八分）。

汪左，风寒湿三气杂至，合而为痹，风胜为行痹，寒胜为痛痹，湿胜为着痹。髀骨酸痛，入夜尤甚，亦痹之类。脉象沉细而涩。肝脾肾三阴不足，风寒湿三气入络，与宿瘀留恋，所以酸痛入夜尤甚也。拟独活寄生汤加味。全当归（二钱），西秦艽（二钱），厚杜仲（三钱），云茯苓（三钱），大白芍（二钱），青防风（一钱），川独活（一钱），五加皮（三钱），紫丹参（二钱），川桂枝（四分），桑寄生（三钱），嫩桑枝（四钱），炙甘草（五分），小活络丹（入煎，一粒），怀牛膝（二钱）。

《张聿青医案》选案

曾（左），由面肿而发赤瘰作痒，渐致腿股带肿，恶心呕吐，手臂筋脉抽掣。此风湿相搏，阳明脉络失和。拟祛风理湿。炒白僵蚕（三钱，打），川朴（七分），酒炒木防己（一钱五分），制半夏（一钱五分），煨天麻（一钱五分），青防风（一钱），茯苓（三钱），茅术（一钱），酒炒桑枝（五钱），橘红（一钱）。

【二诊】脉象糊滑，苔白心黄。恶心呕吐，频渴欲饮，随饮随吐，手臂筋脉抽掣。湿痰蕴阻胃中，致清津不升，浊液不降。拟苦辛通降法。制半夏（二钱），川连（五分），旋覆花（二钱），茯苓（三钱），竹茹（一钱五分），橘皮（一钱），干姜（五分），代赭石（三钱），太乙丹（六分，研，先服）。

【三诊】呕恶大减，未能尽止。形体恶寒，头颠觉冷，自汗淋漓，筋脉抽掣。脉形沉细。湿寒郁阻阳明，阳气不能敷布，而从外卫。再温化湿寒。桂枝（五分），公丁香（三分），茯苓（三钱），橘皮（一钱），竹茹（一钱五分），熟附片（四分），制半夏（一钱五分），蔻仁（五分），老姜（一钱）。

【四诊】温化湿痰，呕吐复盛，中脘胀满，痞阻不舒。恶风自汗，筋脉抽掣。沉细之脉，两关转大，颇带弦象。良由胃病则土难御木，风阳从而扰胃。再从肝胃主治。土炒白芍（一钱五分），制半夏（二钱），川连（五分），橘皮（一钱），桂枝（五分），干姜（四分），旋覆花（二钱，包），枳实（一钱），白蒺藜（三钱），炒竹茹（一钱五分），代赭石（四钱）。开方后，再问饮食所喜，因换后方。

又温化湿痰，呕吐不定，频吐频渴，想吃甘甜，自汗恶风。右脉转大而觉濡软。良由频吐损伤胃阴，湿寒成燥。再甘凉以和胃阴。大有芪（一钱五分，防风七分同炒），盐水炒半夏曲（二钱），甜杏仁（三钱），金石斛（四钱），甘杞子（三钱），土炒白芍（一钱五分），白蒺藜（三钱），钩钩（三钱），淮小麦（一钱五分），黑大枣（四枚）。

【五诊】气冲呕吐大减，口渴较定，四肢肌肤作麻大退。的是频吐之后，胃液损伤，阳明络空，风阳从而阻络。前法扩充之。白蒺藜（三钱），大生地（四钱），金石斛（四钱），酒炒杭白芍（一钱五分），大天冬（三钱），甘杞子（三钱），淮小麦（五分），茯神（二钱），双钩钩（三钱），黑枣（四枚）。

【六诊】呕吐口渴已定，筋掣肌麻亦轻。的是阳明络空，肝风乘袭。效方扩充。阿胶珠（三钱），大天冬（三钱），酒炒杭白芍（一钱五分），厚杜仲（三钱），怀牛膝（三钱，盐水炒），大生地（四钱），甘杞子（三钱），金毛脊（三钱），淮小麦（五钱），大枣（二枚）。

洪（左），湿热淋浊之后，髀关不时作痛，遍身作痒。脉象滑数。湿热流入络隧，恐成痿痹。酒炒桑寄生（三钱），白蒺藜（去刺炒，三钱），独活（一钱），川萆薢（二钱），汉防己（一钱五分），仙灵脾（一钱五分），左秦艽（一钱五分），生薏仁（四钱），建泽泻（一钱五分）。

【二诊】髀关仍然作痛，步履不健，肌肤作痒。肝肾虚而湿热阻络。不能欲速图功。酒炒汉防己（一钱五分），川萆薢（二钱），酒炒怀牛膝（三钱），川桂枝（三分），防风（一钱），当归（三钱），白蒺藜（去刺炒，三钱），生薏仁（三钱），羌活（一钱），独活（一钱），二妙丸（二钱，开水先下）。

【三诊】脉症相安，然屈伸行动，髀关仍痛。风寒湿阻络未宣。汉防己（一钱五分），川萆薢（二钱），酒炒怀牛膝（三钱），独活（一钱），左秦艽（一钱五分），生蒺藜（三钱），酒炒全当归（二钱），木瓜（一钱），酒炒红花（一钱），仙灵脾（一钱五分），桑寄生（三钱），生薏仁（三钱），陈松节（一两，劈）。

刘（右），痛痹复发。拟祛风理湿宣络。仙灵脾（三钱），川萆薢（三钱），左秦艽（一钱五分），酒炒全当归（二钱），川桂枝（四分），白茄根（三钱），汉防己（一钱五分），炙地龙（去泥，六分），虎胫骨（二钱，酥炙研细末先调送下）。

【二诊】痹痛稍减。再宣通脉络，理湿祛风。汉木防己（各一钱），酒炒全当归（各一钱），左秦艽（一钱五分），羌独活（各一钱），酒炒桑寄生（三钱），陈松节（三枚，劈），怀牛膝（三钱），厚杜仲（三钱），白茄根（三钱），酥炙虎膝盖（一对，研细末分三帖调服）。

钱（左），风湿痰阻络，营卫之气滞而不行。右半不遂，遍身作痛。宜温通经络。川桂枝（五分），左秦艽（一钱五分），木防己（一钱五分），炙绵芪（二钱），酒炒桑寄生（三钱），制半夏（一钱五分），酒炒粉归身（一钱五分），独活（一钱），防风（一钱），络石藤（三钱），酒炒丝瓜络（二钱）。

【二诊】遍身作痛渐平，而右腿骺仍然酸痛。脉象沉细。风寒湿三气内袭，遂致经络阻痹，营卫气不宣通，不通则痛，势必然也。酒炒桑寄生（三钱），左秦艽（一钱五分），川萆薢（二钱），川桂枝（五分），酒炒怀牛膝（三钱），炒仙灵脾（二钱），厚杜仲（三钱），川独活（一钱），当归（二钱），活络丸（一粒，酒化服）。

席（左），每至寅卯之交，辄腹中胀满，蔓及腰膂，髀关亦觉重着作痛。脉沉而滑，苔白腻浊。此肝气夹痰内阻。用太无神术散法。苍术、陈皮、藿香、香附、赤白苓、川朴、甘草、菖蒲、薏仁、炒枳壳。

【二诊】胀满大退，然髀关仍然作痛。湿滞渐开，络痹未宣。再宣络而理湿邪。萆薢、茯苓、独活、防己、菖蒲、薏仁、秦艽、桂枝、藿香、桑寄生、平胃丸。

【三诊】胀满已舒，髀关作痛亦减，然身重、力乏、气短。病渐退，气渐虚，调理之品，恐助邪势，且缓补救。桂枝、汉防己、生薏仁、郁金、橘皮络、川萆薢、秦艽、白茯苓、杜仲。

【四诊】髀关尾闾作痛稍减，其痛尾闾为甚，还是湿痰所阻。苍术、制半夏、陈皮、薏仁、泽泻、黄柏、川桂枝、茯苓、猪苓、萆薢。

【五诊】尾闾作痛，而腰膂髀关经脉牵掣，步履不便。脉象沉郁，重按带滑。湿痰留络，恐成痹证。制半夏

（二钱）、左秦艽（一钱五分）、建泽泻（一钱五分）、生薏仁（四钱）、川萆薢（二钱）、白茯苓（三钱）、橘皮络（各一钱）、丝瓜络（酒炒一钱），指迷茯苓丸（三钱，先服）。

【六诊】腰膂髀关牵掣已舒，腹中又复胀满。络气已宣，而气湿究未得出。再理湿化痰，开郁行滞。制半夏、茯苓、生薏仁、橘皮络、制香附、川萆薢、泽泻、木猪苓、左秦艽、越鞠丸。

【七诊】气滞已宣，胀满已退，而腰府仍觉不舒，还是湿阻络隧，再和中理湿。制半夏（一钱五分）、薏仁（四钱）、旋覆花（二钱）、风化硝（八分）、建泽泻（一钱五分）、川萆薢（二钱）、真猩绛（五分）、青葱管（二茎）、左秦艽（一钱五分）、乌药（二钱）、白茯苓（三钱）。

【八诊】尾闾作痛递减，左腰膂气觉滞坠，再流化湿滞，以宣络气。制香附、半夏、茯苓、枳壳、焦苍术、广皮、川萆薢、苡仁、泽泻、二妙丸。

林（右），两臂作痛难忍。湿寒风袭入络隧，痛风之渐也。蜜炙麻黄、白芍、生甘草、川芎、苍术、桂枝、当归、木防己、茯苓、秦艽。

李（左），遍身络隧不舒，动辄作痛。脉形沉滑。感寒夹湿，阻痹络隧。宜为温通。川桂枝、木防己、茯苓、旋覆花（猩绛包扎）、左秦艽、蔓荆子、独活、酒炒丝瓜络、桑寄生、橘红络、青葱管、酒炒桑枝。

左，痰湿有余于上，肾水空虚于下，木失水涵，横暴之气，克脾则胀。营卫不克宣通，四肢脉络不和，阳气上升，神不归舍，将寐之际，心中难过，胸膺甚觉不舒，亦由卫气上逆，清肃之令不行。先降胆胃，使神能归舍再议。制半夏（二钱），广皮（一钱），川楝子（一钱五分），海蛤粉（三钱），炒枳实（一钱），陈胆星（六分），茯苓（三钱），白蒺藜（三钱），水炒竹茹（一钱五分），川连（四分），徭桂（一分，二味研细末，饭丸先服）。

毕万花膏方。始则湿毒流入筋骨，继则邪去络空，叠投肝肾并调，通补脉络，渐次而愈。唯每至卧着，则肢节作痛。人身气血周流贯通，本无一息之停。气中有血，血所以丽气也。血中有气，气所以统血也。卧着肢节作痛，是血中之气不行。宜养血和络，仍参宣通祛风之品。砂仁、炙大熟地、酒炒桑寄生、肥玉竹、制半夏、盐水炒菟丝子、酥炙虎胫骨、川断肉、厚杜仲、酒炒片姜黄、干苁蓉、甘杞子、独活、海风藤、酒炒牛膝、海蛤粉、煨天麻、橘红、奎党参、酒炒汉防己、炙绵芪、炒於术、泽泻、左秦艽、酒炒当归尾、白茯苓、生蒺藜、炙黑甘草、酒炒杭白芍，加清阿胶、桑枝膏，冰糖收膏。

孙（右），腰臀髀关腿股俱觉作痛，肩臂难以举动。脉象弦滑。血虚肝风入络，络热则机关为之不利。不易图治也。酒炒桑寄生（三钱），左秦艽（一钱五分），川桂枝（五分），木防己（二钱），光杏仁（三钱），煨石膏（四钱），生甘草（五分），生薏仁（四钱），萆薢（二钱），酒炒桑枝（五钱）。

【二诊】宣络以清蕴热，仍难步履，腰脊髀关，酸多痛少。病从血崩之后，由渐而来。的属血虚奇脉纲维失护，再通补奇脉，而益肝肾。酒炒当归身（二钱），盐水炒菟丝子（三钱），干苁蓉（二钱），酒炒怀牛膝（三钱），盐水炒潼沙苑（三钱），金毛脊（四钱），甘杞子（三钱），厚杜仲（三钱），仙灵脾（二钱）。

【三诊】症属相安。的是肝肾空虚，纲维失护。效方进退。干苁蓉（二钱），杜仲（三钱），生蒺藜（三钱），甘杞子（三钱），炒萸肉（一钱五分），盐水炒菟丝子（三钱），酒炒怀牛膝（三钱），酒炒白归身（二钱），酒炒桑寄生（三钱），海风藤（三钱）。

【四诊】来函云舌苔光剥已润，腰脊髀关酸多痛少，胸背作痛。从调摄肝肾之中，参以祛风宣络。干苁蓉（二钱），厚杜仲（三钱），酒炒桑寄生（三钱），白茯苓（三钱），酥炙虎胫骨（四钱），酒炒怀牛膝（三钱），粉萆薢（一钱五分），甘杞子（三钱），木防己（二钱），左秦艽（一钱五分），川独活（一钱），海风藤（三钱）。

经（右），遍体经络作痛，头旋掉眩，鼻流清涕，脉细弦而数，时辄不寐。血虚肝风袭入络隧，热气上冲，逼液为涕。拟养血荣经。全当归（二钱），柏子霜（三钱），苍耳子（三钱），阿胶珠（三钱），大天冬（三钱），粉前胡（一钱五分），生熟甘草（各二分），滁菊花（二钱），川贝母（二钱），酒炒杭白芍（一钱五分）。

【二诊】节骱仍然作痛，头旋掉眩，少寐多涕，频渴欲饮。脉象细弦。皆由营血不足，肝风袭入经络。拟养血化风。酒炒全当归（二钱），苍耳子（三钱），酒炒杭白芍（一钱五分），酒炒桑寄生（三钱），木防己（一钱五分），左秦艽（一钱五分），海风藤（二钱），阿胶珠（二钱），辛夷（一钱五分），酒炒丝瓜络（二钱）。

【三诊】节骱作痛，痛有休止，音声有时雌喑，口渴欲饮。血虚不能营养经络，胆火上逆，气热肺燥。宜泄胆木而清气养津，益营血而祛风宣络。酒炒全当归（二钱），秦艽（一钱五分），麦冬（三钱），酒炒白芍（一钱五分），生扁豆衣（三钱），甘杞子（三钱），独活（一钱），丹皮（二钱），炒木瓜（一钱五分），桑寄生（三钱），桑叶（一钱）。

【四诊】脉弦稍柔，经络掣痛较退，再养血宣络。酒炒全当归（二钱），杞子（三钱），川贝（二钱），柏子霜（三钱），酒炒桑寄生（三钱），橘络（一钱），冬瓜子（三钱），金石斛（三钱），酒炒丝瓜络（二钱），枇杷叶（四片），炒木瓜（一钱五分）。

王（右），营血久亏，血不养经，手足经络作痛，脉弦头晕。养血息风为治。酒炒当归身（二钱），酒炒杭白芍（一钱五分），滁菊花（一钱五分），酒炒木防己（一钱），肥玉竹（三钱），独活（七分），干苁蓉（一钱五分），酒炒桑寄生（三钱），秦艽（一钱五分）。

苏（右），由腹中作痛胀，而致经络作痛，腿膝尤甚，大便不行。脉象细数。阳明脉虚，风阳乘入。宜养血息肝。酒炒全当归（三钱），酒炒木防己（一钱五分），酒炒杭白芍（一钱五分），酒炒桑寄生（三钱），甘杞子（三钱），火麻仁（三钱），大生地（四钱），桑椹子（三钱），柏子霜（三钱）。

经（右），节骱作痛，两膝尤甚，背腧板胀，必得捶久方舒。人之一身，必赖气血营养，唯营血不足，斯络隧空虚，而诸病俱作。背腧为诸脉所辖。皆由木旺水亏，少阴之真阴愈少，则少阳之木火愈盛，逼液为涕，烁金则喑。其病虽殊，其源则一。酒蒸女贞子（三两），生甘草（五钱），大麦冬（二两），生白芍（一两五钱），酥炙虎胫骨（三两），甘杞子（三两），大生地（一两），白归身（一两五钱），酒炒怀牛膝（三两），大天冬（二两），大熟地（四两），干苁蓉（一两五钱），盐水炒菟丝子（三两），白茯苓（三两），炒萸肉（一两），泽泻（一两），盐水炒潼沙苑（三两），粉丹皮（二两），川石斛（四两），厚杜仲（三两），西洋参（二两），黑豆衣（二两），奎党参（三两），黑玄参肉（一两五钱），肥知母

（二两），玉竹（一两五钱），炒木瓜（一两）。加清阿胶三两、龟板胶二两、鹿角胶二两，溶化收膏。

陈（左），息风养血，臂痛稍轻，脉缓微弦，重按少力。从前法兼补阳明。炙熟地、阿胶珠、於术、归身、云茯神、甘杞子、炙绵芪、白芍、玉竹、夜合花。

【二诊】脉渐柔软，臂痛略轻。仍守调补气血，气血一充，则调理自和。大生地（四钱），炙绵芪（三钱），奎党参（三钱），杭白芍（酒炒一钱五分），阿胶珠（三钱），甘杞子（三钱），生於术（二钱），白归身（酒炒二钱），干苁蓉（一钱五分），川断肉（三钱），肥玉竹（三钱）。

高（左），髀关作痛，以天晴霪为加减，湿也。二妙丸（独活寄生二陈两汤煎汤送下）。

某，尻痛。二妙丸（用二陈汤送下）。

叶（右），向有偏左头痛。兹则背脊恶寒，遍身作痛。营血不足，风阳乘虚入络，暂为宣通。川桂枝（二分），左秦艽（一钱五分），桑寄生（酒炒，三钱），酒炒防己（一钱），全当归（二钱），白蒺藜（去刺炒，三钱），嫩桑枝（酒炒，三钱），橘皮络（各一钱），丝瓜络（酒炒，一钱五分）。

【二诊】身痛稍减，偏左头疼渐止。再和营血而息肝阳。粉全归（酒炒，二钱），炙黑草（四分），桑叶（一钱），元参（三钱），杭白芍（酒炒，一钱五分），池菊花

（一钱五分），丹皮（二钱），南枣（三枚），白蒺藜（去刺、炒，三钱），黑豆衣（三钱）。

顾（右），遍身酸痛稍减，而腿股仍觉恶寒，前法参以辛温。桂枝（三分），川萆薢（二钱），左秦艽（一钱五分），茯苓（三钱），炒桑枝（四钱），防己（一钱五分），桑寄生（三钱），煨天麻（一钱五分），苡仁（三钱）。

【二诊】遍身酸痛大退，然仍肝阳上升，嘈杂气冲，经脉抽掣，四肢厥逆。良以阳明脉络空虚，肝阳乘袭。再通补阳明，参以息肝。党参（三钱），制半夏（一钱五分），炙黑草（四分），归身（二钱），淮小麦（五钱），麦冬（三钱），白芍（土炒，一钱五分），炒杞子（三钱），茯神（三钱），龙眼肉（四枚），大南枣（四枚）。

程（左），苦温辛烈，燥胃强脾，口中津液转滋。盖湿流气化，则清津方能上供。唯足肿身痛未松。良以风湿相搏，不能遽化。再作日就月将之计。苍术（八分，麻油炒黄），连皮苓（三钱），五加皮（三钱），生薏仁（四钱），猪苓（二钱），泽泻（一钱五分），汉防己（五钱），川独活（一钱），牡蛎泽泻散（三钱，开水先服）。

《范中林六经辨证医案》选案

柴某，男，13岁。学生。

【病史】1975年11月，在校义务劳动中遇雨，全身湿透，身觉不适。翌日，感周身骨节烦疼，服药效不显。一月后，双膝关节逐渐肿大，骨节变形，膝关节周围出现硬结。1976 年 1 月初，下肢屈伸不利，行动困难。经某医院诊断为"风湿性关节炎"。同年 2 月初来诊，按历节病论治，月余病愈。

【初诊】患者已卧床不起，由其父背来就诊。全身关节疼痛，尤以四肢为甚。双膝关节肿大，膝面有多处硬结，双手掌脱皮，双脚边缘红肿麻木。晚间自汗出，食欲不振。舌质较红，苔白微腻，脉浮紧数。此为太阳证历节病。法宜驱风解热，化湿散寒，以桂枝芍药知母汤加减主之。处方：桂枝 12g，赤芍 12g，知母 12g，麻黄 10g，生姜 10g，白术 15g，甘草 6g，防风 12g，苡仁 20g。3 剂。

【辨证】本例劳动中大汗出，风寒湿邪留注关节。正如仲景所云："汗出入水中，如水伤心。历节黄汗出，故曰历节。"又云："诸肢节疼痛，身体魁羸，脚肿如脱，头眩短气，温温欲吐，桂枝芍药知母汤主之。"此例主证突出，风寒湿邪致痹，病属太阳类似证。但已有风从热化之象，故去附子，加苡仁以增强渗湿利痹，止痹痛拘挛之效。

【二诊】上方服三剂，下肢渐能屈伸，诸证皆有好转。守原法加辽细辛再服两剂。

【三诊】膝关节及脚肿消，膝面硬结缩小、变软。全身关节仍有轻微疼痛，原方加减续服。处方：桂枝 10g，赤芍 12g，麻黄 10g，生姜 10g，白术 12g，甘草 3g，防风 10g，茯苓 12g，川芎 10g，柴胡 10g，前胡 10g，羌活 10g，独活 10g，辽细辛 3g。嘱服数剂，可停药，注意生活调养，忌食生冷和预防风寒。月余后，其父来告，小儿关节已不疼痛，双膝硬结消失，病已痊愈。1979 年 7 月追访，其母曰：玉儿已长成人，身体很健壮。自范老告诫后，不准他洗冷水澡、食生冷之物，四年来病未复发。

【按语】柴例病属历节，兼有风从热化之象，故去附子，后加羌独柴前而收功。

汤某，女，37 岁，工人。

【病史】1964 年自觉经常头晕，乏力，周身关节疼痛。1965 年 10 月 30 日晚，突觉肢体沉重疼痛，不能转侧，手不能握物，足不能移步，衣食住行均需他人料理。次日急送某医院，诊断为"风湿"。经针灸治疗十余日，效果不显，遂来求诊。按太阳证论治，三个月基本治愈。

【初诊】由两人搀扶前来就诊。全身关节剧痛似鸡啄，游窜不定。头晕，耳鸣，四肢不温，畏寒恶风，口干少津，不欲饮。舌质偏淡，舌体胖大，边缘有齿痕，苔薄白。寸关脉浮虚，尺微沉。此为太阳证，风寒湿邪郁久成痹，法宜温经逐寒，除湿止痛，以甘草附子汤加味主之。处方：炙甘草 30g、制附片 60g（久煎）、白术 12g、桂枝 18g、生姜 30g。二剂附片先煎一个半小时，再加其他味药同煎约半小时（以下汤剂中，凡有附片者，均以此法煎煮）。日三服，忌食生冷。

【辨证】此证风寒湿邪兼而有之，蕴积已久，郁阻成痹。虽有畏寒恶风、脉浮之表证，但不可单用发表；虽有头晕耳鸣，四肢不温，口干不欲饮，舌质偏淡而尺脉沉之里证，又不宜径投回逆。参之舌脉诸证，乃为风寒湿相搏，属太阳类似证。《伤寒论》曰："风湿相搏，骨节疼烦，掣痛不得屈伸，近之则痛剧……甘草附子汤主之。"此方用治本例风寒湿痹，颇相吻合。甘草益气和中，附子温经散寒止痛，白术燥湿健脾，桂枝祛风固卫，通阳化气，加生姜以助温散之力。

【复诊】上方服两剂后，关节疼痛减轻，稍可转侧行动。上方加麻黄、辽细辛，以增强驱风散寒、开闭止痛之效，续进五剂。

【再诊】自拄拐杖前来就诊。关节疼痛及全身窜痛著减。头晕，耳鸣，畏寒，恶风亦明显好转。上方加茯苓以渗湿，续服五剂。

【又诊】全身活动已较自如，精神好转，但腰腿尚觉疼痛、重着。今虽见初效，毕竟一时难收全功。须培补脾肾，通窍除湿，以清余邪，拟理中丸加味续服。处方：潞党参60g，干姜片120g，炒白术60g，炙甘草60g，制附片120g，云苓60g，上肉桂30g，川桂枝15g，宁枸杞60g，真琥珀60g。五剂，共研细末，水打丸，如黄豆大。日服二次，每次3g。连服三个月，基本痊愈，恢复正常工作。1979 年追访，十余年来，虽关节偶有轻微疼痛，但行动自如，一切较好。

【按语】甘草附子汤之"骨节疼烦，掣痛不得屈伸"与桂枝附子汤之"身体疼烦，不能自转侧"，皆为风寒湿相搏之太阳证。其疼痛不能自已者，均为筋胀之故，病理相同。所异者，本例甘草附子证，风湿留于关节，邪深入里；而桂附证，风寒湿留着肌肉，有表无里。故汤证不同。上述两方原义，桂附证因属风湿，留着肌表，当以速去为宜，故附子用量较大；而甘草附子证，已病久入里，减其附子用量者意在缓行。但本例虽属久病入里，又暴发于一旦，且脉沉而细，故兼采两方之义，加大附子并生姜，既速去标，又开筋骨之痹也。

李某，男，46 岁，干部。

【病史】1974 年底，腰臀部痛引双下肢，左侧为甚，行动日益困难。某职工医院诊断为风湿性坐骨神经痛。经针灸、中西药治疗，其效不显。遂发展至下肢难以行动，生活不能自理。于 1975 年 2 月底，由工厂派专人护送来成都求治。

【初诊】患者卧床不起，翻身需由他人协助，腰臀部及下肢麻痛沉重，左下肢尤甚，活动患肢则疼痛加重。恶风寒，头痛，小腹胀满，小便不利，双下肢凹陷性水肿。面黄无泽，舌质淡红，苔白滑厚腻，根部微黄。此证属风寒湿痹，湿邪为胜。急当温阳化气行水，以五苓散加味主之。处方：猪苓 10g，茯苓 20g，泽泻 10g，砂仁 10g，白术 15g，桂枝 15g，上肉桂 10g，五加皮 12g。三剂。

【二诊】服上方后，小便量增多，腹部及下肢肿胀减，但疼痛无明显改变。针对主证，以助阳胜湿，散风止痛之甘草附子汤加味主之。处方：炙甘草 30g，制附片 120g（久煎），桂枝 15g，生白术 20g，生姜 60g，云苓 30g。四剂。

【三诊】服上方后，全身关节疼痛减轻，扶杖可下地缓步而行。宜原法再少佐麻黄、辽细辛，以增强开闭、散寒、行水之力。处方：炙甘草 30g，制附片 120g（久煎），生白术 20g，桂枝 15g，生姜 60g，麻黄 10g，辽细辛 4g，云苓 20g。五剂。

【四诊】头痛、腰臀部及下肢疼痛大减，离杖能行。肢肿基本消失，尚有寒湿凝聚、经络受阻之象，继以活血通络、舒筋散瘀之品调理之。处方：桂枝、木通、红藤、威灵仙、当归、川芎、猴骨、海马、松节、牛膝、木瓜、乳香、没药、苏木、辽细辛、羌活、独活、柴胡、前胡、血竭、伸筋草，以上各 10g，共为细末，水打丸。每晚睡前用白酒兑服 3g。服药 20 余日后，病愈恢复工作。1979 年 7 月 20 日追访，未复发。

【按语】本例太阳痹证，以湿为胜。急投五苓散加味，不仅急则治标，同时化气行水，即为治本。前贤曾称五苓散为逐内外水饮之首剂，而桂枝则为此方之关键，故重用之，以增强通阳化气行水之力。另加上肉桂，补命门真火，助气化，散寒凝；加砂仁醒脾化湿，行气宽中以消胀满，且能纳气归肾以助膀胱之气化；再用五加皮祛风湿之痹痛，疗经络之拘挛，且有利小便、消水肿之效。服药三剂而病获转机。然后抓住风寒湿致疼痛之主证，继用甘草附子汤。白术、附子，顾里胜湿；桂枝、甘草，顾表胜风；重用附子，温里扶阳，除痹止痛。冠以甘草者，意在缓而行之。最终，再用活血通络之法以善其后。

《邹孟城三十年临证经验集·历节风痛误药辨治》选案

岳父业于金融。七十年代初年方半百，奉命支援外地建设。由于环境简陋，寒湿易侵，渐觉关节疼痛，游走不定。当地所用，尽祛风辛燥之剂。病益笃，来沪调治，始得好转，又急于因公返回。余特书"简述"一文，以供当地医家参考，惜全未采用，及至四肢关节肿胀强直，行动唯艰，始退休回沪，虽勉力调治，终觉良机已失，心长而力短矣。今将当日原文录下，以志其事。

岳父年逾花甲，形体瘦瘠，早岁辛苦劳碌，调养失宜。是以羸弱之质，时患肢节疼痛，劳伤内损固有之，风寒外入亦有之，因病小而忽诸。久而不治，厥疾乃甚。浸至二年前春夏之交，一身肢节尽疼，痛如虎咬，手指关节既肿且大。饮食起居，艰于自理，是为历节风痛也，西医断为类风湿关节炎。久经中西医迭治，汤丸并进，而又举凡针灸、导引、按摩、运动之法，靡不施行，终鲜效机。及至盛夏，病不少减，行动困惫，肌肉尽削。暑本湿热之气，常人受之，犹汗流不辍，而岳父滴汗不淌，浑身不适，难可名状。

因思风邪闭于腠理，不开鬼门，病何以去？遂投《金匮要略》之乌头汤（乌头、麻黄、芍药、甘草、黄芪、白蜜），汗仍不露。方中加入桂枝，助麻黄以迫汗，各用3g，亦不知，渐次递加至麻黄12g、桂枝9g，始得通身津润，病势由是而顿挫。却见肌肤亢热，夜剧昼轻，脉弦而细，乃是阴伤血燥之征。频进养血祛风，虚热除而痹痛不瘥，节肿不消。旋因公返回外地，在彼所服近百剂，率皆独活、防风、灵仙、秦艽之属，一派祛风辛燥之品。虽稍益参术，总是杯水车薪。嗣即膺胸大痛，俯仰维艰。石顽云："上虚而痛者，心脾伤也。"得无为此说法乎？彼医以葡萄糖静脉滴注，持续旬余始趋安可。继而仍服益气祛风之剂，痹痛稍减，但心悸怔忡、足跟疼痛不可着地之病生。羸瘦少气，纳谷不馨。越数月回沪，视脉弦大挺劲，察舌胖大淡嫩，苔薄腻而略干。窃思病逾年半有奇，今已伤及先天，纵观症情脉舌，显然肝肾亏损，此张景岳论之详矣。更参孙一奎《生生子医案》治法。拟方：党参12g、熟地12g、枸杞子30g、炙龟甲12g、鹿角胶9g、五加皮6g、苍耳子6g、黄柏5g、生苡仁12g、怀牛膝

12g、杜红花 3g。以地杞龟鹿滋肾而扶本，党参益气而助之；黄柏、苡仁清消肢节之肿；红花一味通利血脉之痹。以此加减，药未兼旬，而病愈强半。复因公务紧要，返回办事，徒步跋涉数十里，足踵居然不痛。事竟返沪，照服前方，至今尽三十余剂，痹痛又减，除十指小关节晨起略有肿胀外，余处皆舒。胃纳也开，心悸亦宁。舌象虽未复常，而六脉逐现柔和。此先天之真元渐充，后天之胃气来复，是佳兆也明矣。倘能不违前方之意，不离前方之法，随症情而略加增损，则沉疴除去之日，可克期而待也。

按：岳父之病，以彼医固执己见，用药始终不离羌独灵仙，而"沉疴除去之日"终未来到。服药愈多，病势愈甚。患难症而遇不学无术却又刚愎自用之辈，不亦悲夫！罗谦甫《卫生宝鉴》有句云："活人之道将与相，一旦在己权非轻。"古人又云：不为良相，宁为良医。是以医虽小道，而重任独肩，尤其患者危急之际，医操生杀之权，故临证之时切切不可师心自用也。余不敏，时时识此以为鉴戒，不敢放任自流。

《章次公医案》选案

陆男，肾主骨，肾不足则腰酸。今腰酸作于午后，不任疲劳，耳鸣，少寐多梦，当补。熟地黄 18g、砂仁 1.8g、杜仲 12g、金毛脊 12g、川断 9g、菟丝子 9g、山萸肉 9g、玄武板 18g、怀牛膝 12g、鹿角霜 12g、桑寄生

12g。另：左归丸90g，每晨服6g；大补阴丸90g，每晚服6g。

刘男，洒然恶寒，腰痛如折，其苔白，是外受寒邪。寒证之脉，未必迟尽，凡辛苦之人或营养不良者，每多细数之脉，不可以其脉之细数而视为内伤也。羌独活各45g，全当归9g，川芎3g，防风6g，汉防己9g，藁本9g，寄生12g，赤芍9g，晚蚕砂9g，甘草3g。

张男，久坐则腰痛如折，多走则腰酸难禁，行路太快则跌。西医诊断为坐骨神经痛。附块9g，丹皮18g，当归18g，全蝎6g，臭梧桐12g，小金丹每服1粒。

王为兰治痹选案

患者，女，57岁。1993年1月24日初诊。

患者关节肿痛间断发作2年，近1年加重。初期受凉后出现对称性周身关节肿痛，经西医治疗后可减轻，但仍反复发作。刻下症见：双手近端指间关节、左侧足趾关节红肿疼痛，双腕、双膝关节肿痛，活动受限，不能持物及下蹲，晨僵，行走困难，畏风怕冷。舌质红，苔薄黄，脉弦细。实验室检查：类风湿因子（RF）（＋），血沉（ESR）57mm/h，手X光片可见双腕关节间隙变窄。西医诊断：类风湿关节炎（活动期）。中医诊断：痹病。辨证：风寒化热，日久伤阴。治法：清热养阴，消肿止痛，祛风通络。处方：忍冬藤30g，半枝莲10g，白花蛇舌草30g，白鲜皮 15g，草河车 15g，土茯苓 30g，桂枝 10g，川乌 10g，生甘草 10g，桑枝 30g，防己 10g，白芍 15g，生地 15g。水煎服，日 2 次。

1993 年 1 月 31 日服药 7 剂后复诊：各关节疼痛症状明显减轻，夜间可安然入睡，怕风怕冷减轻，独自步行前来就诊。当时关节仍肿胀明显，双手不能握拳，舌脉同前。续服上方 30 剂，关节肿痛缓解，关节功能明显改善。复查 ESR：20mm/h。

李某，男，30 岁，工人。

主诉：间断性下腰背僵痛 3 年。主症：下腰背疼痛，僵硬，久坐、久站时明显，活动后可减轻，髋、膝关节疼痛，足跟疼痛，神疲乏力，大便溏薄，每日 2～3 次，小便正常，舌质淡红、苔薄白，脉弦。否认肝炎、结核、肾病、糖尿病史。血压 120/70mmHg，查心、肺无异常，腹部平软，无压痛，肝、脾胁下未及，双肾区无叩击痛。双"4"字试验（＋），直腿抬高试验（＋），腰椎前屈、后伸、侧弯略有受限。ESR 50mm/h，C 反应蛋白（CRP）12mg/L，RF（－），抗"O"正常，ANAs（－），ANCA（－），HLA－B27（＋），免疫球蛋白 A（IgA）6g/L，IgG 18g/L。骨盆 X 线：双侧骶髂关节面呈锯齿样改变，部分韧带钙化，间隙模糊。腹部 B 超未见异常。西医诊断：强直性脊柱炎，隐匿型缓慢发展。中医诊断：痹病（阴阳失调，气滞血瘀，督脉瘀滞）。治疗：调和阴阳，活血化瘀，通调督脉。处方：狗脊15g，鹿角胶10g，生地黄30g，女贞子30g，桃仁10g，红花10g，延胡索15g，制胆南星6g，桂枝10g，白芍30g，甘草10g，地龙10g。水煎服，日1剂，分2次温服。同时配合中药外治法：羌活15g，制川乌5g，制草乌5g，海藻30g，昆布15g，木瓜15g，独活15g。鸡血藤30g，桂枝15g，透骨草50g。水煎20分钟后，倒入浴缸温水浸泡30分钟，隔日1次。

治疗15天后，腰痛、髋痛减轻，足跟、膝关节仍疼痛，睡眠欠佳，梦多，舌质淡红、苔薄白，脉弦。处方：狗脊30g，鹿角霜10g，熟地黄20g，川牛膝15g，木瓜15g，桃仁10g，威灵仙10g，骨碎补10g，女贞子30g，桂枝10g，白芍30g，生龙骨30g，生牡蛎30g。水煎，温服，日2次。

服药1个月后，腰、髋、膝关节疼痛逐渐缓解，睡眠好转，梦少。复查ESR、CRP、IgA、IgG正常，病情稳定。处方：熟地黄30g，山茱萸12g，枸杞子20g，狗脊30g，杜仲20g，川续断12g，鹿角胶12g，龟甲10g，玄参10g，水蛭3g，骨碎补15g，延胡索12g，黄柏10g，牡丹皮10g，鸡血藤30g，羌活10g，独活10g。治疗2个月，并嘱患者配合功能锻炼，以巩固疗效。

朱某，女，61岁，工人。1991年1月12日初诊。

主症：左膝关节肿痛10余年，加重1个月。本次发病因受寒而引起，症见左膝关节肿痛，屈伸受限，动则疼痛加剧，生活不能自理，经北京某医院诊为骨性关节炎，口服布洛芬、强的松等药，治疗半月，左膝关节日渐肿大，皮色如常，步履更加困难，精神疲倦，纳呆便溏。查体：体胖面黄，表情痛苦，左膝关节肿大，压痛明显，活动受限，不能屈伸，浮髌试验阳性。血沉、抗"O"、类风湿因子均正常。舌质红，苔白滑，脉沉弦。西医诊断：骨性关节炎。中医诊断：痹病。辨证：肾阳亏虚，寒湿凝滞。治法：温肾散寒，祛湿通络。处方：川牛膝 15g，麻黄 6g，炮附子 10g，肉桂 6g，鹿角胶 10g，草乌 10g，干姜 8g，炒白芍 30g，生甘草 10g，生苡仁 20g，独活 15g，木瓜 15g。7 剂，日 1 剂，水煎分 2 次服。

1991 年 1 月 19 日二诊：膝关节疼痛明显减轻，肿胀渐消，膝关节能屈伸，仍感下蹲困难，纳佳便溏，舌脉如前。上方去生苡仁、草乌，加炒白芥子 10g、吴茱萸 10g，7 剂，服法同前。

1991 年 1 月 27 日三诊：左膝关节疼痛消失，仍有轻度肿胀，步履欠健，纳佳便调，苔薄白，脉沉细。药用：桑寄生 30g，川断 30g，牛膝 30g，熟地 30g，赤白芍各 30g，炙甘草 10g，桃仁 10g，红花 10g，仙灵脾 10g，杜仲 15g，太子参 30g，当归 10g。14 剂，隔日 1 剂，水煎分 2 次服。

药尽病除，步履平稳，关节功能正常，随访半年无复发。

郑某，女，45 岁，工人。1990 年 12 月 12 日初诊。

主症：全身多处关节疼痛 1 年，加重 1 个月。患者自 1989 年冬开始颈项僵硬，肩臂酸痛，手臂尺侧发麻，逐渐发展至腰背酸痛，颈不能转侧，上肢抬举困难，双下肢关节疼痛，生活不能自理。曾针灸、按摩、理疗及西药对症治疗，效果不佳。诊见患者痛苦面容，神疲气弱，四肢欠温，畏寒怯冷，关节局部无红肿，夜寐欠安，纳少便溏，周身关节压痛明显，颈前屈、侧屈、旋转及上下肢屈伸功能均受限，疼痛难忍，其苦难言。舌质淡，苔薄白，脉沉弦弱。X 线片示颈椎曲度反向，颈 4～5、5～6 椎间隙变窄，椎体骨质增生。ESR 52mm/h，CRP 30mg/L，类风湿因子阴性，抗"O"1:200。西医诊断：骨性关节炎、颈椎病（神经根型）。中医诊断：痹病。辨证：气虚血瘀，寒湿凝滞，筋脉失养。治法：益气化瘀，散寒祛湿，补肾养肝。处方：生黄芪 30g，葛根 30g，片姜黄 15g，海桐皮 10g，羌活 10g，白芍 30g，生甘草 10g，桂枝 10g，川乌 10g，威灵仙 15g，皂刺 30g，土茯苓 30g，蜈蚣 1 条（研末，分 2 次冲服）。14 剂，每日 1 剂，水煎分 2 次冲服。

1990 年 12 月 27 日二诊：诸关节疼痛明显减轻，颈项活动自如，两肩臂仍有酸沉，下肢关节痛减，已能下蹲，遇阴雨天关节疼痛稍加重。舌苔薄白，脉沉缓无力。效不更方，继服 7 剂。

1991 年 1 月 5 日三诊：现唯有肩胛骨处压痛明显，肩臂发酸，时有小指发麻，舌脉如前。上方去片姜黄、羌活、海桐皮，加生鹿角 10g，骨碎补 10g，赤芍 15g，藁本 10g，红枣 3 枚，生姜 3 片。上方连服 21 剂，诸症消失，步履稳健，颈项活动自如。颈椎 X 线片示颈椎顺直，曲度正常，椎体附件骨质未见异常。ESR 20mm/h，CRP 10mg/L。追访半年颈椎病未见复发。

焦树德治痹选案

许某，男，20 岁。1988 年 2 月 25 日初诊。

患者于就诊前半年余，自觉腰骶部及双膝关节疼痛，遇热则痛减，伴僵直不舒。曾于当地医院查血沉 70mm/h。予以青霉素、链霉素和炎痛喜康片等治疗无效。近日来腰骶关节痛加重，坐时尤著，腰椎僵直感明显，前弯、侧弯、后仰活动受限，双下肢无力，不能下床活动，生活不能自理。痛甚则用消炎痛栓纳肛，汗出痛稍减，并自购服"尪痹冲剂"未见显效。故来我院就诊，收入院治疗。入院后查血沉 45mm/h，类风湿因子阴性，腰骶椎正侧位片示两侧骶髂关节改变符合强直性脊柱炎。查体：腰椎旁压痛（＋）、腰背肌肉呈板状僵硬，双下肢肌肉萎缩，不能下地行走。舌质淡、舌苔白，脉细滑。西医诊断：强直性脊柱炎。特请焦老会诊。中医诊断：大偻。辨证：四诊合参，知为风寒湿邪乘虚而入，寒邪深侵入肾，督阳不化，伤骨损筋，而成尪痹病肾虚督寒之证。治法：补肾祛寒，强督壮阳，散风除湿，活瘀通络。方用：补肾强督治尪汤加减。处方：骨碎补15g，桑寄生30g，川断15g，金毛狗脊30g，制附片10g，桂枝10g，威灵仙10g，牛膝15g，赤白芍各15g，知母10g，伸筋草30g，独活10g，木瓜12g，红花12g，泽兰15g，鸡血藤10g，白僵蚕10g，炙山甲10g，茯苓10g。服用上药约30剂后，自觉腰骶疼痛较前减轻，腰椎板直、关节僵硬感均好转，双下肢自觉较前有力，并能下床推轮椅车行走数十步，应家属要求于3月26日出院。回家后继续坚持服用以上处方。

1988年8月5日复诊：服药后腰髓膝关节疼痛明显减轻，僵直感显著好转，活动较前灵活，行走自如，能自行500多米，可自行登楼梯上四层楼，精神好转，体力较前增加，生活能自理，纳食增，两便调。舌苔薄白，脉沉弦细，尺脉沉细。以原方继服。

1989年7月21日再诊：患者述服药后关节疼痛消失，生活能自理，仅有轻微腰部酸痛，双膝关节略痛。行走自如，可长达十余里。能骑自行车远行，能跑步百米以上。患者因自觉症状明显减轻，曾自行停服中药达2个月以上，病情仍稳定。查舌苔略白，脉沉略弦。嘱其继服中药，以巩固疗效。处方：补骨脂10g，杜仲15g，川断20g，鹿角胶9g，狗脊30g，淫羊藿10g，制附片10g，桂枝10g，赤芍15g，知母12g，红花10g，牛膝12g，泽兰

12g，白僵蚕 10g，炙山甲 9g，透骨草 30g，地鳖虫 9g，生地 20g，炒黄柏 10g。

1990 年 7 月 3 日再诊：患者现已恢复劳动，行走一天都不觉累，腰膝关节未发生疼痛，时有腰部微酸略痛。又曾自行停服中药 3 个月以上，病情一直稳定。仍守 7 月 21 日原方加自然铜 9g（醋淬、先煎），熟地 20g，骨碎补 18g，炙虎骨 10g，改川断为 30g，改制附片为 12g。以上方 3 剂共为细末，每服 3g，每日 2～3 次，温开水送服，以巩固治疗。

葛某，男，26 岁。2001 年 12 月 19 日初诊。

主诉：腰骶部疼痛伴僵硬 1 年余，加重 1 个月。病史：1 年余前患者自感腰骶部疼痛，畏寒喜暖，伴晨僵。在当地医院查 ESR 60mm/h，CRP 9.1mg/dL，抗 "O" 正常，HLA－B27（－）。骶髂关节 CT：符合强直性脊柱炎改变。予以柳氮磺胺吡啶、非甾体镇痛剂等口服治疗无效。1 个月前，因天气转寒，感症状加重，遂来就诊。来诊时：患者腰骶部疼痛，痛连颈项，腰直僵硬呈板状，弯腰、后仰均受限，喜暖怕凉，畏寒肢冷，四肢乏力，面色无华，舌淡苔白，脉沉细弦。西医诊断：强直性脊柱炎。中医诊断：大偻（肾虚督寒证）。治法：补肾强督、祛寒化湿、壮骨活血。处方：骨碎补 18g，补骨脂 12g，川牛膝 10g，泽兰 15g，川断 18g，炒杜仲 20g，桂枝 12g，赤白芍各 12g，知母 15g，金狗脊 35g，地鳖虫 9g，鹿角

（镑）6g，防风 12g，炙麻黄 6g，干姜 9g，制附片 12g，羌独活各 12g，透骨草 15g，自然铜 6g（先煎），焦神曲 10g，白僵蚕 12g，伸筋草 30g。

二诊：服药 12 剂后，患者欣喜来报，诉病情好转八成，能从事一般家务活动，舌淡苔白，脉沉细略弦，尺脉弱，仍守上方加减。处方：骨碎补 20g，补骨脂 12g，川牛膝 10g，泽兰 15g，川断 20g，炒杜仲 25g，潼蒺藜 12g，桂枝 15g，赤白芍各 12g，知母 15g，金狗脊 40g，地鳖虫 9g，鹿角（镑）9g，防风 12g，炙麻黄 6g，干姜 10g，制附片 12g，羌独活各 12g，透骨草 15g，自然铜 6g（先煎），焦神曲 10g，白僵蚕 12g，伸筋草 30g。

三诊：服药 30 剂后，患者诉腰骶部疼痛基本消失，能前弯侧弯，后仰自如，四肢有力，连续行走 1 千米而不感觉累，舌苔厚白，脉沉滑细略数。效不更方，加苍术 12g、炒黄柏 10g。

四诊：服药 30 剂后，患者腰骶部未再疼痛，活动自如，时有腰部微酸略痛，已恢复劳动，以上方 3 剂共为细末，每服 3g，每日 2～3 次，温开水送服，以巩固治疗。

路志正治痹选案

病案 1

患者，女，58 岁。2010 年 5 月患者就诊。

主诉：四肢关节疼痛 7 年，关节变形 4 年。

初诊：患者 2003 年起无明显诱因出现双踝水肿，经服用中药汤剂后水肿消退，但随后出现四肢关节疼痛，被确诊为"类风湿关节炎"，长期门诊及病房治疗，关节疼痛症状时好时坏，4 年前出现双膝关节变形，随后波及多个关节。刻下：四肢关节疼痛，遇寒加重，天气阴冷时加重，关节畸形，掌间肌肉萎缩，晨僵，二便可，眠可。查：手足、双肘、双膝关节畸形，关节活动功能受限，掌间肌萎缩。舌暗红，苔薄黄，脉弦细弱。中医诊断：风湿痹病。证属气血亏虚，风寒湿痹阻日久化生痰浊瘀血。治疗当益气养血，宣痹通络。处方：黄芪 30g，桂枝 10g，赤芍 12g，白芍 12g，炒桑枝 30g，秦艽 12g，威灵仙 12g，地龙 12g，当归 12g，姜黄 12g，全蝎 8g，陈皮 10g，蜂房 6g，淡附片 6g（先煎），川牛膝 15g，怀牛膝 15g，鸡血藤 15g。14 剂。水煎服，1 剂/天，每剂药煎煮 2 次，200mL/次，分 2 次饭后半小时温服。外用方：马鞭草 30g，苏木 30g，当归 15g，醋乳香 10g，醋没药 10g，防风 15g，防己 18g，透骨草 20g，追地风 15g，芒硝 30g，鹿衔草 15g。7 剂。水煎，外用，每剂药煮出 800mL，分 2 天用，200mL/次，外洗肿痛关节。

二诊：关节疼痛稍减轻，仍诉左肩背、左上肢及左下肢关节疼痛，舌暗红胖大，苔薄黄，脉弦细滑。治疗宗前法，加忍冬藤、鸡血藤养血兼顾清热通络。处方：黄芪 50g，桂枝 12g，赤白芍各 12g，炒桑枝 30g，炙远志 12g，威灵仙 12g，地龙 12g，当归 12g，姜黄 12g，全蝎 8g，陈皮 10g，蜂房 6g，淡附片 6g（先煎），忍冬藤 20g，鸡血藤 20g。14 剂。水煎服，1 剂/日，每剂药煎 2 次，200mL/次，分 2 次饭后半小时温服。外用药物同前。

三诊：患者肩关节、后背疼痛，腰痛基本缓解，仍有手指及膝关节疼痛，但程度较前减轻，血沉为 106mm/h，手指、腕关节变形，面色㿠白，纳寐可，大便正常，舌质暗红，苔薄，脉弦细结代，面色萎黄较前改善。继续予以益气血，通阳宣痹之法治之，处方：桂枝 12g，炒白芍 18g，淡附片 10g（先煎），黄芪 30g，炒白术 15g，秦艽 12g，威灵仙 12g，地龙 12g，炮姜 8g，龟鹿二仙胶 6g（焯化），鹿衔草 15g，乌梢蛇 10g，蜂房 10g，鸡血藤 30g，知母 12g，14 剂。服上方 2 个月，一直病情稳定。

按语：此案为老年女性患者，病程日久，耗伤气血，加之感受风寒湿之邪，邪气久踞，损伤脾胃，化生痰浊瘀血，损及肝肾筋骨。总为虚实夹杂之证；治疗颇为棘手。首诊患者病程日久，关节疼痛伴畸形，面色萎黄，肌肉萎缩，腰痛，脉弦细弱。路老从正邪关系来看，首先考虑气血、肝肾均有亏虚，关节遇冷病情加重，有风寒湿邪存在。仿黄芪桂枝五物汤加减，方中使用黄芪配伍当归以益气养血，患者面色萎黄，故以当归、白芍、鸡血藤以养血和血，桂枝配白芍调和营卫，温通经络。祛邪方面，选用秦艽配威灵仙以祛风除湿，通经络，但是需考虑患者病程日久，多关节肿大变形，无明显湿热之证（患者关节无肿胀灼热或明显积液，舌脉均无湿热之象），应为风寒湿日久不愈而化生痰瘀，故选用蜂房、地龙配合陈皮以化日久之顽痰死血，且陈皮可顾护脾胃。一诊患者症状稍有减轻，二诊宗前法，加忍冬藤配合鸡血藤以养血祛风湿，通经络止痛。三诊在前方基础上加乌梢蛇以搜风剔络，龟鹿二仙胶以滋补肝肾精血，知母配伍附片仿桂枝芍药知母汤意，防止寒湿之邪郁而化热，故反酌之。根据患者病情特点，精选对药，照顾病情虚实寒热，时时顾护脾胃，取得了较好的临床疗效。

病案 2

患者，女，32 岁。2009 年 12 月 17 日因"产后手指凉痛，下肢怕风 10 个月"就诊。患者 10 个月前行剖宫产，产后 40 天感觉手指凉，上班后复经空调吹后，自觉手指疼痛，双膝发凉，小腿怕风，晚上盖被子仍觉有风，肢体怕风怕凉，行风湿各项检查均正常，曾服中药，效果不明显。刻下：手指凉，手指掌指关节痛，遇暖则痛减，双膝凉，走路久后，双膝麻木，小腿及后背怕风，总感觉有风，睡眠易醒已 3 年，每晚睡眠 4～5 小时，白天困倦，纳食可，矢气多，大便 1～2 日/次，月经正常，眼干涩，心情常抑郁。舌质淡，边有齿痕，苔黄腻，脉沉细。路志正教授认为，患者产后气血皆不足，复感风寒湿邪，病性为风湿，病位在卫表，其本为卫气不固，肝脾失调。治宜益气固卫，疏肝理脾。处方：生黄芪 15g、防己 15g、炒苍术 12g、炒白术 12g、防风 12g、炒杏仁 9g、炒薏苡仁 30g、厚朴花 12g、姜半夏 10g、黄连 8g、茵陈 12g、秦艽 12g、威灵仙 12g、桂枝 10g、赤芍 12g、白芍 12g、萆薢 15g、晚蚕砂 20g（包煎）、车前子 15g（包煎）、煅牡蛎（先煎）30g。14 剂，水煎服，每日 1 剂，分 2 次饭后温服。

2010 年 1 月 28 日二诊：患者服药后关节疼痛程度较前减轻，疼痛时仍有轻度火辣感，双小腿仍发凉，遇冷双膝关节痛，怕风怕凉，活动稍多则汗出，夜寐易醒，每晚睡 5 小时，困倦乏力，双目干涩疼痛，畏光，纳食可，二便可。舌质红，苔白厚腻，脉弦滑。既见微效，上方去黄连、茵陈、车前子，加片姜黄 12g、当归 12g、淡附片 10g（先煎），生黄芪改为 20g，生姜 2 片、大枣 3 枚为引。14 剂，煎服法同前。

2010 年 3 月 4 日三诊：患者服药后手足麻凉、关节疼痛等症状较用药前减轻，有时仍能感到手足、双膝发凉，手指关节火辣感觉，走路久后双膝麻木情况较前减轻，睡眠后半夜易醒，可能与带小孩有关，晨起小便黄，大便每日 1 次，眼干涩痛，怕风，易出汗，月经经期延长至 9 天，量不多，白带多、清稀，舌质红，苔黄厚腻，脉沉濡缓小数。治宜益气和营，滋补肝肾。处方：生黄芪 20g，炒白术 15g，防风 12g，防己 15g，当归 12g，川芎

10g，赤芍 12g，白芍 12g，地龙 12g，忍冬藤 20g，桑寄生 15g，炒杜仲 12g，炒苍术 12g，盐知母 6g，黄柏 6g，车前子 15g（包煎），鸡冠花 15g，川牛膝 15g，怀牛膝 15g，补骨脂 10g。14 剂，煎服法同前。

2010 年 4 月 1 日四诊：患者服药后乏力好转，时有手指关节烧灼样疼痛，双膝关节凉，眠易醒，醒后难以入睡，动则汗出，纳可，小便黄，大便较前成形，带下大减，舌体胖大，边有齿痕，舌质淡红，苔黄腻，脉沉濡。患者中州失健，影响生化，治宜益气固卫，温经通络。处方：生黄芪 30g，炒苍术 15g，白术 15g，防风 12g，防己 15g，炒杏仁 9g，炒薏苡仁 30g，当归 12g，桂枝 10g，赤芍 12g，白芍 12g，茯苓 30g，泽泻 15g，干姜 8g，砂仁 6g（后下），黄连 8g，鹿衔草 15g，车前草 15g，怀牛膝 15g，生姜 3 片。14 剂，煎服法同前。

2010 年 4 月 29 日五诊：患者仍感觉有关节烧灼样疼痛，以双手指关节为著，小腿及足跟发凉，怕风畏寒，乏力，夜寐易醒，醒后难以入睡，目干涩，口干，尿黄赤，便溏与便干交替，白带量多有味，舌淡，苔白厚腻，脉沉细。上热下寒，中焦失运，治宜益气温阳，养血和营。处方：生黄芪 15g，当归 12g，炒桑枝 30g，赤芍 12g，白芍 12g，防风 12g，防己 15g，忍冬藤 20g，炒苍术 15g，白术 15g，桂枝 6g，川芎 9g，地龙 12g，车前草 15g，盐黄柏 9g，芡实 15g、泽泻 15g、炒神曲 12g，炒麦芽 12g，炒山磋 12g，生龙骨 30g（先煎），生牡蛎 30g（先煎）。14
剂，煎服法同前。服药后诸症较前缓解，未再就诊。

按语：患者产后见关节疼痛，发凉怕冷怕风，为风湿
入表，卫气不固，治宜益气固表，用防己黄芪汤益气祛
风、健脾。路志正教授认为，女性一生经历经、孕、胎、
产，以血为用，气血肝肾常有不足，用黄芪桂枝五物汤益
气和营养血。同时以上处方中路志正教授"持中央，运
四旁，怡情志，调升降，顾润燥，纳化常"，调脾胃的核
心学术思想贯彻其中，可以多揣摩借鉴。

娄多峰治痹选案

病案 1

患者，男，13 岁。初诊：2011 年 10 月 24 日。

间断腰背僵痛不适 2 年，加重 3 个月。2009 年底因
久坐受凉出现腰背部僵痛不适，夜间及晨起时明显，活动
后略轻，初未重视，之后逐步加重。于 2011 年春至郑州
市某医院诊为"幼年强直性脊柱炎"，给予药物口服，配
以"益赛普"肌内注射两月余，症状减轻后停药。近 3
个月无诱因上症加重，在附近医院给予"塞来昔布、金
乌骨通胶囊"口服，效果不理想。来诊时症见：腰背僵
痛不适，夜间及晨起时明显，活动后减轻，伴乏力，怕风
怕冷，口干，饮食可，睡眠一般，大小便正常。舌质淡
红，苔薄黄，脉弦细。专科检查：枕墙距 1cm，指地距约

10cm，臀地距约 20cm。骶髂关节 CT（2011 年 10 月 17 日）：双侧骶髂关节间隙狭窄，关节面侵蚀样破坏伴硬化。西医诊断：强直性脊柱炎。中医诊断：脊痹，证属肾督亏虚。治宜补肾壮督，活血通络。方以肾痹汤加减：淫羊藿 30g，熟地黄 20g，桑寄生 30g，金毛狗脊 30g，制何首乌 20g，川续断 20g，丹参 20g，杜仲 20g，红花 12g，川芎 15g，地龙 12g，甘草 9g。30 剂，每日 1 剂，水煎 400mL，分 2 次口服。

二诊（2012 年 2 月 9 日）：服上药后脊背僵痛症状减轻，无其他不适症状，继服上方，坚持功能锻炼。

三诊（2012 年 6 月 28 日）：诉症状明显减轻，因上学服用中药不方便，暂停中草药，给予中成药：骨痹舒片，每日 3 次，每次 8 片；瘀痹平片（院内制剂），每日 3 次，每次 4 片。

四诊（2012 年 9 月 10 日）：症状基本消失，近 1 个月未服药，病情未复发。

按语：中医学认为，脊痹的发病以肾气不足，督脉失养为内因；外邪侵袭是其外因；血瘀不通即为病理产物，亦可作为病因引发脊痹。《素问·玉机真脏论》曰："冬脉者，肾也……太过则令人解㑊，脊脉痛而少气不欲言。"本病的发生与肾脏密切相关。娄多峰教授认为，本例患者，年未二八，肾气未充，加之先天虚弱，禀赋不足，督脉失养，是其发病之本，又因久坐受凉，正虚邪侵，阻滞经脉，出现腰背僵痛不适，"虚邪瘀"三者并存，以肾虚为本，故治疗时以补肾壮督为主，活血通络为辅。方解：方中桑寄生补肝肾，强筋骨，祛风湿，为君药。何首乌、熟地黄滋补肝肾、益精填髓；淫羊藿、杜仲、川续断、狗脊温补肝肾，共为臣药，助桑寄生补益肝肾之力。痹为顽疾，久病必瘀，故佐以丹参、地龙、川芎、红花以活血化瘀，通经活络止痛；甘草缓急止痛，调和诸药。本方以滋补肝肾扶正为主，兼顾化癖、祛邪。诸药相伍，使肝肾强健，正气恢复，邪瘀渐去，痹痛得以缓解。

病案 2

患者，男，34 岁。2015 年 9 月 20 日初诊。

主诉：四肢多关节对称性肿痛伴双手晨僵 2 年余。现病史：2 年前打篮球出汗较多，汗后冷水冲洗，睡卧时吹空调，醒后周身关节肌肉酸困疼痛不适，恶寒发热，无汗，当地门诊按"感冒"治疗数天后症状消失，但渐出现四肢关节对称性肿痛，伴双手晨僵，在当地门诊间断服用消炎止痛药、中药等治疗，效果一般，病情时轻时重。2 周前因感冒后症状加重。现症见：双肩、肘、腕关节，双手掌指关节，近指间关节，双膝关节肿胀疼痛，局部热感，阴雨天加重，双手晨僵约 1 小时，伴体倦乏力，自汗、畏寒肢冷，纳呆食少，面色苍白，消瘦，夜寐易醒。舌质淡胖，有齿痕，苔薄黄，脉细数。平素易感冒，母亲有类风湿关节炎病史。查体：双手掌指关节、近指间关节、腕关节、双膝关节明显肿胀，压痛及活动痛明显，双腕关节功能受限。X 线示双手近指间关节、掌指关节、腕关节软组织肿胀，关节间隙变窄。西医诊断：类风湿关节炎。中医诊断：痹病，正虚候（气血亏虚证）。治以通阳蠲痹，益气养血，活血通络。方用黄芪桂枝青藤汤加减。药用：黄芪 90g，白芍 30g，当归 20g，青风藤 30g，白术 20g，薏苡仁 30g，鸡血藤 30g，焦三仙各 15g，防风 15g，炙甘草 9g，生姜 5 片，大枣 5 枚。5 剂，水煎服，日 1 剂。

二诊（2015 年 9 月 26 日）：服药 5 剂，痛稍减，纳食增，夜间易醒，症状减轻，余症状如前。黄芪加至 120g，白术加至 45g，加香附 15g。20 剂，水煎服，日 1 剂。

三诊（2015 年 10 月 17 日）：服药 20 剂，四肢关节疼痛明显减轻，面色较前红润，夜寐安，无自汗，仍有体倦乏力，舌质淡红，苔薄黄，脉细稍数。9 月 26 日方去防风、薏苡仁，黄芪减至 60g，加桑寄生 20g，木瓜 15g。30 剂，水煎服，日 1 剂。

四诊（2015 年 11 月 20 日）：诉劳累后四肢关节疼痛，休息后可缓解，阴雨天仍有四肢关节疼痛不适，体重增加，自觉不容易感冒。给予院内制剂口服，治疗半年后随访，病情稳定。

按语：患者西医诊断为类风湿关节炎；中医为痹病，按照"虚、邪、瘀"理论为正虚候（气血亏虚证），治疗当以扶正为主，兼祛邪、活血通络。方用黄芪桂枝青藤汤加减，方中重用黄芪，益气升阳固表为主药。白芍味酸，补血敛营，柔筋止痛；青风藤祛风除湿，专攻痹邪，二者助黄芪扶正且调营卫，驱邪止痛，共为臣药。当归、鸡血藤活血养血，通络止痛，治风先治血，血行风自灭，且制黄芪、白芍之滞；薏苡仁、白术、焦三仙健脾利湿；防风祛风固表止汗；姜、枣调和营卫；炙甘草调和诸药；上药共为佐使。诸药相伍，共奏益气养血、通阳蠲痹之功。方中用药既养血活血又通络止痛，既祛邪又不损伤正气，体现"扶正不碍邪、祛邪不伤正"的遣方用药特点。

朱良春治痹选案

病案1

张某，女，37 岁。初诊 2010 年 12 月 6 日。主诉：四肢关节、腰部疼痛 1 年余。患者 1 年以来四肢关节、腰痛反复发作，晨僵明显，曾于外院查抗链"O"为 146U/mL，类风湿因子（RF）< 20IU/mL，余正常，未行特殊处理。时有干咳，无痰中带血。舌红苔微白，脉细。既往有高血压病史，不规律服药。本次血压 130/100mmHg。中医诊断：痹病（肾虚络痹）。西医诊断：关节、腰痛（查因）。治法：益肾通络。首诊处理：①穿山龙 50g，全当归 10g，

仙灵脾 15g，鸡血藤 30g，蜂房 10g，地鳖虫 10g，金沸草 20g，北沙参 15g，甘草 6g，桑寄生 30g，地龙 15g。14 剂。②桑叶 30g，桑枝 30g，茺蔚子 30g。每晚煎汤泡脚，每次 15 分钟。③浓缩益肾蠲痹丸，每粒 4g，每日 3 次，口服。

二诊（2010 年 12 月 20 日）：患者药后关节痛减轻，咳嗽已无，舌淡苔薄白，脉细。环瓜氨酸肽（CCP）（-），血压 120/92mmHg，续当原法出入。处理：①穿山龙 50g，全当归 10g，鸡血藤 30g，地龙 15g，地鳖虫 10g，青风藤 30g，豨莶草 30g，桑寄生 30g，怀牛膝 30g，甘草 6g。14 剂。②桑叶 30g，桑枝 30g，茺蔚子 30g。煎汤泡脚，每次 15 分钟，每晚 1 次。

三诊（2011 年 1 月 15 日）：患者关节痛已不明显，手指晨僵亦瘥，舌淡苔薄白，脉细弦。血压 135/105mmHg。处理：①上方加熟地 20g，女贞子 15g。30 剂。②浓缩益肾蠲痹丸，每粒 4g，每日 3 次，口服。③降压洗脚汤自备。

四诊（2011 年 2 月 14 日）：患者天气冷时，双肘、膝关节酸痛不适，血压 130/100mmHg。舌淡红，苔薄，脉细。处理：①穿山龙 50g，鸡血藤 30g，地龙 15g，怀牛膝 15g，青风藤 30g，豨莶草 30g，桑寄生 30g，石决明 30g，甘草 6g。14 剂。②浓缩益肾蠲痹丸，每粒 4g，每日 3 次，口服。③降压洗脚汤。10 剂。

五诊（2011 年 2 月 28 日）：患者久行则膝痛，余无不适，舌淡，苔薄白，脉细。血压 125/105mmHg。守法继进。处理：①穿山龙 50g，赤芍、白芍各 15g，地龙 15g，怀牛膝 15g，生石膏 30g，桑寄生 30g，续断 15g，杜仲 15g，甘草 6g。14 剂。②浓缩益肾蠲痹丸，每粒 4g，每日 3 次，口服。

六诊（2011 年 3 月 14 日）：患者膝痛减轻，腰痛又起，舌淡，苔薄，白脉细。血压 130/100mmHg。处理：①上方加苏木 20g，14 剂。②浓缩益肾蠲痹丸，每粒 4g，每日 3 次，口服。③降压洗脚汤。10 剂。

七诊（2010 年 3 月 28 日）：患者腰膝酸痛，不耐疲劳，大便次数增多，舌淡，苔薄白，脉细。血压 140/95mmHg。处理：①上方加宣木瓜 15g，14 剂。②浓缩益肾蠲痹丸，每粒 4g，每日 3 次，口服。

八诊（2011 年 5 月 23 日）：患者诉近日腰痛如针刺状，舌淡，苔薄白，脉细。血压 120/90mmHg。拟方祛风湿、通经络。处理：①穿山龙 50g，全当归 10g，仙灵脾 15g，鸡血藤 30g，蜂房 10g，地鳖虫 10g，独活 20g，千年健 20g，甘草 6g。14 剂。②降压洗脚汤。10 剂。

九诊（2011 年 6 月 20 日）：患者吹空调，膝关节冷剧，余同前。舌淡，苔薄白，脉细。血压 125/85mmHg。处理：①上方加豨莶草 30g，桑寄生 30g。30 剂。②桑叶 30g，桑枝 30g，茺蔚子 30g。煎汤外洗脚，每次 15 分钟，每晚 1 次。

十诊（2011 年 10 月 10 日）：患者症状控制可，诸症平稳，自述有腰部外伤史，故腰酸前仍有发作，遇冷明显。处理：①穿山龙 50g，全当归 10g，赤芍、白芍各 15g，熟附片 15g，熟地黄 15g，蜂房 10g，地鳖虫 10g，鸡血藤 30g，巴戟天 15g，桑寄生 30g，续断 20g，甘草 6g。30 剂。②浓缩益肾蠲痹丸，4g/粒，每日 3 次，口服。

【诊治思路】该患者首诊即以穿山龙、全当归、仙灵脾、鸡血藤、蜂房、地鳖虫、金沸草、北沙参、甘草、桑寄生、地龙为汤剂，同时服用浓缩益肾蠲痹丸，以协助温阳壮督通络。14 剂后患者关节痛减轻，咳嗽消失，遂于原方减去蜂房改用地龙，以加强通络之效，并加桑寄生、怀牛膝以补肝肾、强腰膝。三诊时患者关节痛已不明显，手指晨僵亦瘥，标象已明显缓解，原方加熟地、女贞子，加强温补肝肾之力度。经益肾通络蠲痹，患者症状虽进一步缓解，但肾阳亏虚渐显露。八诊时患者诉腰痛，近日如针刺状，考虑患者肾阳不足，而疼痛为其标象，此时宜加强温补之力以散寒凝、温补血虚，再加仙灵脾、鸡血藤、蜂房、地鳖虫、独活、千年健。其后患者诸症平稳，肾气渐充，原有腰部外伤之痼疾发作，乃温通并用，除用熟附片、熟地黄、蜂房、地鳖虫、鸡血藤、巴戟天、桑寄生、续断外，兼用赤芍、白芍以活血行血而止痛。患者病情平稳好转。

【朱老经验】 风湿类疾病可归属于中医"痹病"范畴，是一组以疼痛为主要症状，累及骨、关节、肌肉、皮肤及血管的一类疾病的总称。痹病的发生，内外之因皆有。如《素问·痹论》曰："风寒湿三气杂至，合而为痹。"《灵枢·百病始生》谓："风雨寒热不得虚，邪不能独伤人。卒然逢疾风暴雨而不病者，盖无虚，故邪不能独伤人。此必因虚邪之风，与其身形，两虚相得，乃客其形。"朱老认为，此类疾病有"久病多虚、久病多瘀、久病入络、久必及肾"的病机特点，故治疗当以"温壮肾督、蠲痹通络止痛"为本，并据此选方用药，切中病机。朱老在长期临证经验的基础上认为"温肾阳、壮肾督"在痹病早期有开闭达郁之效，中期有燮理阴阳、防止寒凉伤胃之功，后期有激发阳气、引邪外出之用。朱老治疗痹病有一味特殊药物——穿山龙，别名过山龙、穿山骨等。本品有扶正益气、止咳平喘之功。朱老认为此药刚性纯厚，力专效捷是一味吸收了大自然灵气和精华的祛风湿良药，用于风、寒、湿、热痹中，往往能改善症状，提高疗效。药理研究表明，其有效成分是甾体皂苷，是生产甾体抗炎药的原料，是治疗风湿类疾病的主药。但朱老指出，治疗痹病，穿山龙用量须在 40～50g，量少则效果不明显。善用外治法是朱老的一大特色，尤其是针对非主要治疗目标的。如本案中治疗高血压的降压洗脚方（桑叶、桑枝、茺蔚子）煎汤泡脚，二诊患者血压即明显改善。

病案2

沈某，男，43岁。初诊2011年1月8日。主诉：反复膝关节疼痛、肿胀5年余，再发1天。患者5年以来反复出现膝关节疼痛，平素自服止痛药，病情反复迁延，渐至双踝、双足趾关节处痛，并出现红肿。曾查尿酸偏高，未予以特殊处理，症状反复发作，一天前疼痛加重，来诊。当下症：双膝关节疼痛，以右膝关节明显，行走暂不受限，畏寒肢冷，上下楼梯欠利，压痛（＋），灼热感明显，纳可，二便调，舌体胖，质淡，苔薄白，脉弦滑。辅助检查：尿素氮（BUN）5.24mmol/L，肌酐116μmol/L，尿酸（UA）595μmol/L，膀胱抑素C 1mg/L，C反应蛋白（CRP）80.5mg/L。既往有高血压病史，服药控制尚可，来诊时血压110/90mmHg。否认糖尿病、冠心病史。有吸烟史10余年，20支/日，偶尔饮酒。西医诊断：痛风性关节炎（待排）。中医诊断：浊瘀痹（浊瘀内阻）。治法：泄浊化瘀。首诊处理：①痛风汤加牡丹皮10g，泽兰30g，鬼箭羽30g，炒元胡15g，扦扦活30g，六月雪20g，地榆20g。7剂。②浓缩益肾蠲痹丸，每次4g，每日3次，口服。③新癀片，每次0.96g，每日3次，口服。

二诊：患者诉仍有关节红肿热痛，纳可，眠尚可，二便一般，舌淡红，苔薄白根腻，脉弦。查血尿素氮4.3mmol/L，尿酸591μmol/L，CRP 27.1mg/L，原法继进。处理：①痛风汤加土茯苓15g，鬼箭羽30g，炒元胡

30g，牡丹皮 10g，泽兰 30g，白蔻仁 6g（后下）。7 剂。②浓缩益肾蠲痹丸，每次 4g，每日 3 次，口服。③新癀片，每次 0.96g，每日 3 次，口服。

三诊：患者药后关节痛已除，感觉良好，纳眠可，二便调，苔薄淡黄，脉弦。原方守法继进 7 剂以巩固之。

【诊治思路】本案例为中年男性患者，5 年以来反复出现膝关节疼痛，止痛药不能控制，双踝、双足趾关节处红、肿、痛，尿酸偏高，畏寒肢冷，灼热感明显，舌体胖、质淡、苔薄白，脉弦滑。患者症与舌象并不相符。从其畏寒肢冷、舌脉等表现，可测患者脾肾阳气亏虚、运化失健、湿浊瘀毒内阻十分明显，而局部气机不畅，郁滞化热的红肿疼痛之征亦非常突出。此为浊瘀痹急性发作，当以"急则治其标"为则，以泄浊化瘀法。首诊以痛风汤加牡丹皮、泽兰、鬼箭羽、炒元胡、扦扦活等汤剂内服，并浓缩益肾蠲痹丸温补肾督、新癀片口服以止痛。痛风汤为朱老治疗痛风所创制，方中土茯苓、萆薢、蚕砂、威灵仙等泄降浊毒、通利关节；鬼箭羽、赤芍、益母草、泽兰等活血化瘀，利水泄下；苍术、何首乌等运脾益肾、燥湿解毒。诸药相伍，共奏泄浊化瘀、调益脾肾之功。7 剂后，患者仍有关节红、肿、热、痛，遂原方加大土茯苓、炒元胡的剂量，并加白蔻仁以芳化湿浊。7 剂后，患者关节痛已除，感觉良好，再服 7 剂，诸症皆无。案例治疗终获全功。

【朱老经验】痛风的主要症状是关节红、肿、疼痛，朱丹溪认为此"为血热受寒"得之。《丹溪心法·痛风》说：痛风而痛有常处，其痛处赤肿灼热，或浑身壮热。但朱老认为"痰湿阻滞于血脉之中，难以泄化，与血相结而为浊瘀，滞留于经脉，则骨节肿痛、结节畸形，甚则溃破，渗溢脂膏，或郁闭化热，聚而成毒，损及脾肾"，指出"凡此皆浊瘀内阻使然，实非风邪作祟"。故朱老认为"泄化浊瘀"以治其标，温补脾肾治其本，审证加减则浊瘀可得渐化，脏腑功能得以协调，脏腑分清泌浊之功能恢复。朱老治疗痛风有自己的独特思路，认为"浊瘀之毒贯穿全程"，则须"恪守泄化浊瘀大法，贯穿于本病始终"，随症加减而已，不可一见其他即改弦易张。

【体会】"浊瘀痹"相对"痹证"而言，治疗难度并不小，原因考虑可能为痹证之风、寒、湿、瘀胶着难解，所形成的顽痰、死血附筋着骨，造成患者气血阴阳俱损，肾督之阳气损伤尤重。而且部分痹证患者先天即有不足，发病较早，尤其是强直性脊柱炎患者；痛风则多因嗜肥甘厚味、湿浊阻滞于血脉之中，难以泄化，虽与脾失健运、肾失排泄相关，脏腑功能尚可。当然，痛风发作日久，浊毒瘀阻附筋着骨，或郁滞化热，病及三焦壅塞，呈"关格"危症，又当别论。

病案3

刘某，男，15岁。初诊：2011年2月18日。

主诉：颈腰背痛半年。患者近半年以来颈腰背痛，手指关节游走性痛明显，近端出现梭形肿胀，并出现晨僵，先后在当地治疗，服用柳氮磺嘧啶、来氟米特及中药等治疗，效果不明显。来诊要求治疗。纳便可，眠欠佳，舌淡苔薄腻，脉细弦。查人白细胞抗原 B27（HLA－B27）：阴性。X 线片：手指关节骨质未见异常。西医诊断：强直性脊柱炎待查，类风湿关节炎。中医诊断：大偻（肾虚络痹，经脉痹阻），尪痹（肾虚络痹，经脉痹阻）。治法：温肾壮督，通络止痛。首诊处理：①穿山龙 50g，全当归 10g，仙灵脾 15g，生地黄、熟地黄各 15g，蜂房 10g，乌梢蛇 10g，地鳖虫 10g，炒元胡 30g，制南星 30g，徐长卿 15g，甘草 6g。28 剂。②浓缩益肾蠲痹丸，每粒 4g，每日 3 次，口服。③龙血蝎胶囊，6 粒，每日 3 次，口服。

二诊（2011 年 4 月 18 日）：药后症情较前减轻，手指欠温，右肩胛骨稍有疼痛，舌偏红，苔薄腻，脉细小弦。守法继进。处理：①上方加片姜黄 12g，补骨脂 30g。30 剂。②中成药同前。

三诊（2011 年 5 月 30 日）：来人述患者病情稳定，关节肿痛明显好转，近日稍有咳嗽，但无外感情况。处理：①上方制南星改为 35g，加金荞麦 30g。30 剂。②中成药同前。

四诊（2011 年 7 月 11 日）：患者病情稳定，无明显不适，手指肿胀已消，关节痛基本无发作。舌淡苔薄腻，脉弦。守前巩固。处理：①穿山龙 50g，仙灵脾 15g，全当归 10g，制南星 35g，蜂房 10g，乌梢蛇 10g，地鳖虫 10g，全当归 10g。30 剂。②中成药同前。

五诊（2011 年 8 月 15 日）：患者强直性脊柱炎症状稳定，手指稍有肿胀，来人述症索药。纳、眠、便无特殊。处理：①上方加熟地黄 15g，30 剂。②中成药同前。

六诊（2011 年 10 月 24 日）：患者颈、腰、肩基本稳定，唯久坐后腰酸，弯腰、翻身尚可，舌淡苔薄，脉细弦。前法继进。处理：①上方加金狗脊 15g，30 剂。②中成药同前。随访已无再发作。

【诊治思路】此为临床基本治愈的强直性脊柱炎，效果甚为明显。案例成功，体现了朱老治疗痹病中重视"培补肾督""温通"并用之则，唯培补肾督，始能固根本；唯补中有通，始能开痹闭。患者半年前始出现颈腰背痛，手指关节游走性痛明显，近端出现梭形肿胀，并出现晨僵，服用多中西药效果不明显。此为肾虚络痹、经脉痹阻之大偻并尪痹之证，立"温肾壮督、通络止痛"为法，以穿山龙、全当归、仙灵脾、生地黄、熟地黄、蜂房、乌梢蛇、地鳖虫温补肾督通、络止痛，炒元胡、制南星、徐长卿通利关节止痛，并浓缩益肾蠲痹丸、龙血竭胶囊口服。28 剂后，患者症情即减轻，手指欠温，右肩胛骨稍有疼痛，舌偏红，苔薄腻，脉细小弦。此时不可为"舌偏红"所惑误认为热，此为正气渐复，能与邪争之故，宜继续行气活血、通络定痛为正治，上方加片姜黄、补骨脂以助温补肾督、通痹开闭。片姜黄功善理气散结，古人谓其"兼理血中之气""能入手臂止痛"。陈藏器云："此药辛少苦多，性气过于郁金，破血立通，下气最速，凡一切结气积气，癥瘕瘀血痹疸，并皆有效，以其气血皆理也。"药服 30 剂，患者疼痛、关节肿痛明显好转，正气渐复，乃于原方制南星加至 35g 以通络止骨痛。30 剂后，患者手指肿胀已消，关节痛基本无发作，诸症平稳，除了久坐后腰酸外余无不适，以上方加金狗脊善后。

【朱老经验】 朱老培补肾督常用熟地黄、当归、桂枝、鹿角胶、仙灵脾，草木类开痹药则常用防风、赤芍、羌活、威灵仙、红花、炒白芥子等以祛风、活血、化痰之品。临证据患者病情，随证选用。

病案 4

崔某，男，10 岁。初诊：2010 年 1 月 18 日。

主诉：膝痛半年，咳嗽 2 个月余。患儿半年前因膝痛，行 B 超示右膝关节髌囊上积液，滑膜增厚。遂行骶髂 CT 示右侧髂骨囊变，骨质密度不均匀，双侧骶髂关节炎可能。HLA – B27 示阳性。后至上海某医院诊断为"幼年特发性关节炎（附着点相关炎症型）"。经用益赛普、泼尼松、爱诺华等治疗，病情稳定。血沉（ESR）5mm/h。肺炎支原体抗体 IgM 阳性。2 个月余前患儿感冒后出现咳嗽咳痰，倦怠，再次出现膝痛，要求服中药治疗。来诊见精神可，咳嗽，咳痰色微黄，纳尚可，眠一般，二便调，舌淡，苔薄，脉细。西医诊断：幼年特发性关节炎。中医诊断：痹病（肾虚络阻）。治法：补益肺肾，化痰通络。首诊处理：①穿山龙30g，金荞麦20g，青风藤12g，鸡血藤15g，蜂房6g，乌梢蛇6g，补骨脂12g，鹿衔草15g，生地黄、熟地黄各12g，甘草3g。14剂。②益肺止咳胶囊，2粒，每日3次。③益肾蠲痹丸，8g，每日3次。

二诊：患儿药后关节痛基本消失，偶尔鼻咽不适，鼻出血，痰少。纳眠可，二便调，舌淡红苔薄白，脉弦细。前法继进。处理：①上方减金荞麦10g，加僵蚕8g。14剂。②益肺止咳胶囊，2粒，每日3次。③益肾蠲痹丸，8g，每日3次。④金荞麦合剂，50mL，2次/日。

三诊：患儿已无明显关节疼痛，不咳，痰不多，纳尚可，眠一般，二便调，舌淡苔薄，脉细。前法继进。处理：①穿山龙30g，金荞麦20g，蜂房6g，僵蚕8g，乌梢蛇8g，鸡血藤20g，青风藤15g，豨莶草15g，金沸草12g，甘草4g。21剂。②益肺止咳胶囊，2粒，每日3次。③益肾蠲痹丸，8g，每日3次。

四诊：患儿药后诸症平稳，唯天气变化时乏力，会有低热，纳尚可，眠一般，二便调，舌淡苔薄，脉细。前法继进。处理：①上方加炙黄芪20g，甘杞子12g，仙灵脾8g。20剂。②中成药同前。

五诊：患儿病情稳定，唯有喉中痰多，稍咳，左膝发酸，余无特殊不适。纳尚可，眠一般，二便调，舌淡苔薄，脉细。复查 ESR、CRP 正常。处理：①穿山龙 30g，金荞麦 15g，金沸草 12g，蜂房 6g，僵蚕 6g，鸡血藤 15g，炙黄芪 15g，甘草 6g。20 剂。②中成药同前。

六诊：患儿目前病情稳定，唯仍有左膝发酸软，稍咳。纳尚可，眠一般，二便调，舌淡苔微腻，脉细。复查：ESR 4mm/h。X 线片：左腘窝囊肿形成可能，与前片比较，右膝关节髌囊上积液基本消失。处理：①上方加生地黄、熟地黄各 10g，生苡仁 20g。14 剂。②中成药同前。

七诊：患儿偶有左膝发酸。舌偏淡红，苔薄白，脉细。前法继进。处理：①穿山龙 20g，生地黄、熟地黄各 15g，全当归 8g，仙灵脾 10g，蜂房 6g，僵蚕 6g，鸡血藤 15g，青风藤 15g，生黄芪 20g，甘草 6g。30 剂。②中成药同前。

八诊：患儿关节症状已不明显，汗多，喉间偶尔有痰，易感冒。舌偏淡红，苔薄白，脉细。复查：ESR 3mm/h。处理：①上方加炒防风 6g，炒白术 12g，金荞麦 15g。30 剂。②中成药同前。

此后一直服用该方，患者病情平稳。

【诊治思路】此为一例幼年特发性关节炎患儿，半年前因膝痛，行相关检查诊断为"幼年特发性关节炎"，经用益赛普、泼尼松、爱诺华等治疗，但体质较差，反复感冒，咳嗽咳痰2个月余来诊。朱老认为幼年特发性关节炎，其临床表现以关节疼痛、红肿、发热等为主症状，原因同其他痹病一样，唯更多责于"先天不足"也。《灵枢·百病始生》谓："风雨寒热不得虚，邪不能独伤人。卒然逢疾风暴雨而不病者，盖无虚，故邪不能独伤人。此必因虚邪之风，与其身形，两虚相得，乃客其形。""肺为气之主""肾为气之根"，究其本仍以肾精不足为集础。此类小儿多有先天不足因素存在，而培补肾精为治本之法，温阳化气通络为治其标。此患者迭经西药治疗，病之标象已平，但本虚仍存，稍受风寒则病作，此新病未已，旧疾复起也。治疗此类疾病，当分清本源，从"肾虚络阻"考虑，予以"补益肺肾，化痰通络"调之。以穿山龙、补骨脂、鹿衔草、生地黄、熟地黄补肾精、清虚热、通经络，蜂房、乌梢蛇、青风藤、鸡血藤通络止痛，金荞麦清肺化痰以治其标，并益肺止咳胶囊、益肾蠲痹丸补益肺肾。14剂后患儿关节痛基本消失，偶尔鼻咽不适，鼻出血，痰少，上方金荞麦减少半量，加僵蚕解热通络。

此后，患儿已无明显关节疼痛、咳嗽。但患儿体质较差，仍反复感冒，易疲劳，朱老以黄芪、甘杞子、仙灵脾燮理阴阳、益气固表，亦取玉屏风意加炒防风、炒白术益肺卫、固卫表。

【朱老经验】方中各处体现朱老经验用药。金荞麦味甘、涩、微苦，性凉，用于肺脓肿、麻疹肺炎、扁桃体周围脓肿。朱老早年从民间发掘出本药，目前已广泛应用于临床。关于本药，笔者还有一个插曲，以前治疗慢性阻塞性肺疾病并发肺炎患者，在辨证基础上，参用金荞麦40g，当晚患者即发生抢救。不知是用药不当，还是南方人体质偏虚？跟师期间，笔者求教于朱老，始知非药物本身问题，而是考虑不周全所致。对于长期慢阻肺患者，肺肾精气大虚，即便有"热象"亦是痰瘀互阻、气滞而不畅化热所致，若需清热，应在培补肺肾气血阴阳的基础上辨证使用金荞麦。感悟之余，又记起朱老教诲：不可拘泥于现代医学，对号入座，一见发热，一个"炎"字，就清热解毒、清热凉血，必须辨证施治。仙灵脾味辛甘，性温。朱老常谓："仙灵脾温而不燥，为燮理阴阳之佳品。"朱老善用本品治疗肾阳亏虚诸证，每以本品配合熟地黄、仙茅、鹿衔草；合之丹参、合欢皮、炙甘草治阳虚之心悸、怔忡，意取心肾水火既济之意；以本品配合高良姜、荔枝核，治多年胃寒痛，取益火生土之意。至于合黄荆子、五味子、茯苓治水寒射肺之咳喘，抑或配合吴茱萸、川芎治寒厥头痛等，皆能应手取效。朱老认为本品温润和阳，燮理阴阳为他药不及。

病案5

刘某，女。初诊：2002年11月15日。

主诉：周身关节疼痛5年。患者周身关节疼痛，遇冷加重，经期腹泻，经后舒，稍受寒冷即周身瘙痒皮疹，苔腻脉细。5 年前行子宫肌瘤全切术。西医诊断：风湿病关节炎。中医诊断：痹病（风湿交阻，络脉不利）。治法：祛风化瘀，宣通经络。首诊处理：①炒白术 20g，生黄芪 20g，蜂房 8g，蛇蜕 10g，苍耳子 12g，地肤子 30g，徐长卿 15g，全当归 10g，白芷 10g，川芎 10g，葛根 20g，僵蚕 12g，熟苡仁 30g，首乌藤 30g，豨莶草 30g，川桂枝 12g，生白芍 15g，甘草 6g。30 剂。②痹痛宁，5 粒/次，每日 3 次，口服。

二诊（2003 年 3 月 10 日）：患者关节痛减轻，腹泻已止，风疹减少，少量透发，膝及阴部有少量湿疹，眠欠安，舌有齿痕、苔薄微腻，脉细弦。考虑为脾虚湿滞所致，治以健脾化滞，缓图效机。处理：①苍术、白术各 15g，生黄芪 20g，僵蚕 12g，蝉蜕 8g，生苡仁、熟苡仁各 15g，茯苓 20g，党参 15g，炒枣仁 30g，首乌藤 30g，全当归 10g，丹参 15g，豨莶草 30g，甘杞子 15g，甘草 6g。30 剂。②中成药同前。

三诊（2003 年 9 月 10 日）：患者面色红润，精神可，便溏之候每周会出现 2～3 次，偶见腹泻，风疹肤痒减少，仍怯冷，舌苔薄白，脉细弦。续巩固。处理：①炒白术 30g，党参 15g，炙黄芪 30g，柴胡 8g，生白芍 15g，仙灵脾 15g，川桂枝 6g，补骨脂 15g，蜂房 10g，山萸肉 12g，蛇蜕 10g，苍耳子 10g，茯苓 15g，全当归 10g，熟苡仁

30g，炙甘草6g。60剂。②浓缩益肾蠲痹丸，每粒4g，每日3次，口服。

四诊（2006年11月27日）：患者素体畏风怕冷，入冬尤甚，近日颜面皮肤吹风后起疹时现，痒不甚，可自消散。纳可，眠欠安，时大便溏薄，舌质嫩红，苔薄白腻，齿痕明显，脉细软。考虑脾阳已复，气虚仍存，前法继进。处理：①党参20g，炒白术30g，炙黄芪30g，补骨脂15g，徐长卿15g，川桂枝8g，怀山药30g，苍耳子15g，蝉蜕8g，佛手片10g，首乌藤30g，煅牡蛎30g，炙甘草6g。90剂。②中成药同前。

五诊（2007年4月23日）：患者情绪乐观，风疹减退，大便已成形，夜眠好转，苔薄质淡，脉细缓。此正气渐复之征，佳象也，守法继进。处理：①上方去苍耳子、佛手、蝉蜕，桂枝改为12g，蜂房10g，熟地黄20g，鸡血藤30g，鹿角片8g。90剂。②中成药同前。

六诊（2009年5月8日）：患者2008年8月至今每遇风吹、花粉，则颈至头面部浮肿，泛发红疹，瘙痒，服抗过敏药、外涂药后可缓解，反复发作，今无不适。纳可眠浅，二便自调，舌淡红衬紫，苔白腻，脉细无力。血常规：红细胞4.13×10^{12}/L，血小板 >10万，血沉75mm/h。免疫球蛋白E（IgE）及补体C（-）。处理：①协定19号：蛇蜕10g，地肤子30g，白鲜皮30g，徐长卿20g，白蒺藜15g，杜仲15g，桑寄生20g，赤芍、白芍各15g，生地黄、熟地黄各15g。30剂。②中成药同前。

七诊（2009年6月22日）：患者电话自述症平，痒止，唯自感头重，余无所苦。续原法出入。处理：①痹通汤加白蒺藜15g，山萸肉20g，枸杞子、菊花各15g，徐长卿15g，杜仲15g，桑寄生20g，赤芍、白芍各20g，生地黄、熟地黄各15g。30剂。②中成药同前。

八诊（2011年3月9日）：患者四肢皮肤出现对称性皮疹，瘙痒，偶见疹块，头重面沉，眠欠安，夜尿3~5次，纳可，大便调。苔薄白微腻，舌衬紫，脉细。续原法出入。处理：①痹通汤去地鳖虫，加生黄芪30g，泽兰、泽泻各30g，川芎10g，葛根30g，山萸肉30g，生水蛭6g，凤凰衣8g，桑寄生20g，金樱子20g，徐长卿20g，菟丝子20g，蛇蜕12g，地肤子30g。30剂。②中成药同前。

九诊（2011年4月26日）：患者电话自述疹消，未见复发，纳眠可，大便调，自感舌硬。夜尿2~3次，4月18日查CT示（-）。处理：上方继进。

十诊（2011年6月10日）：患者药后诸症明显缓解，服药期间疹消，大便稍见不调，唯近日外阴热燥，但在医院检查未见异常。纳可，便调，苔薄白，质偏暗红，脉细。续原法出入。处理：①妇科外洗方。②穿山龙50g，全当归10g，赤芍、白芍各20g，鹿衔草15g，蜂房10g，乌梢蛇10g，苦参片10g，萹蓄15g，土茯苓30g，徐长卿

15g，萆薢 15g，甘草 6g。30 剂。

【诊治思路】该案例以黄芪桂枝五物汤，并加蜂房温补肺肾之品，当归、炒白术、蛇蜕、苍耳子、地肤子、徐长卿、白芷、川芎、葛根、僵蚕、熟苡仁、首乌藤、豨莶草等，温养营卫气血，外散风寒湿，通血脉。二诊时，患者关节痛减轻，腹泻已止，风疹减少，膝及阴部有少量湿疹，苔薄腻质伴齿痕，脉细弦。考虑脾虚湿滞明显，乃以四君子汤加健脾渗湿之剂。药后患者腹泻明显减轻，风疹肤痒减少，但仍怯冷，酌温补脾肾两本、化湿行气为法，加仙灵脾、补骨脂、蜂房、山萸肉以温补下元，全当归、蛇蜕、苍耳子以活血祛风。在温运脾肾过程中，患者脾肾虚寒之象表现明显，尤其在入冬时，但经温补脾肾治疗后，明显改善。至春天，患者复再发作四肢皮肤对称性皮疹、瘙痒，偶见疹块，伴头重面沉，夜尿 3~5 次。考虑为脾肾虚损、络阻不通，宜温运湿滞、祛风止痒，处以痹通汤加生黄芪、山萸肉、桑寄生、金樱子以温补脾肾虚损，生水蛭、泽兰、泽泻、川芎、葛根、凤凰衣、徐长卿、菟丝子、蛇蜕、地肤子以通滞化湿止痒。后疹消，未见复发。《黄帝内经》曰："饮入于胃，游溢精气，上输于脾，脾气散精，上归于肺，通调水道，下输膀胱，水精四布，五经并行。"本案湿滞虽为突出之症，但其根本病机为脾肾两虚，水道中州之气虚而失于健运，温运无力则水湿不能上输肺以溉四旁，不能外达肌腠、皮肤以营养温运，滞留于中泛于肌肤腠理。肾气为全身阳气之根，以温煦、濡养为功，此患者病久已伤脏腑，复因下焦手术更伤元气。"湿为阴邪，非温不化"，脾肾两本亏虚，则温运之力欠佳，水湿留滞，故有腹泻（经期明显）、皮疹、瘙痒、夜尿多等表现，故温肾运脾、化湿导滞为其治。

【朱老经验】黄芪桂枝五物汤加减治疗风湿痹痛，为张仲景所创。《金匮要略》记载："血痹，阴阳俱微，寸口关上微，尺中小紧，外证身体不仁，如风痹状，黄芪桂枝五物汤主之。"仲景论本方"在风痹可治，在血痹亦可治也，以黄芪为主固表补中，佐以大枣；以桂枝治卫升阳，佐以生姜；以芍药入营理血……五物而营卫兼理，且表营卫里胃肠亦兼理矣。推之中风于皮肤肌肉者，亦兼理矣，固不必多求他法也"。对于长期痹证出现阴阳气血俱有不足者，朱老认为患者正虚已虚损于内、阴阳气血俱有不足，不能正常濡养肌肤，复因风、寒、湿等邪入侵阻碍血行，血行不畅，则有麻木不仁、疼痛等表现。故当遵《素问·阴阳应象大论》言："形不足者，温之以气，精不足者，补之以味。"《灵枢·邪气脏腑病形》曰："阴阳形气俱不足，勿取以针，而调以甘药"，宜"温运"之。需要指出的是，朱老虽强调温运以祛湿，并非一味以温运，对于湿毒凝蕴肌肤的情况，朱老多兼用以清毒、散湿合用。如本案例之僵蚕即对于毒蕴肌表、郁久不解化热而设。朱老认为，僵蚕功能散风降火，化痰软坚，解毒疗疮，对于风热痰火为患的喉痹喉肿、风疹瘙痒、结核瘰疬等症均适用之，疹出明显时复加蝉蜕能加强祛风胜湿、涤热解毒之力。朱老认为，僵蚕、蝉蜕二药气味俱薄，对于长年痼疾，且夹有痰瘀者甚效。二药治疗湿郁久化热之理，即如邹澍在《本经疏证》言："以其疏泄，故阴中之清阳既达，裹缠之秽浊自消。"杨栗山《寒温条辨》把僵蚕列为"时行温病之要药"，推蝉蜕为"轻清灵透，为治血病对药"，深有见地。在他治温热病的主要方剂中，有十二首俱用之。《本草纲目》亦述蝉蜕主治一切风热之证。

朱婉华治痹选案

病案1

陈某，女，47岁。初诊：2012年4月23日。

主诉：全身关节疼痛两月余。患者既往有股骨头坏死十余年，最近两个月有全身关节疼痛明显发作，眠差，纳食尚可，二便调，记忆力减退，苔薄，脉细。西医诊断：股骨头坏死。中医诊断：痹病（肾虚络痹）。治法：益肾蠲痹，养心安神。首诊处理：①生黄芪30g，炒赤芍、炒白芍各20g，全当归15g，穿山龙30g，制南星20g，炙地鳖虫12g，炙僵蚕15g，威灵仙30g，蜂房10g，补骨脂30g，茯神20g，柏子仁20g，酸枣仁30g，合欢皮30g，首乌藤30g，徐长卿15g，独活15g，甘草6g。14剂。②浓缩益肾蠲痹丸，每粒 4g，每日 3 次，口服。

二诊（2012 年 4 月 30 日）：患者服上药后觉舒，关节疼痛减轻，眠较前好转，舌淡红苔薄，脉细，治守原意。处理：①加茯苓 15g，炙蜈蚣 2 条，改茯神 15g。14剂。②浓缩益肾蠲痹丸，每粒 4g，每日 3 次，口服。

三诊（2012 年 5 月 21 日）：患者服上药后关节痛减轻，唯受风寒后右肩尚有疼痛，胃脘时有不适，夜眠多梦，舌苔薄，脉细。益肾蠲痹、养心安神。处理：①初诊方加鸡血藤 30g，生晒参 6g。14 剂。②浓缩益肾蠲痹丸，每粒 4g，每日 3 次，口服。

四诊（2012 年 5 月 28 日）：患者全身关节疼痛已不著，右肩、左股骨头痛均减轻，唯记忆力减退，易烦躁，末次月经 5 月 4 日。仍予益肾蠲痹、养心安神。处理：①生黄芪 30g，炒赤芍、炒白芍各 20g，全当归 15g，穿山龙 30g，制南星 20g，炙地鳖虫 12g，炙僵蚕 15g，威灵仙30g，蜂房 10g，补骨脂 30g，仙灵脾 15g，茯苓 15g，茯神15g，柏子仁 20g，酸枣仁 30g，淡豆豉 10g，首乌藤 30g，独活 15g，甘草 6g。14 剂。②浓缩益肾蠲痹丸，每粒 4g，每日 3 次，口服。

【诊治思路】本案例陈某股骨头坏死十余年，最近两个月有全身关节疼痛明显发作，眠差，记忆力减退，苔薄，脉细。四诊合参，此为痹证之肾虚络痹也，当从"益肾蠲痹"着手，兼"养心安神"。取当归补血汤意加首乌藤，以益气活血补血，合茯神、柏子仁、酸枣仁、合欢皮、首乌藤养心血安神，黄芪、赤芍、白芍、全当归、茯神亦为黄芪建中汤之意以健脾益气养血，补骨脂、独活培补肾督并祛风湿，穿山龙、制南星、威灵仙、徐长卿扶正益气、蠲痹通络，并合地鳖虫、炙僵蚕、蜂房搜邪剔络、松透病根，浓缩益肾蠲痹丸以培补肾督。7剂后，患者关节疼痛减轻，眠好转。原方加茯苓、炙蜈蚣以渗湿通络。患者关节痛进一步减轻，唯受风寒后右肩尚有疼痛，胃脘时有不适，多梦，舌苔薄，脉细。治疗后，患者诸症进一步好转，继培补肾督，原方善后。

【体会】痹病发生虽由"风寒湿三气杂至"，但能否导致发病的最重要的因素乃为"正虚于内"。《灵枢·百病始生》谓："风雨寒热不得虚，邪不能独伤人，卒然逢疾风暴雨而不病者，盖无虚，故邪不能独伤人。此必因虚邪之风，与其身形，两虚相得，乃客其形。"《素问·痹论》曰："所谓痹者，各以其时重感于风寒湿之气也""不与风寒湿气合，故不为痹"。"正气"是指阳气为代表的、维护人身正常功能的气血阴阳。痹病所得，从风、寒、湿诸邪侵袭，伏而不去所致。此邪由络到经，由经至腑，再到脏。病在脏者，半死半生也。此不但肾督亏虚，亦有脾胃气血不足，脏腑气血亏虚。正邪胶结，难分难解，病机相当复杂，故治之大则，不但要温养肾督，更要兼补养气血，以使肌肤筋脉、荣卫阴阳和调。这其中牵涉痹证治疗的先后、主次问题。笔者认为仍需从病初、病中、病后加以区别。大偻产生的内因是"虚"，当包括"血虚""气虚"两种情况，而且此两种情况并存，单纯益气温阳会伤阴血，单纯补益阴血更伤阳气。因此，当从"温柔、濡润"治之。《素问·五脏生成》曰："肝受血而能视，足受血而能步，掌受血而能握，指受血而能摄。卧出而风吹之，血凝于肤者为痹。"《金匮要略·血痹虚劳病脉证并治》曰："血痹病从何得之？师曰：夫尊荣人，骨弱肌肤盛，重困疲劳汗出，卧不时动摇，加被微风，遂得之。"这些皆指出"痹"之所得，非但以阳虚不足，亦有"血虚"不行、不濡。在某些痹证患者"血虚"与"气虚"同样重要，此时"益气活血"即为其正治。从六经辨证来看，病邪从三阳传至三阴有一个过程，此过程中"气"的盛衰对于疾病的传变起着十分重要的作用。病之初，邪气尚浅，病在于络，可刺而去之。倘治不及时或失治，则邪由浅而深，自络而后入于经，寒温未相得者，真邪未合也，邪气引动脉气动荡，邪尚没有固定处，可候三部九候以循切之、取之除之，倘此时仍治不及时，待真邪相合，只能通过候三部九候来推测其左右上下相失及相减者，审其病脏以期之。此即在疾病之初、中、后期因病变部位、深浅、性质及并发症，宜采用不同治法。笔者揣度，《素问·离合真邪论》所表达的意思似可借《温热论》来描述："大凡看法，卫之后方言气，营之后方言血。在卫汗之可也，到气才宜清气，乍入营血，犹可透热转气……至于入血，则恐耗血动血，直须凉血散血"，否则前后不循缓急之法，虑其动手便错，反致慌张矣。故切不可一见痹证动则治以大辛大热之品，朱老指出，大辛大热之剂非不可用，当用即须用，但不可动辄谓"病伤阳气"以用之。病有表里、脏腑、三焦、经脉、腧腧的不同，辨治亦有区别。即如本案例，病已十年，本次再发痛证，四诊合参考虑为肾督不足、气血亏虚，故益肾蠲痹为治其本，以当归补血汤加减合益肾蠲痹之品即获佳效，何须动辄大剂辛温之品。

病案 2

宋某，女，93 岁。初诊：2010 年 8 月 24 日。

主诉：双手指关节肿痛 3 个月余。患者四五个月以前出现双下肢浮肿，当地医院诊断为"浮肿病"，经治好转，后出现双手关节肿痛，握拳屈伸不利，每天服英太青 1 粒，自觉症状控制尚可，但一直没有消除肿痛。刻下：双手指关节肿痛，握拳不利，晨僵数分钟，活动后略好转，脚背、脚踝处略有肿胀，动辄汗出，量中等。纳可，失眠，大便干结，4 ~ 5 天/次，夜尿频，4 ~ 5 次/晚。苔薄白、质紫，脉细小弦。既往有高血压病 10 余年，服依那普利，血压控制尚可，血压 150/90mmHg。双直腿抬高试验（－），双"4"字征（±），双手指压痛（＋），脊柱压痛（－）。今日查 X 线：类风湿关节炎 2 期，血常规正常。ESR 19mm/h，RF 60IU/mL，CRP 8.5mg/L，尿酸（UA）351μmol/L，IgG 15.24mg/L，IgA 3.66mg/L，IgM 6.45mg/L，抗链"O"68U/mL，肌酐（Cr）107μmol/L。西医诊断：骨关节炎，类风湿关节炎。中医诊断：骨痹（肾虚骨痹，经脉痹阻）。治法：益肾蠲痹通络。首诊处理：①痹通汤：补骨脂30g，骨碎补30g，鹿角片15g，生黄芪30g，泽兰、泽泻各30g，炙麻黄5g，连翘6g，赤小豆30g，凤凰衣8g，莪术8g，金樱子15g。7剂。②浓缩益肾蠲痹丸，每粒4g，每日3次，口服。③蝎蚣胶囊，每粒0.3g，每次1.5g，每日3次，口服。

二诊（2010年9月8日）：药后关节疼痛减轻60%，大便日行1次，夜尿1次，苔薄白，脉细小弦。续当原法出入。处理：①上方加山萸肉15g。14剂。②中成药同前。

三诊（2010年9月23日）：药后症情较首诊好转70%~80%，手指肿痛已基本消失，晨僵数分钟，用热水敷后症状可缓解，双下肢无浮肿，大便成形，日一次，夜尿2~3次，纳眠均佳，苔薄白，脉细弦。续当原法出入。处理：①上方加菟丝子30g。14剂。②中成药同前。

四诊（2010年10月11日）：关节疼痛已好转90%，唯晨僵数分钟。苔薄白，脉细弦。续当原法出入。处理：①上方15剂。一剂药服2天。②中成药同前。

五诊（2010年11月11日）：关节肿痛已无，来人索药。处理：病情稳定，中成药善后。①浓缩益肾蠲痹丸，每粒4g，每日3次，口服。②蝎蚣胶囊，每粒0.3g，每次1.5g，每日3次，口服。随访生活正常。

【按语】视病情分阶段治疗是痹证的治疗原则之一。初期邪实为主而正不虚者，以攻邪为主；待邪减正虚则以补虚为主。虽分阶段治疗，但扶正贯穿全程。本案例把两个方面结合甚为完全，故取效明显。

【诊治思路】患者来诊前四五个月已出现双下肢浮肿，经治又出现双手关节肿痛，握拳屈伸不利，伴晨僵，动辄汗出，失眠，大便干结，夜尿频，苔薄白、质紫，脉细小弦。此一派正虚邪实之象，究其病本，乃肾阳已虚，不能温阳化气，濡养全身所致。《素问·生气通天论》曰："阳气者，精则养神，柔则养筋。"阳气伤而推动无力，则荣血泣而为肿矣，阳虚不化、瘀浊内阻，乃见关节肿痛、晨僵之象，而大便干结及夜尿频亦为阳虚不能化气行水濡润之征，故以温肾壮督治之。治疗此类疾病，朱老尤重补肾，温固肾精必用补骨脂、骨碎补、鹿角片，黄芪功能补气并燥湿利水，既补五脏之虚又防呆补而滞气，以浓缩益肾蠲痹丸、蝎蚣胶囊益肾蠲痹通络。二诊患者关节疼痛即减轻60%，乃加山萸肉继续温补肝肾。三诊时，患者较首诊好转70%～80%，再加菟丝子以温肾固精。四诊时患者关节疼痛已好转90%。至五诊时，患者关节肿痛已无，恢复正常生活。

【体会】类风湿关节炎扶正与逐邪先后关系：朱老认

为，痹之一证，病久多邪未去而正已伤，此即"久病多虚、久病多瘀、久病入络、久必及肾"，正邪胶着难解，故应当整体考虑，以攻不伤正、补不碍邪为基本。如本案例患者，来诊时正虚与邪实俱存，虽年已高龄，但正气尚耐得一攻，故在温补基础上加麻黄连翘赤小豆汤，治瘀湿毒于中，并导湿邪从内向外透发，更加泽兰、泽泻活血利水，引湿从下而去。如此，温消并用，寒湿之邪透解有路而不伤；及至寒湿大减，则加大温肾补精之力，如山萸肉、菟丝子以固本元，壮肾督。俾正气充足，邪无容身之所，则气机得以正常布运、内外调和，顽疾可愈。立足整体、区别标本：朱老认为，痹病多以单个肢体发病为先，后渐及多个肢体，而临床患者多以"疼痛"就医，医者也多按"寒湿痹"或"腰腿痛"治疗，疗效并不满意。原因何在？首先不明本病的根本病机以肾虚不能温煦、阳气不能敷布全身，只着眼于风寒湿之外因，仅以祛风、除湿、散寒法治疗，何能取效而持久？故临床不可仅着眼于局部，应当分析表面征象背后的病机，方能切中要害，防误标害本。另外，如多数疾病一样，痹病的治疗效果以初起为佳，治疗得当能较快控制病情。但临床实际情况是，多数患者首诊服激素、解热镇痛药，甚至有用抗生素者，激素调动肾气以抗邪，苦寒之品不但更伤中阳，并损及下焦之元阳，给治疗带来更大难度。临床需慎之！

主要参考文献

［1］李莎．痹病辨治特点及"风湿四病"证素规律的文献研究［D］．广州中医药大学，2012.

［2］黄澄洁．张仲景对《内经》痹证理论的发展及其辨证论治规律研究［D］．山东中医药大学，2013.

［3］葛晓舒．湖湘医家痹病验方收集整理及证治规律研究［D］．湖南中医药大学，2012.

［4］梁振科．痹证中医证治规律研究［D］．南京中医药大学，2012.

［5］陈莉．明清医家痹病证治规律研究［D］．广州中医药大学，2008.

［6］谢育和．痹证学术思想源流的探讨与分析［D］．广州中医药大学，2012.

［7］侯丽萍．从临床研究探讨类风湿关节炎的病因病机［D］．湖北中医学院，2006.

［8］黄高孝．基于真实世界的类风湿关节炎中医证治规律研究［D］．成都中医药大学，2020.

［9］刘昆仑．经络段伏针长"线"灌注疗法联合中药治疗成人 Still 病经验总结［D］．山东中医药大

学, 2015.

[10] 叶敏发. 国医大师周仲瑛教授辨治强直性脊柱炎经验与临床运用 [D]. 南京中医药大学, 2018.

[11] 徐静雯, 何文姬, 胡燕琪, 等. 名老中医沈丕安补肾壮督法辨治强直性脊柱炎经验 [J]. 现代中西医结合杂志, 2020, 29 (07): 736-739.

[12] 原尧智. 推拿治疗颈型颈椎病的系统评价 [D]. 北京中医药大学, 2020.

[13] 梅杰, 梅国强. 国医大师梅国强辨治颈椎病经验初探 [J]. 中华中医药杂志, 2020, 35 (02): 706-708.

[14] 刘宁, 王明喜, 徐展望. 曹贻训治疗颈椎病经验撷粹 [J]. 湖北中医杂志, 2021, 43 (01): 33-36.

[15] 胡盼盼, 孟得世, 陈良飞, 等. 郭会卿教授治疗纤维肌痛综合征经验采撷 [J]. 风湿病与关节炎, 2019, 8 (06): 49-50.

[16] 管玉洁, 何晓瑾, 周学平, 等. 国医大师周仲瑛从络病论治骨关节炎经验 [J]. 南京中医药大学学报, 2021, 37 (02): 287-289.

[17] 林晶, 余威, 张凡帆, 等. 庞鹤治疗雷诺氏综合征经验 [J]. 湖南中医杂志, 2020, 36 (10): 19-20.

[18] 李兆福, 兀峰, 熊启良, 等. 药对在痹证治疗中应用规律举隅 [J]. 中华中医药杂志, 2014, 29 (09): 2823-2826.

[19] 韩燕鸿，潘建科，杨伟毅，等．刘军治疗痹证常用药对举隅 [J]．辽宁中医杂志，2018，45 (01)：29 - 31．

[20] 宋泽，周章武，周正新，等．丁锷教授治疗痹证常用药对举隅 [J]．甘肃中医药大学学报，2016，33 (06)：15 - 17．

[21] 钱祎灵，汪悦．汪悦运用药对治疗痹证经验 [J]．湖北中医药大学学报，2019，21 (01)：116 - 119．

[22] 袁晓琳．仲景治痹药对探析 [J]．亚太传统医药，2015，11 (24)：47 - 48．

[23] 梁裕琪，袁立霞．臧堃堂治疗痹症思路及药对运用经验 [J]．中国中医基础医学杂志，2018，24 (05)：682 - 683．

[24] 高想，李靖．朱良春教授治痹药对撷萃 [J]．新中医，2011，43 (02)：142 - 143．

[25] 陈永光．中医诊治痹证学术源流探讨及文献整理与资料查询系统建立 [D]．广州中医药大学，2010．

[26] 邵培培，王北．王为兰治疗类风湿关节炎临证经验 [J]．北京中医药，2017，36 (03)：242 - 244．

[27] 刘志勤．王为兰治疗强直性脊柱炎经验 [J]．中医杂志，2005 (05)：341 - 342．

[28] 李文芳，卢海涛，朱巨才．王为兰治疗骨性关节病验案二则 [J]．北京中医，1992 (06)：3 - 4．

[29] 闫小萍．焦树德治疗强直性脊柱炎的经验

［J］. 中医杂志，1994（07）：407－408.

［30］刘继刚. 焦树德教授治疗强直性脊柱炎的经验介绍［J］. 贵阳中医学院学报，2002（03）：14－15.

［31］罗成贵，姜泉，唐晓颇. 路志正教授运用对药治疗类风湿关节炎经验［J］. 世界中西医结合杂志，2021，16（06）：1013－1016.

［32］杜羽，姜泉. 路志正教授运用《金匮要略》理论论治风湿病经验［J］. 风湿病与关节炎，2018，7（05）：48－50＋67.

［33］王颂歌，徐小燕，曹玉举. 娄多峰教授从肾论治脊痹经验［J］. 天津中医药，2019，36（03）：218－221.

［34］曹玉举. 娄多峰"虚、邪、瘀"理论论治类风湿关节炎［J］. 中华中医药杂志，2018，33（02）：569－571.

［35］单书健. 重订古今名医临证金鉴［M］. 北京：中国医药科技出版社，2017.

［36］李荣群. 痹症医案专辑［M］. 北京：人民卫生出版社，2017.

［37］陈东红. 朱良春治痹薪传实录［M］. 北京：人民卫生出版社，2017.

［38］石志超. 石志超医论医话［M］. 北京：中国中医药出版社，2020.

［39］石志超. 石志超医案［M］. 北京：中国中医药出版社，2021.